Mein Nacken

Allgemeine Hinweise

Aus Gründen der besseren Lesbarkeit wird bei Personenbezeichnungen die männliche Sprachform verwendet. Gemeint sind sowohl die männliche als auch die weibliche und die diverse Form.

Das vorliegende Buch wurde sorgfältig erarbeitet. Dennoch erfolgen alle Angaben ohne Gewähr. Weder die Autorin noch der Verlag können für eventuelle Nachteile oder Schäden, die aus den im Buch vorgestellten Informationen resultieren, Haftung übernehmen.

Sollte diese Publikation Links auf Webseiten Dritter enthalten, so übernehmen wir für deren Inhalte keine Haftung, da wir uns diese nicht zu eigen machen, sondern lediglich auf deren Stand zum Zeitpunkt der Erstveröffentlichung verweisen.

DR. PETRA MOMMERT-JAUCH

MEIN NACKEN

schmerzfrei und gesund in 5 Schritten

EWÄHRTES KONZEPT

ÖRPERLICHE UND PSYCHISCHE URSACHEN ERKENNEN

IT NEUEM MINDSET STRESS BEGEGNEN

MEYER & MEYER VERLAG

Mein Nacken

Bibliografische Information der Deutschen Nationalbibliothek
Die Deutsche Nationalbibliothek verzeichnet diese Publikation in der Deutschen Nationalbibliografie; detaillierte bibliografische Details sind im Internet über www.dnb.de abrufbar.

Auckland, Beirut, Dubai, Hägendorf, Hongkong, Indianapolis, Kairo, Kapstadt, Manila, Maidenhead, Neu-Delhi, Singapur, Sydney, Teheran, Wien
Member of the World Sport Publishers' Association (WSPA)
Gesamtherstellung: Print Consult GmbH, München

MIX
Papier | Fördert gute Waldnutzung
FSC® C106855

978-3-8403-7912-3
E-Mail: verlag@m-m-sports.com
www.dersportverlag.de

Inhalt

Teil I

Der Nacken – Baustelle der Moderne

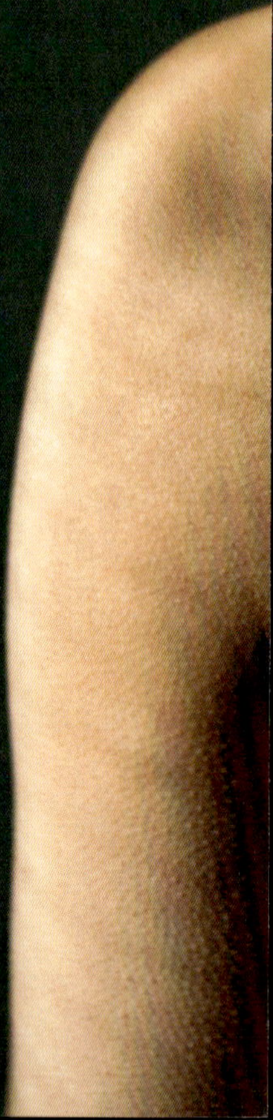

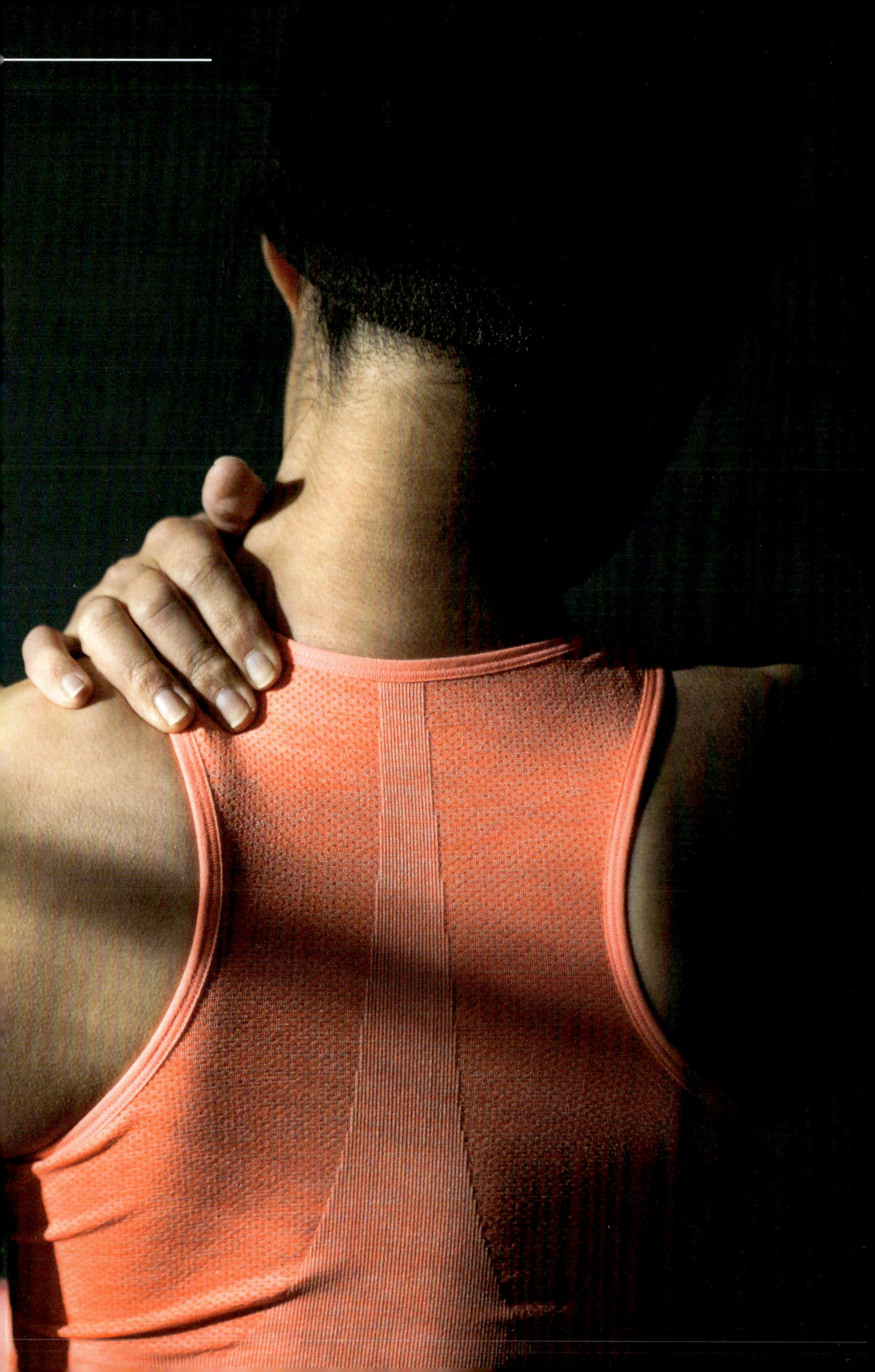

In der Gesundheitsberichterstattung des Bundes (Journal of Health Monitoring 2021), in der das Auftreten (Prävalenz) von Rücken- und Nackenschmerzen in Deutschland untersucht wurde, kommt klar zum Ausdruck: Der Nacken ist die körperliche Baustelle der Moderne.

45,7% der Menschen in Deutschland geben an, in den vergangenen zwölf Monaten mindestens einmal Nackenschmerzen gehabt zu haben. Frauen berichten mit einer Prävalenz von 54,9 % signifikant häufiger von solchen Schmerzen als die Männer mit 36,2 %. Im Altersverlauf zeigen sich nur wenige markante Veränderungen.

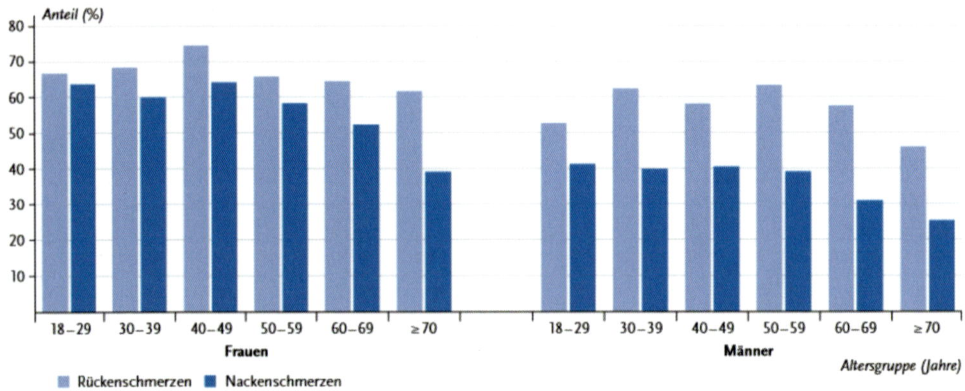

Abb. 1: Prävalenz von Rücken- und Nackenschmerzen in Deutschland. Ergebnisse der Krankheitslast-Studie BURDEN 2020 (Quelle: Studie zu Kopf-, Rücken- und Nackenschmerzen in Deutschland (2019/2020), in: Journal of Health Monitoring 2021 (6), S.3).

Die Häufigkeit von Schmerzattacken nimmt mit dem Alter signifikant zu. Während die von Nackenschmerzen betroffenen 18- bis 29-Jährigen im Mittel an 3,3 Tagen pro Monat von Nackenschmerzen berichten, gilt dies bei den ab 70-Jährigen an 11,5 Tagen. Das heißt, ein Drittel jedes Monats ist allein durch Nackenschmerzen belastet.

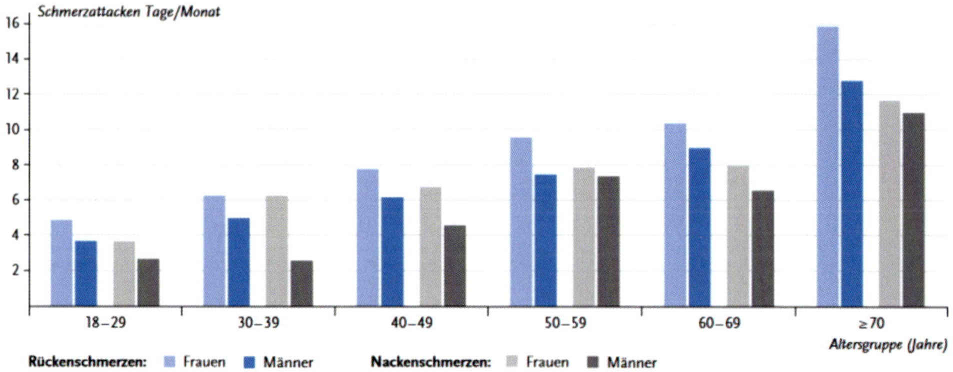

Abb. 2: Schmerzattacken nehmen mit dem Alter zu. (Quelle: Studie zu Kopf-, Rücken- und Nackenschmerzen in Deutschland (2019/2020), in: Journal of Health Monitoring 2021, (6), S.3).

Wenn also Halswirbelsäulenprobleme so prominent sind, stellt sich die Frage: „Warum ist das so?"

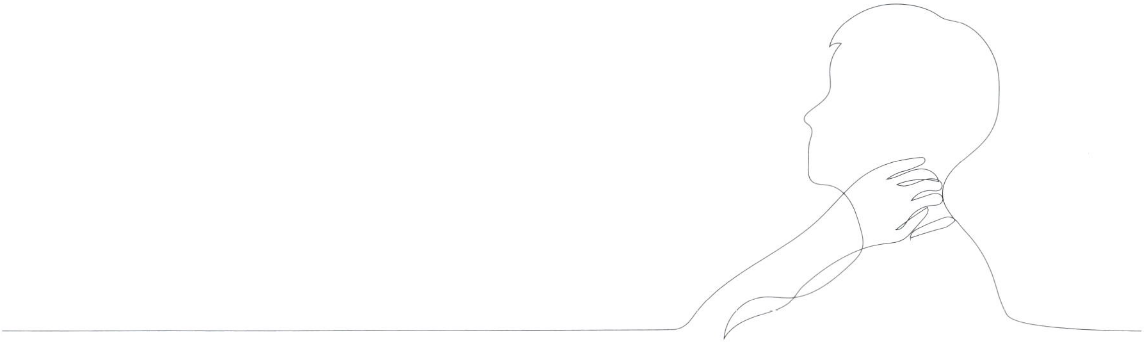

I

Früher Jäger – heute Hase – künftig Faultier

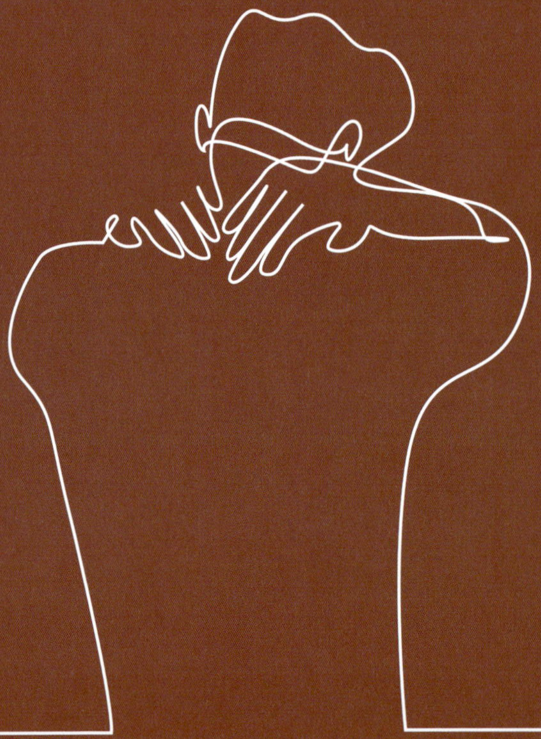

Sicherlich könnte eine häufigere Diagnosestellung von Halswirbelsäulenproblemen auch auf eine erhöhte Aufmerksamkeit und Diagnosebereitschaft im Gesundheitswesen zurückzuführen sein. Vielleicht ist es aber auch so, dass in einer Ära, in der das Bewusstsein für die Bedeutung von körperlicher und mentaler Gesundheit steigt, auch das Bewusstsein für Haltungsprobleme und mögliche Auswirkungen auf den Nacken an Bedeutung gewinnt. Und doch sind die Gründe facettenreicher und auch aus einer zu „früher" veränderten Lebensweise herzuleiten.

Ein Blick auf unsere Entwicklungsgeschichte vom „Bewegungsmenschen" zum „Sitzmenschen" zeigt einen deutlichen Wandel in den alltäglichen Anforderungen. Als Jäger und Sammler mussten wir zur Existenzsicherung über eine umfassende körperliche Fitness in den Bereichen Ausdauer, Schnelligkeit und Koordination verfügen. Ebenso war eine bedarfsangepasste Ernährung notwendig. Wegstrecken von bis zu 40 Kilometer täglich waren selbstverständlich. Heute werden in unserer westlichen Welt pro Tag oft nur noch 800 bis 1000 Meter zurückgelegt. Wissenschaftler prognostizieren: In der Entwicklung vom Homo sapiens zum Homo computerus ist die körperliche Aktivität des Homo computerus derart zurückgegangen, dass sowohl die körperliche als auch psychische Gesundheit in Gefahr ist.

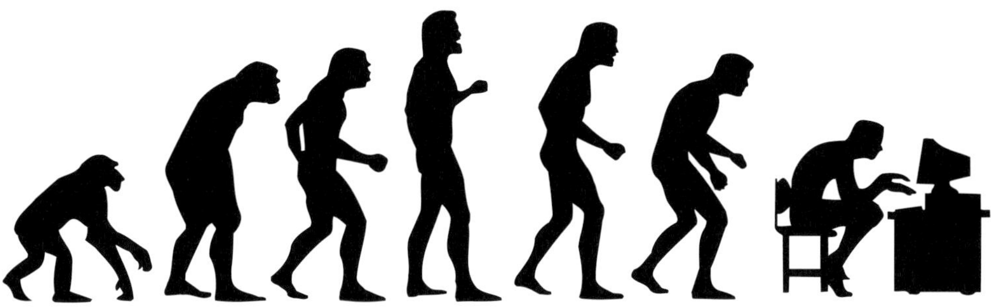

Abb. 3: Vom Homo sapiens zum Homo computerus.

2

Gründe für die Zunahme von Nackenproblemen

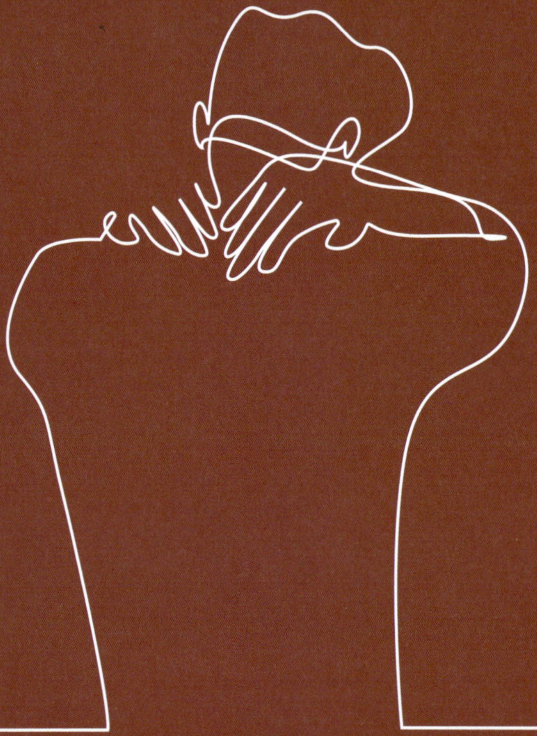

Befassen wir uns dezidierter mit den Hintergründen dieses „Nackenbooms". Vielleicht erkennen Sie dabei auch Ihre eigene Situation, denn erst wenn Sie wissen, WAS Sie WIE tun, können Sie daran etwas ändern.

2.1 Unsere sitzende Lebensweise – der alltägliche Sitzmarathon

Grund 1 für die Zunahme an Nackenproblemen ist im Wesentlichen unsere sitzende Lebensweise. In Gesellschaften, in denen viele Menschen einen sitzenden Lebensstil führen und Arbeiten weniger in Bewegung absolvieren, treten Halswirbelsäulenprobleme häufiger auf. Neben dem arbeitsbedingten „Sitzmarathon" gestalten wir auch unsere Freizeit immer mehr zur „Sitzfreizeit". Dies führt unweigerlich dazu, dass unsere Bewegungssysteme und auch organischen Systeme nach und nach an Leistungsfähigkeit verlieren.

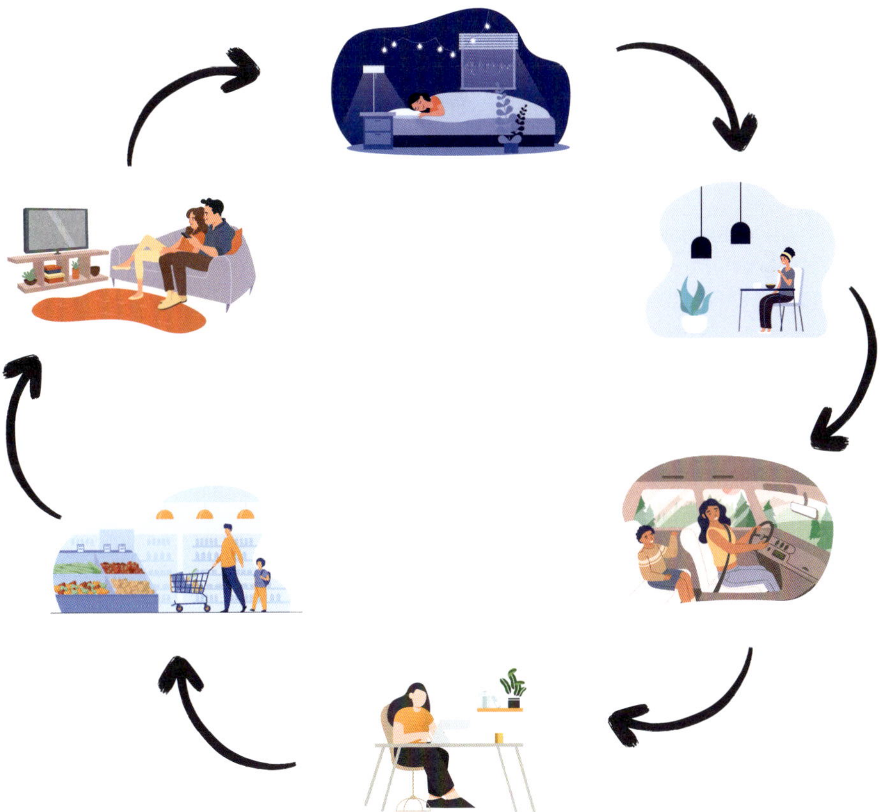

Abb. 4: Der alltägliche Sitzmarathon

Macht sich in Ihrem Alltag bereits eine verringerte Leistungsfähigkeit bemerkbar? Haben Sie eine schlechte Haltung entwickelt? Fällt Ihnen das Treppensteigen schwer? Sind Sie bei Anstrengung schnell außer Atem? Klagen Sie öfter über Kopfschmerzen? Um diesen negativen gesundheitlichen Auswirkungen von mangelnder Bewegungsaktivität sowie Stressbelastungen eines technisierten Lebens entgegenzuwirken, müssen wir wieder ein Mindestmaß an körperlicher Aktivität in den Alltag integrieren. Oft erscheint dies schwieriger als es ist.

2.2 Fehlende Ergodynamik

Grund 2 ist eng verzahnt mit dem ersten Grund: Der Begriff der „Ergodynamik" setzt sich aus den Begriffen „Ergonomie" und „Dynamik" zusammen. Betrachten wir diese beiden Komponenten einmal genauer:

Der Begriff der *Ergonomie* bezieht sich auf die wissenschaftliche Disziplin, die sich mit der Anpassung von Arbeitsbedingungen an die Bedürfnisse und Fähigkeiten des Menschen befasst. Das Hauptziel der Ergonomie ist es, die Effizienz, Sicherheit und Leistungsfähigkeit am Arbeitsplatz zu verbessern, indem die physischen, kognitiven und emotionalen Anforderungen an den Menschen berücksichtigt werden. Ergonomie bezieht sich auf die Gestaltung von Arbeitsplätzen, Werkzeugen, Maschinen und Aufgaben, um die menschliche Gesundheit und Leistung zu fördern.

Der Begriff *Dynamik* bezieht sich allgemein auf die Kräfte und Bewegungen, die in einem System stattfinden. In Bezug auf Ergonomie weist Dynamik auf die Veränderungen und Bewegungen des Menschen im Arbeitsumfeld hin.

Zusammengeführt bedeutet **Ergodynamik** daher die aktive und bewegungsorientierte Anwendung ergonomischer Möbel am Arbeitsplatz. Es geht also nicht nur darum, einen ergonomischen Bürostuhl oder Schreibtisch zu haben, sondern darum, diese Möbel *dynamisch* zu nutzen. Menschen, die viele Stunden am Tag ohne regelmäßige Bewegungspausen am Schreibtisch arbeiten und das auf schlecht angepassten Bürostühlen oder an nicht ergonomischen Arbeitsplätzen, sind eindeutig anfälliger für Halswirbelsäulenprobleme.

Aber auch der beste Bürostuhl ersetzt die Bewegungspause oder das regelmäßige Aufstehen, das Verändern der Kopfposition und der Blickausrichtung nicht.

2.3 Technologienutzung

Auch Grund 3 geht mit beiden vorab genannten Argumenten einher: Die zunehmende Verwendung von Tablets, Computern und Smartphones wirkt gefährlich giftig auf unsere Halswirbelsäule. Nicht umsonst spricht man heute bereits von einem „Handy-Nacken". Lange Zeiten in einer Rundrückenposition, mit hochgezogenen Schultern, mit eingeknickter Halswirbelsäule und starker Augenfixierung auf einen kleinen Umgebungsbereich können von unserem Schmerzzentrum nicht ignoriert werden.

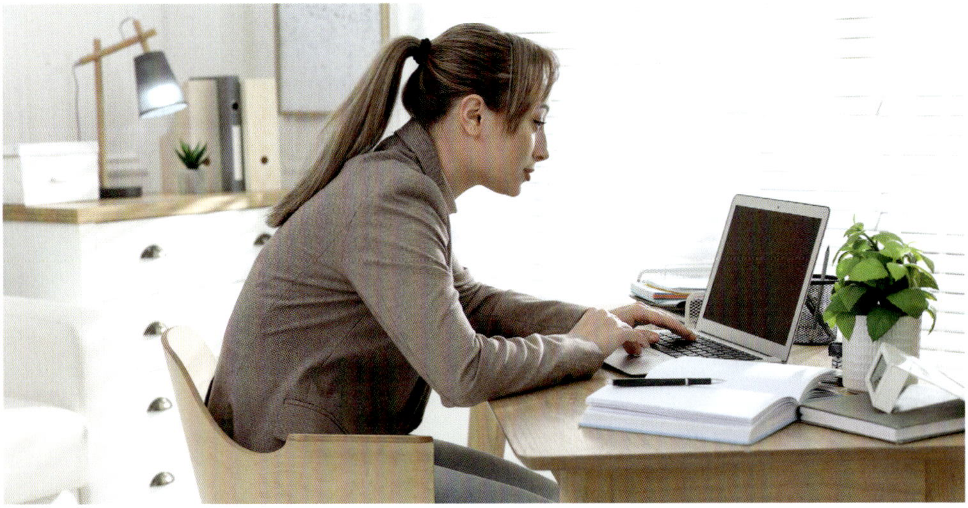

Abb. 5: Eine nach vorne gekrümmte Sitzhaltung belastet Nacken und Schultern.

Info-Kasten: Wussten Sie schon?

Die Folgen einer langfristigen und exzessiven Handy- oder Tabletnutzung werden inzwischen sichtbar in:

1. **Augenbelastungen:** Beschwerden wie Trockenheit, Juckreiz, verschwommenes Sehen und Kopfschmerzen können die Folge sein.

2. **Schlafstörungen:** Die Nutzung von Mobilgeräten vor dem Schlafengehen kann aufgrund des blauen Lichts, das von den Bildschirmen abgestrahlt wird, den Schlaf stören. Dies kann zu Einschlafproblemen und unruhigem Schlaf führen.

3. **Nacken- und Rückenprobleme sowie depressive Denkmuster:** Die immer wieder und dauerhaft nach unten gekrümmte Haltung beim Benutzen von Mobiltelefonen („Handy-Nacken") führt nicht nur zu Nacken- und Rückenschmerzen, sondern nach neuesten Erkenntnissen aus der Embodiment-Forschung sogar zu depressiven Denkmustern!

4. **Daumen- und Handgelenkbeschwerden:** Übermäßiges Tippen und Scrollen auf kleinen Bildschirmen kann zu Überlastung und Beschwerden in den Daumen und Handgelenken führen, insbesondere bei intensiver Nutzung von Messaging-Apps und Sozialen Medien.

5. **Strahlungsexposition:** Obwohl die Forschung umstritten ist, gibt es einige Bedenken hinsichtlich der langfristigen Exposition gegenüber elektromagnetischer Strahlung von Mobiltelefonen. Die Auswirkungen dieser Strahlung auf die Gesundheit sind jedoch noch nicht endgültig geklärt.

6. **Soziale Auswirkungen:** Übermäßige Nutzung von Mobiltelefonen kann zu einer Abnahme der persönlichen Interaktion und sozialen Bindungen führen. Einsamkeit und emotionale Entfremdung sind die Folge mit schädlichen Konsequenzen für die seelische und körperliche Gesundheit.

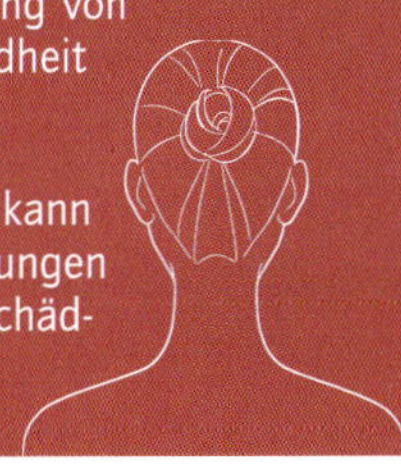

Selbstverständlich müssen diese Auswirkungen nicht zwangsläufig bei allen Menschen auftreten und selbstverständlich sind sie stark von der Art der Nutzung, der Häufigkeit und anderen individuellen Faktoren abhängig. Um die nachteiligen Auswirkungen zu minimieren, ist es ratsam, bewusst Pausen einzulegen, die Bildschirmzeit zu begrenzen und seinen Körper häufiger aus Beugepositionen heraus in Bewegung und Streckung zu bringen, um physische und psychische Belastungen zu reduzieren.

2.4 Stress und psychosoziale Faktoren

Grund 4 setzt dem Ganzen noch das Sahnehäubchen auf: Stress und psychosoziale Belastungen sind eindeutig mit höheren Muskelspannungen verbunden. Werden wir diese durch Bewegung nicht wieder los, chronifizieren sie und begleiten uns womöglich ein ganzes Leben lang. Nicht umsonst

„... sitzt uns die Angst im Nacken", „haben wir viel am Hals", „stecken häufig Nackenschläge ein" oder „sind wir vor Gram gebeugt".

Nackenprobleme auch einmal aus der Sicht der Stresswahrnehmung zu betrachten, ist lohnend. Daher möchte ich mich diesem Thema im Kapitel 4 „Die Mindset und Mentalphase" etwas genauer annehmen.

Aber Sie lesen dieses Buch sicherlich nicht nur, um die gesellschaftliche Entstehungsgeschichte Ihrer Nackenprobleme zu kennen, sondern um Lösungen für das Problem zu finden. Dazu steigen wir jetzt tiefer in die Materie ein.

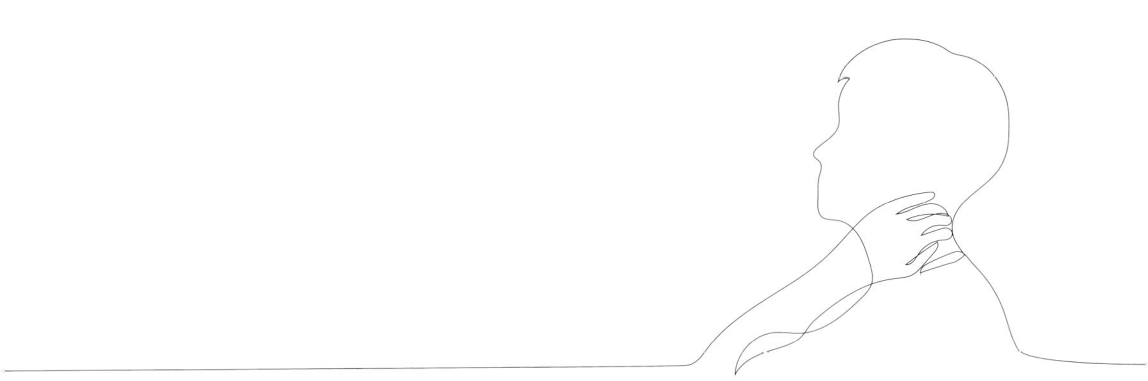

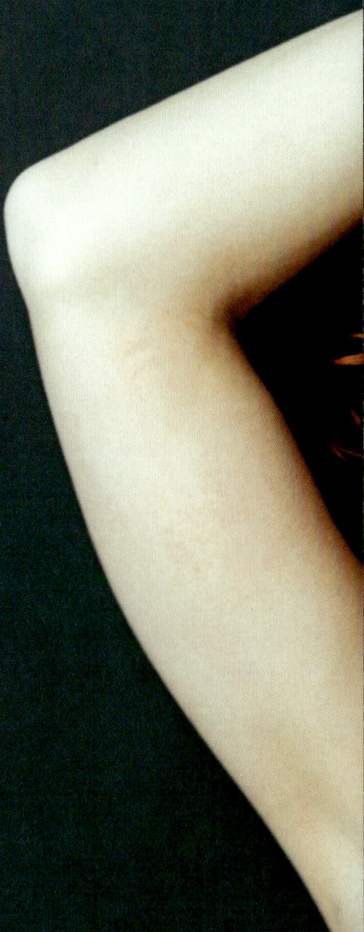

Teil 2

Ein bewährtes Konzept – 5 Schritte zur Lösung

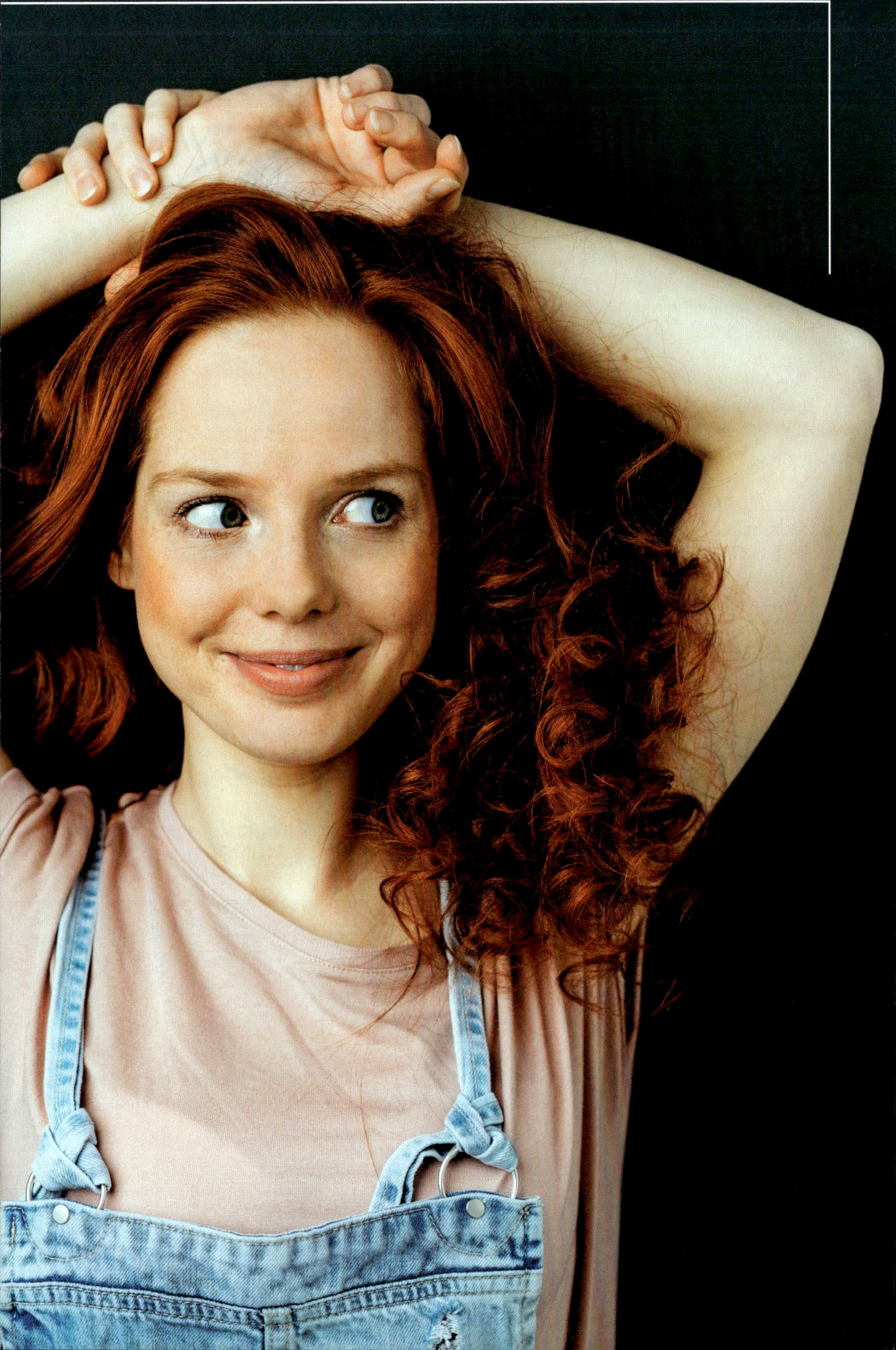

> *„Wer stark, gesund und jung bleiben will, sei mäßig, übe den Körper, atme reine Luft und heile sein Weh eher durch Fasten als durch Medikamente."*

Dieser heute zum Teil wissenschaftlich fundierte Rat des griechischen Arztes Hippokrates findet leider häufig nicht so recht Anklang, trifft aber das, was dem deutschen Gesundheitswesen fehlt: eine gut ausgebaute Prävention. Ich möchte Ihnen hier einen solchen präventiven Ansatz für Nackenprobleme vorstellen und Sie dazu einladen, diesen aktiv zu nutzen!

Das hier beschriebene Konzept zum Selbstmanagement von Nacken- und Halswirbelsäulenproblemen basiert auf langer Erfahrung in der Arbeit mit betroffenen Patienten und wird in fünf aufeinander aufbauenden Phasen dargestellt, die an dieser Stelle in Kürze zusammengefasst sind und anschließend ausführlicher erläutert werden (Abb. 6).

Erster Schritt: Informieren Sie sich! Die Informationsphase

Sie erhalten zuerst Informationen über die Zusammenhänge und die Ursachen von Nackenproblemen. Das hilft Ihnen zu verstehen, warum Sie ganz bestimmte – vielleicht ungewöhnliche – Übungen durchführen sollten. Diese Infos helfen Ihnen auch dabei, bestimmte „Nackenfallen" zu entdecken und sensibler für alltägliche Belastungen zu werden.

Zweiter Schritt: Beobachten Sie sich! Die Mindset- und Mentalphase

In dieser Phase geht es um drei Dinge:

1. Sie sind weiterhin bei der Ursachensuche, diesmal aber bezüglich psychischer Belastungen. Sie spüren Ihre Stressquellen und Ihre Stressreaktionen im Alltag auf: *Gibt es bei mir einen Zusammenhang von vermehrtem Schmerz bei vermehrter nervlicher Belastung?*
2. Um auf Stress „gesünder" zu reagieren und auch, um sich schon im Vorfeld vor stressbedingten Verspannungen zu schützen, gehen Sie auf die Suche nach Ihrem individuellen Embodiment.
3. Nackenarbeit ist auch immer Kopfarbeit. Um den Kopf und Nacken freizubekommen, damit Sie sich auf bestimmte Körpervorgänge besser konzentrieren und Verspannungen lösen können, bedarf es bestimmter Entspannungsstrategien. Einige davon lernen Sie in dieser Phase kennen.

Dritter Schritt: Entdecken Sie sich! Die Sensibilitäts- und Programmierphase

Um frühzeitige Fehl- und Überbelastungen erkennen und erspüren zu können, schulen Sie in diesem Kapitel Ihre Sensorik und Ihr Körpergefühl. Unfunktionelle Bewegungsmuster, die zu Fehlbelastungen und Verspannungen führen, werden ersetzt und umprogrammiert. Das Nervensystem leistet dabei Schwerstarbeit.

Vierter Schritt: Trainieren Sie schmerzfrei und schonend! Die Trainingsphase

Wenn Sie sich jetzt in den richtigen Bewegungsabläufen sicher fühlen, dann können Sie das Erlernte im Training anwenden. Durch die sehr schonenden Übungen erhöhen Sie schmerzfrei Ihre Beweglichkeit und kräftigen gelenkschonend die richtigen Muskelgruppen, um so die Gelenk- und Muskelbelastung (der verspannten Muskeln) zu verringern.

Fünfter Schritt: Installieren Sie neu! Die Automatisationsphase

Um in der neuen „Programmiersprache" sicherer zu werden, wenden Sie jetzt die neuen Bewegungsmuster in allen möglichen Alltagstätigkeiten an. In Beruf und Freizeit praktizieren Sie live, was Sie bis jetzt gelernt haben. Der Alltag wird zum Trainingslager par excellence. Außerdem prüfen Sie Ihre Bürotätigkeit, Ihre Haus- und Gartenarbeit und auch Ihre Freizeit wiederum auf Nackenfallen.

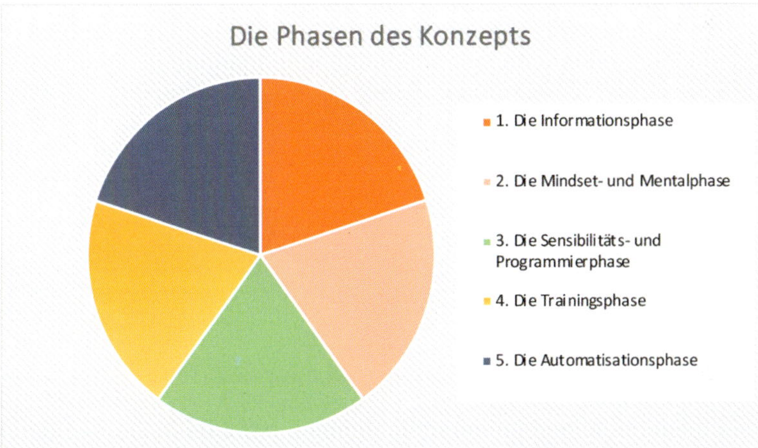

Abb. 6: Das Konzept zum Selbstmanagement von Nackenproblemen (Quelle: eigene Darstellung)

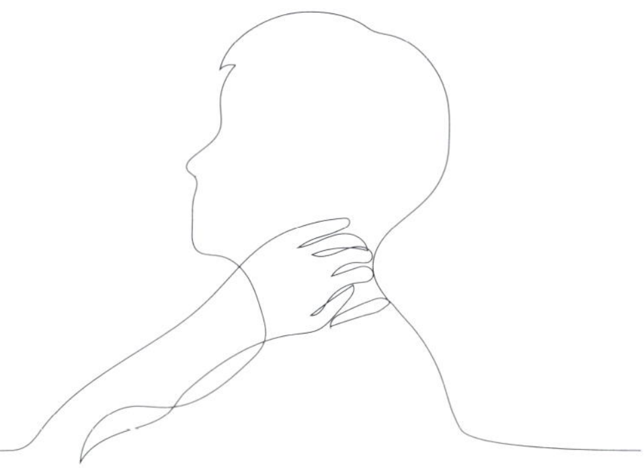

3

Erster Schritt: Informieren Sie sich! Die Informationsphase

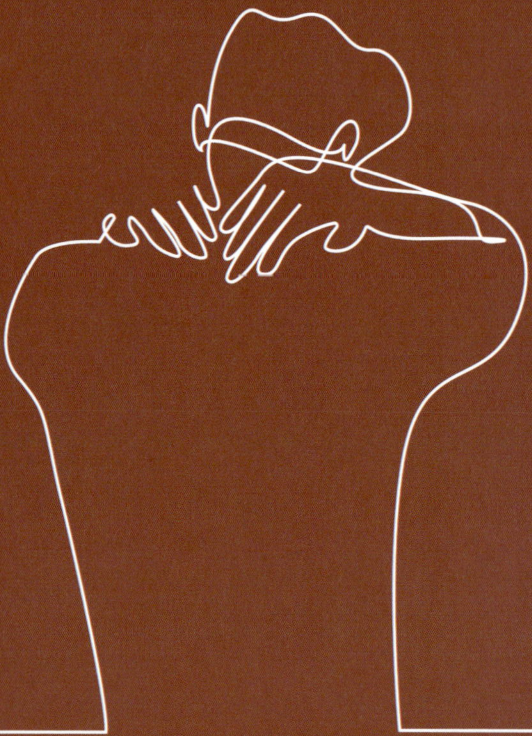

In diesem ersten Schritt möchte ich Sie mit wichtigen Informationen versorgen, die Ihnen Ihre Halswirbelsäule in ihrer Funktion, ihrem Aufbau und in ihren Besonderheiten näherbringen soll. Dazu zählen auch die entsprechenden Muskeln, die uns häufig allzu schmerzlich bewusst werden. Denn erst wenn wir wissen, was wir tun, können wir an dem, wie wir es tun, etwas verändern.

3.1 Die Funktionen der Halswirbelsäule

Unsere Aufrichtung vom Vierfüßler zum Zweibeiner führt zu Statikproblemen der Wirbelsäule, die in Verbindung mit alltäglichen Fehlbeanspruchungen die Halswirbelsäule (HWS) stark belasten. Ihre filigrane Bauweise und ihre Funktion machen sie besonders störanfällig.

Allerdings ermöglicht uns genau diese Bauweise auch eine Fülle an Bewegungen, wie das Beugen, Strecken, Drehen und die Seitneigung, wie sie uns in den anderen Wirbelsäulenabschnitten nicht möglich sind. Sie ist unser mobilster Teil der Wirbelsäule und das aus gutem Grund:

Unser Überleben in frühesten Zeiten war davon abhängig, dass wir Gefahren frühzeitig erkannt haben und auch für die Bewältigung alltäglicher Anforderungen müssen wir uns auf vielfältige Weise orientieren können. So führt die hohe Beweglichkeit der Halswirbelsäule zu einer Erweiterung unseres Gesichtsfelds, ob beim rückwärts einparken des Autos oder bei Stolperfallen unter uns oder Gefahrenquellen über uns. Zusätzlich hilft uns unser akustischer Sinn, also unsere Ohren, Geräusche wahrzunehmen und Gefahren noch schneller zu erkennen, indem wir reflexartig den Kopf in Richtung der Geräuschquelle bewegen.

Ohne diese hohe Variationsbreite an Bewegungsmöglichkeiten in der HWS wären wir nicht überlebensfähig gewesen und würden auch heute kaum überleben können. Leider wird diesen Möglichkeiten in der HWS heute keine Rechnung mehr getragen. Denn Flexibilität und Mobilität fordern Bewegung ein. Wir aber halten die HWS während unserer Tätigkeiten am Computer, Handy oder am Tablet eher starr und steif. Und sollten wir uns drehen, drehen wir uns eher „en bloc" mit dem gesamten Oberkörper, anstatt den Kopf mithilfe des flexibelsten Teils der Wirbelsäule, der HWS, separat zu drehen und ihre Strukturen dadurch mit Sauerstoff zu versorgen.

Hinzu kommt, dass der sich an die HWS anschließende obere Teil der Brustwirbelsäule (BWS) eher starr ist. Daher wirken in dem sogenannten Übergangsbereich zwischen HWS und BWS hohe Kräfte, die durch eine vorgeneigte Kopf- und Rückenhaltung noch verstärkt werden. Diese hohen Belastungen wirken sich dann auch auf den Nacken, den Kopf und die Arme aus.

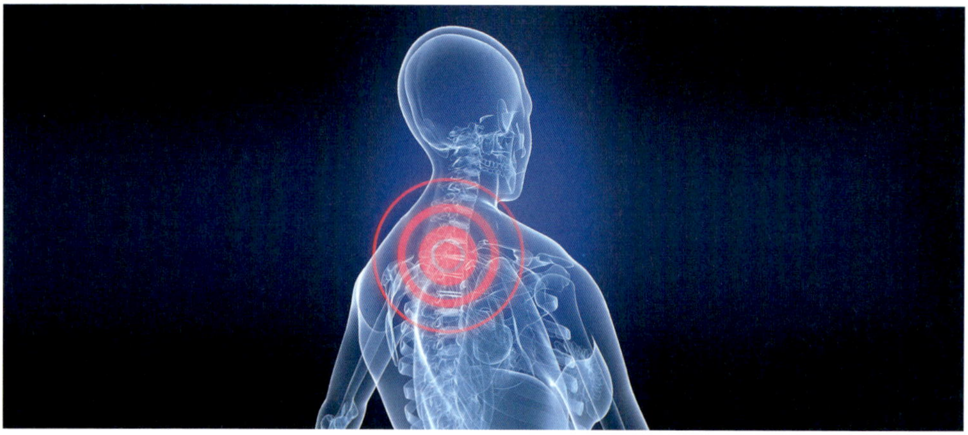

Abb. 7: Die Baustelle der Moderne: Unser Nacken im Übergang zwischen BWS und HWS.

Info-Kasten: Die Funktionen der Halswirbelsäule auf einen Blick

1. **Unterstützung des Kopfes:** Eine der Hauptfunktionen der Halswirbelsäule ist die Unterstützung des Gewichts des Kopfes, das etwa 5-6 Kilogramm beträgt.

2. **Wichtiger Bestandteil zur Sicherheit:** Die Halswirbelsäule ermöglicht uns eine hohe Beweglichkeit, darunter Flexion (Vorwärtsneigung), Extension (Rückwärtsneigung), laterale Flexion (Seitenneigung) und Rotation (Drehung des Kopfes). So können wir maximal schnell Gefahrenquellen wahrnehmen.

3. **Wichtiger Bestandteil der Haltung:** Die Halswirbelsäule trägt zur aufgerichteten Gesamthaltung bei, indem sie den Kopf zum Ankerpunkt einer guten Haltung macht und den Rest des Körpers danach ausrichtet. Eine gute Kopfhaltung ist wichtig, um Belastungen im Nacken- und Schulterbereich zu verhindern.

4. **Sauerstoffversorgung des Gehirns:** Das Gehirn wird durch zwei wichtige Halsschlagadern mit dem Rest der Blutversorgung des Körpers verbunden. Diese verlaufen seitlich der Halswirbel und haben Verbindungen mit verschiedenen Nerven, Muskeln und Geweben im Halsbereich. Die Halsschlagadern sind entscheidend für die Sauerstoffversorgung des Gehirns. Etwa 80% des Blutflusses zum Gehirn erfolgt über diese Halsschlagadern. Störungen oder Blockaden in diesen Arterien können ernsthafte Auswirkungen auf die Gehirnfunktion haben.

5. **Beeinflussung der Atmung:** Die Halswirbelsäule trägt indirekt zur Atemfunktion bei, indem sie die Nerven beherbergt, die die an der Atmung beteiligten Muskeln steuern.

6. **Beherbergung des Vagusnervs:** Der Vagusnerv ist der längste und komplexeste Nerv des autonomen Nervensystems. Er verläuft vom Gehirn durch die Halswirbelsäule bis in den Bauchraum und ist an der Regulation zahlreicher lebenswichtiger Funktionen beteiligt, darunter die Regulation von Herzfrequenz, Atmung, Verdauung und Stressreaktionen. Dysfunktionen oder Irritationen in der Halswirbelsäule, wie beispielsweise bei Bandscheibenvorfällen, degenerativen Veränderungen oder Verspannungen können den Vagusnerv beeinträchtigen und zu einer Vielzahl von Symptomen führen: Nackenschmerzen, Kopfschmerzen, Schwindel, Schluckbeschwerden und sogar Auswirkungen auf die Funktionen des autonomen Nervensystems haben, die durch den Vagusnerv reguliert werden.

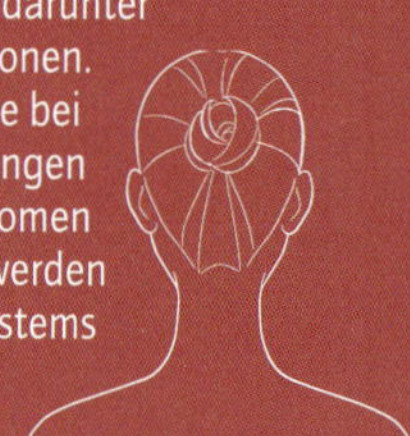

3.2 Der Aufbau der Halswirbelsäule

Schaut man sich den Aufbau der Halswirbelsäule neben den bereits beschriebenen Funktionen an, so wird verständlich, warum diese Region besonders stör- und beschwerdeanfällig ist. Unsere Halswirbelsäule, die aus sieben Wirbeln (C1 bis C7) besteht, ist im Vergleich zur Lendenwirbelsäule (LWS) klein und fein gebaut. In den einzelnen Wirbelsäulenabschnitten unterscheiden sich die Wirbel ein wenig in ihrer äußeren Form. Sie besitzen jedoch einen gleichen Bauplan.

Gemeinsame Strukturen sind die Wirbelkörper mit den Wirbelbögen, die Quer- und die Dornfortsätze sowie die Gelenkflächen der kleinen Wirbelgelenke. Eine Besonderheit ist der sehr kräftige Dornfortsatz des siebten Halswirbels. Sie können ihn deutlich „erhaben" unter der Haut fühlen, wenn Sie mit den Fingern den Nacken von oben nach unten abtasten. Zwischen den Wirbeln, mit Ausnahme des ersten und zweiten Halswirbels, befinden sich Bandscheiben, die als Abstandshalter zusammen mit den Wirbelgelenken die Beweglichkeit erst ermöglichen.

3.2.1 Atlas und Axis – ein besonderes Duett

Die ersten beiden Halswirbel (C1 und C2) zeichnen sich durch einen einzigartigen Aufbau aus und spielen eine besonders wichtige Rolle, weil sie die Bewegungen des Kopfes in verschiedene Richtungen ermöglichen. Grund dafür ist eine weitere Besonderheit: Es gibt keine Bandscheiben zwischen Schädel und Atlas und auch nicht zwischen Atlas und Axis. Die fehlenden Bandscheiben in C1 und C2 ermöglichen so auch die Rotation des Kopfes.

Der erste Halswirbel (C1), Atlas genannt, besteht nicht aus einem kompakten Wirbelkörper, sondern aus einem knöchernen Ring. Die Gelenkflächen zum Hinterkopf hin verbinden die Halswirbelsäule mit dem Schädel. Dieses Gelenk wird als oberes Kopfgelenk bezeichnet. Die Vor- und Rückneigung im Sinn einer Nickbewegung werden hier ermöglicht.

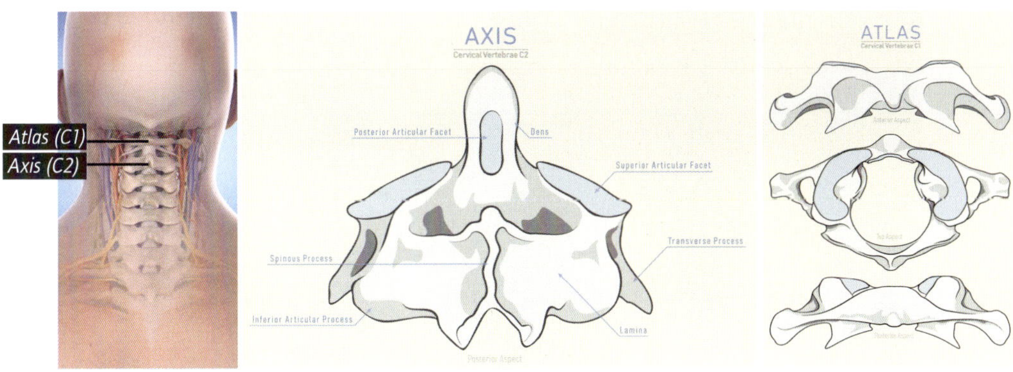

Abb. 8: Atlas und Axis - ein besonderes Duett.

Der zweite Halswirbel (C2) mit Namen Axis ähnelt im Aufbau den anderen Wirbeln. Seine Besonderheit ist der an der Vorderkante nach oben zeigende Zahn, medizinisch „Dens" genannt. Er passt genau in den knöchernen Bogen des ersten Halswirbels und bildet eine Art Drehpunkt, der es dem Kopf ermöglicht, sich seitlich zu drehen. Damit sich die beiden Wirbel während der Bewegung nicht gegeneinander verschieben, wird der „Zahn" durch ein kräftiges Band an der Innenseite des ersten Halswirbels gehalten. Welche praktische Bedeutung dieses Duett für unsere Verspannungen und Schmerzen hat, werde ich Ihnen im Kapitel 3.5.4 erklären.

Die Querfortsätze der Halswirbel besitzen einen engen Durchlass, durch den die Halswirbelarterien verlaufen. Unser Gehirn wird durch sie mit Sauerstoff und Nährstoffen versorgt. Knöcherne Engstellen bilden die Zwischenwirbellöcher, durch die Rückenmarksnerven austreten. Je nach Kopfhaltung geraten unser Gefäß- und Nervensystem gehörig unter Druck und provozieren dadurch bedeutende Probleme und Komplikationen.

3.2.2 Was die Durchblutung drosselt

Ein alltägliches Beispiel für eine solche „kritische" Kopfhaltung ist die „Überkopfarbeit". Dabei wird ein erhöhter Druck auf die Rückenmarksnerven und die Hirnarterien ausgeübt. Es kann zu Blockaden oder sogar zu einer derartigen Verengung des Gefäßsystems kommen, was zu Symptomen wie Schwindel und Übelkeit bis hin zum Erbrechen, Kopfschmerzen oder sogar Schlaganfällen führen kann. Haben Sie nicht auch schon einmal derartige Schwindelerfahrungen gemacht, als Sie Vorhänge aufgehängt oder Ihre Decke tapeziert haben? Gerade bei solch unangenehmen Tätigkeiten, bei denen die Arme über Kopf eingesetzt werden, sind auch Spannungskopfschmerzen häufig die Folge. Denn die Daueranspannung der Muskeln kann die Halswirbelarterien derart einengen, dass es zu einer schlechten Sauerstoffversorgung von Gehirnarealen und Kopfmuskeln kommt.

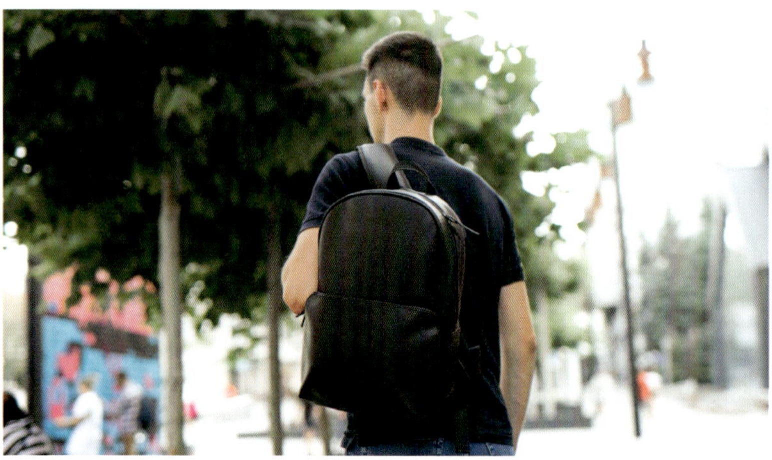

Abb. 9: Das einseitige Tragen einer schweren Aktentasche kann zu Nackenschmerzen führen.

Eine Ihnen vertraute alltägliche Situation dürfte auch das „einseitige Tragen" sein. Morgens auf dem Weg zur Arbeit trägt man die Handtasche oder die schwere Aktentasche über einer Schulter. Die Trageriemen üben einen erheblichen Druck auf Sehnen und Muskeln aus. Hinzu kommt, dass wir die Schulter der Trageseite, auch wenn es nur eine leichte Handtasche ist, unbewusst hochziehen. Dadurch werden wieder Muskeln angesprochen, die bereits unter Dauerbeanspruchung und damit muskulärer Anspannung stehen.

Tipp: Wechseln Sie bewusst die Trageschulter ab. Sollten Sie einen Rucksack über mehrere Stunden tragen, ist es sehr hilfreich und entlastend, einen Hüftgurt zu benutzen und diesen auch optimal einzustellen.

3.3 Die Schulter-Nacken-Region und ihre Muskeln

Um die Ursachen von Beschwerden in der Schulter-Nacken-Region zu verstehen, ist es hilfreich, neben der Anatomie auch den einzelnen Funktionen des Bewegungssystems in dieser Region auf den Grund zu gehen. Denn dadurch werden Sie die einzelnen Trainingsübungen, die Ihnen von mir, aber auch von externen Institutionen wie dem Fitness-Studio oder der Physio-Praxis angeboten werden, besser einordnen können und sogar in der Lage sein, die ein oder andere Übung für sich auszuschließen, weil Sie es „besser wissen".

3.3.1 Der Trapez- oder Kapuzenmuskel

Der für das Thema „Nackenverspannungen" wichtigste Muskel ist der „Trapez- oder Kapuzenmuskel". Er verläuft von der Mitte des Rückens wie eine Kapuze zu den Schultern und zum Hinterkopf hinauf und besteht aus drei Anteilen, die unterschiedliche Funktionen haben. Der obere Anteil zieht die Schultern nach oben. Der mittlere Anteil bewegt sie nach hinten und stabilisiert z. B. den Schultergürtel beim Tragen einer Einkaufskiste. Der untere Anteil zieht die Schultern nach unten.

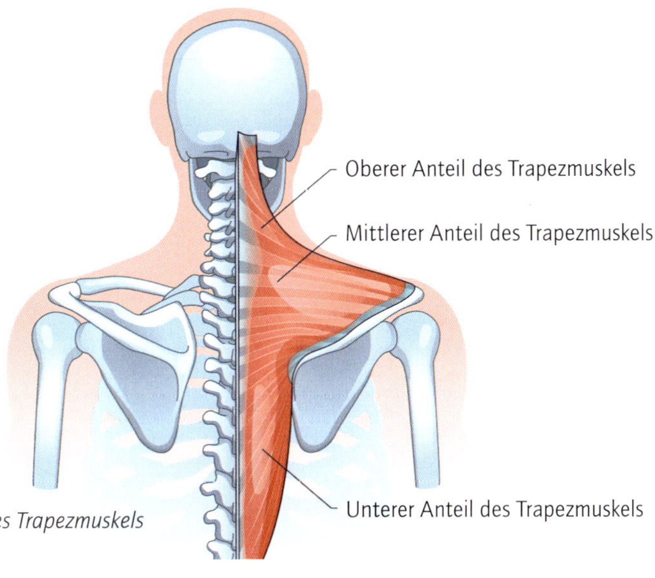

Abb. 10: Die drei Anteile des Trapezmuskels

Info-Kasten: Die Anteile des Trapezmuskels

Alle drei Anteile des Trapezmuskels arbeiten synergistisch zusammen, um eine Vielzahl von Bewegungen im Nacken, im oberen Rücken und an den Schultern zu ermöglichen, und tragen zur Stabilität und Funktion der oberen Extremitäten bei.

1. **Oberer Trapezius:**

- Der obere Teil des Trapezmuskels verläuft vom Hinterkopf bis zu den Schultern.
- Seine Hauptaufgabe besteht darin, die Schultern zu heben, die Arme über die Horizontale nach oben zu heben und den Kopf zu drehen und zu neigen.
- Bei extremer Kräftigung dieses Muskels kommt es zu einem sogenannten „Stiernacken".

2. **Mittlerer Trapezius:**

- Der mittlere Teil des Trapezmuskels erstreckt sich vom oberen Rücken bis zum Schulterblatt.
- Seine Hauptfunktion besteht darin, das Schulterblatt zu stabilisieren und zu bewegen.
- Wenn der mittlere Trapezius aktiv ist, zieht er das Schulterblatt nach hinten und hilft, den Arm nach außen zu drehen und zu heben.

3. **Unterer Trapezius:**

- Der untere Teil des Trapezmuskels erstreckt sich vom mittleren Rücken bis zum unteren Rand des Schulterblatts.
- Seine Hauptfunktion besteht darin, das Schulterblatt nach unten zu ziehen und es näher an die Wirbelsäule zu bringen.
- Der untere Trapezius ist wichtig für die Stabilisierung der Schultergelenke und spielt eine Rolle bei der richtigen Ausrichtung der Schultern, auch bei der Armhebung. Er wird leider häufig vernachlässigt und kommt zu wenig in Arbeit.

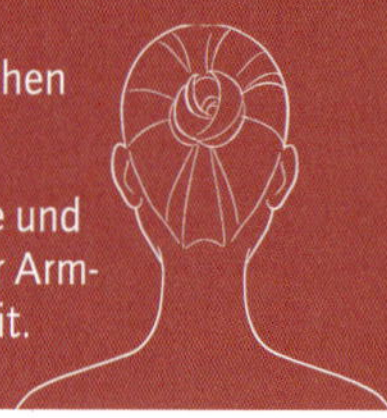

Der obere Anteil wird leider allzu oft beansprucht, obwohl er für viele Bewegungen gar nicht der richtige „Ansprechpartner" ist. Ein Beispiel dafür ist das Anheben der Arme bis auf Schulterhöhe. Das ist nicht seine originäre Aufgabe und dennoch wird er bei allen möglichen Alltagstätigkeiten dafür mit eingesetzt – beim Trinken aus einem Glas, beim Zähneputzen, beim Anheben der Gabel beim Essen, Häkeln usw. Sogar beim Schreiben an der PC-Tastatur oder beim Begrüßen per Handschlag ist er häufig im Einsatz, obwohl er Pause haben dürfte.

Dieser Dauereinsatz führt in der Regel zu schmerzhaften Verspannungen. Die Durchblutung des Muskels wird durch die Anspannungssituation defizitär, was dazu führt, dass die Stoffwechselsituation des Muskels regelrecht „sauer" wird. Ebenso ergeht es dem „Schulterblattheber", der von der oberen Halswirbelsäule zum oberen Schulterblattwinkel reicht und das Schulterblatt aufwärts zieht.

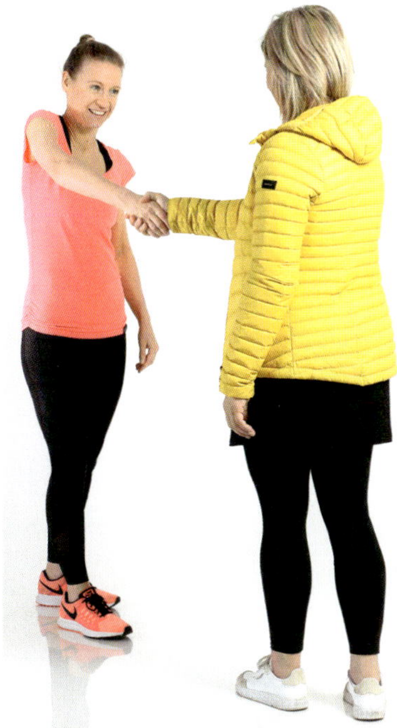

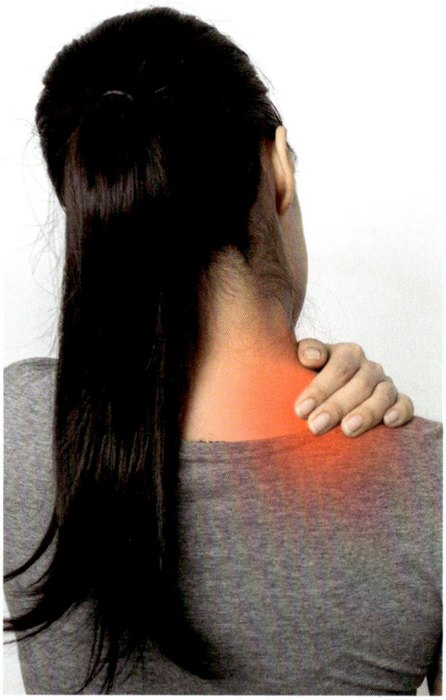

Abb. 11: Der obere Anteil des Kapuzenmuskels ist häufig unnötig im Einsatz und dadurch überlastet.

3.3.2 Kleiner und großer Rautenmuskel

Der „kleine" und der „große Rautenmuskel" ziehen von der unteren Halswirbelsäule über die oberen vier Brustwirbel zum inneren Rand des Schulterblatts. Sie fixieren den Schultergürtel und ziehen die Schulterblätter nach hinten unten zur Wirbelsäule. Diese Muskelgruppen müssten eigentlich viel häufiger in Aktion treten. Sie würden den oberen Anteil des Trapezmuskels und damit die Halswirbelsäule spürbar entlasten. Nur leider haben wir den Befehl dafür „vergessen". Um hier die richtige „Software" wieder zu installieren, lernen Sie in Kapitel 5 Übungen für die richtige Ansteuerung dieser wichtigen Muskelgruppen kennen.

3.3.3 Der große Brustmuskel

Der „große Brustmuskel" besteht aus drei Anteilen, die vom Schlüsselbein über das Brustbein zum Höcker des Oberarms verlaufen. Er ist beim Nachvorneführen und Einwärtsdrehen des Armes beteiligt sowie bei allen Bewegungen, die wir vor dem Körper ausführen.

Achtung: Das hat zur Folge, dass unser Schultergürtel und unsere Schultern nach vorne und auch gleichzeitig leicht nach oben gezogen werden. Wird der große Brustmuskel zu sehr beansprucht, führt das zu einem verspannten Nacken. Deshalb sollten Sie bei Nackenbeschwerden besser auf eine Kräftigung der Brustmuskulatur verzichten! Diesen Muskel und sein Bindegewebe sollten Sie dehnen und elastisch halten. Übungen dafür finden Sie in Kapitel 6.

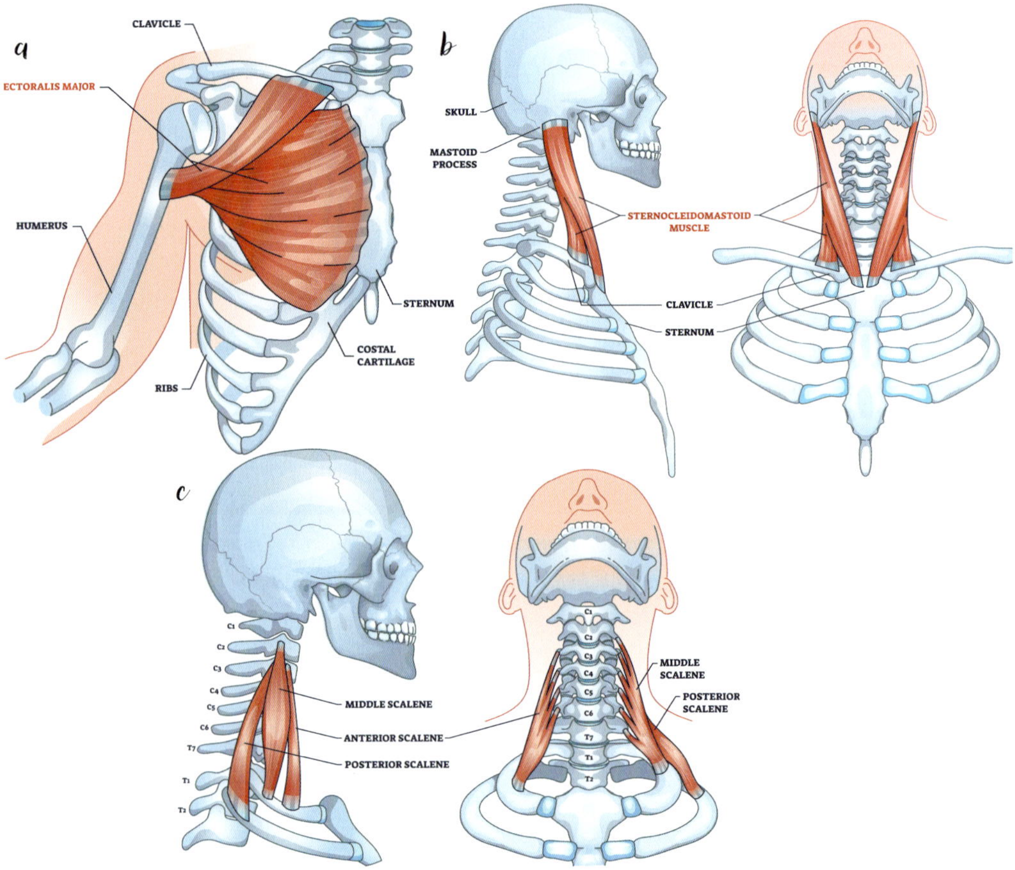

Abb. 12: Die Brustmuskulatur (a), Kopfwender (b) und Treppenmuskeln (c)

3.3.4 Kopfwender und Treppenmuskeln

Der „Kopfwender" ist ein kräftiger und gut tastbarer Muskel. Er verbindet den Schädel mit dem vorderen Teil des Schultergürtels. Er führt die Drehung der Halswirbelsäule sowie das Anheben des Kopfes durch. Zusammen mit den „Treppenmuskeln" ist er an der Seitneigung des Kopfes beteiligt. Beim Einatmen heben die Treppenmuskeln die oberen Rippen. Diese Muskelzüge sind leider häufig wie Gitarrenseiten ver- bzw. gespannt – mit den Fingern sind sie gut zu fühlen. Durch spezielle Dehnübungen können Sie in diesem Bereich wieder ein ausgewogenes Muskel- und Balancespiel erreichen (siehe Kapitel 6).

3.4 Das Kreuz mit dem Nacken

Unser Bewegungsapparat gliedert sich in funktionelle Teilsysteme auf. Sie besitzen zwar eine gewisse Selbstständigkeit, stehen aber trotzdem untereinander in Verbindung. Zu einem solchen System gehören Kopf, Nacken und Schultern. Alle diese Bereiche sind eng miteinander verbunden. So ist es möglich, dass Schulterschmerzen von Halswirbelsäulenproblemen herrühren und Nackenverspannungen ihre Ursache in falschen Armbewegungen oder auch in einer Fehlfunktion der Kiefergelenke haben. Diese scheinbar nicht zusammenhängenden Systeme stehen jedoch auch deswegen in Verbindung, weil sie ihre nervliche Versorgung zum Teil aus derselben Quelle speisen. Was die Beschwerden also auslösen kann, sind gereizte Nervenbahnen, die der Halswirbelsäule entspringen.

Tagtäglich leisten die oben beschriebenen Muskeln Schwerstarbeit. Sie kämpfen ständig gegen den Einfluss der Schwerkraft an. Die vorgeneigte Kopfhaltung, das unnötige Hochziehen der Schultern sowie eine Haltung mit nach vorne arbeitenden Armen lassen die Nackenmuskeln unter Dauerspannung arbeiten.

Daneben gibt es Muskeln, die wir viel zu selten zum Einsatz bringen, weil wir uns ihrer Existenz nicht bewusst sind und wir entsprechende Einsatzprogramme verlernt haben. Woran liegt das? Nicht selten ist unsere defizitäre Körperwahrnehmung schuld. Wir sind uns unserer schlechten und überstrapazierenden Körper- und Kopfhaltung nicht bewusst; wir spüren zu spät, dass eine Bewegungspause nötig wäre und wir organisieren unsere Schulter-Nacken-Region mit vereinfachten Muskelkoordinationen: Runder Rücken, hochgezogene Schultern, rückgeneigter Kopf. Das Gleichgewicht der Muskulatur ist in eine Schieflage geraten. Die Verkürzungen bzw. Verspannungen der Muskulatur führen zu einer nach vorne eingefallenen Haltung und einem „Hohlkreuz" in der Halswirbelsäule. Eine regelmäßige Muskelhygiene (ja, auch die Muskeln müssen gepflegt werden!) mit richtig programmierten Stabilisations-, Kräftigungs- und Dehnübungen verhilft Ihnen zu einer aktiven Körperhaltung mit einer ausgewogenen Balance des Kopfes und einer damit verbundenen Verringerung Ihrer Beschwerden.

3.5 Den Nackenproblemen auf der Spur

Im Folgenden möchte ich Ursache und Lösung von Nackenproblemen in direkten Zusammenhang bringen, damit Sie nicht nur lernen, WAS Sie tun können, sondern auch wissen, WARUM Sie dieses tun sollten. So lernt das Gehirn Ursache und Wirkung in Einklang zu bringen, um einen ersten Schritt in eine motivierte Umsetzung zu realisieren.

3.5.1 Ursache und Lösung Nummer 1: Falsche Bewegungsprogramme

Die häufigste Ursache für Nackenprobleme liegt in falschen Bewegungsprogrammen und -mustern. Wir benutzen in vielen Situationen die verkehrten Muskeln und lassen gleichzeitig viele Muskeln verkümmern: Die muskuläre Aufgabenverteilung ist falsch. So halten wir zum einen den Kopf unökonomisch in Balance und zum anderen beanspruchen wir bei bestimmten Tätigkeiten immer wieder Nackenmuskeln, die in diesen Situationen eigentlich gar nicht arbeiten müssten. Die Konsequenz: Es kommt zu einem Ungleichgewicht der Muskelzüge, die den Kopf im Gleichgewicht auf der Wirbelsäule thronend halten sollten. Dieses Kraft- und Beweglichkeitsdefizit, das bestimmte Hals- und Schultergürtelmuskeln aufweisen, wird durch einseitige Tätigkeiten (z. B. längeres und häufiges Sitzen) noch vermehrt unterstützt. Dadurch kommt der Kopf zwangsläufig in eine stark belastende und abnützende Position. Die Muskulatur der vorderen Hals- und der hinteren Nackenregion stabilisiert den gesamten Halswirbelsäulenbereich. Werden hierbei bestimmte Muskelgruppen immer wieder überbeansprucht und andere „lahmgelegt", kann verständlicherweise auch das Gleichgewicht zwischen beiden nicht mehr stimmen – der Kopf „verrutscht".

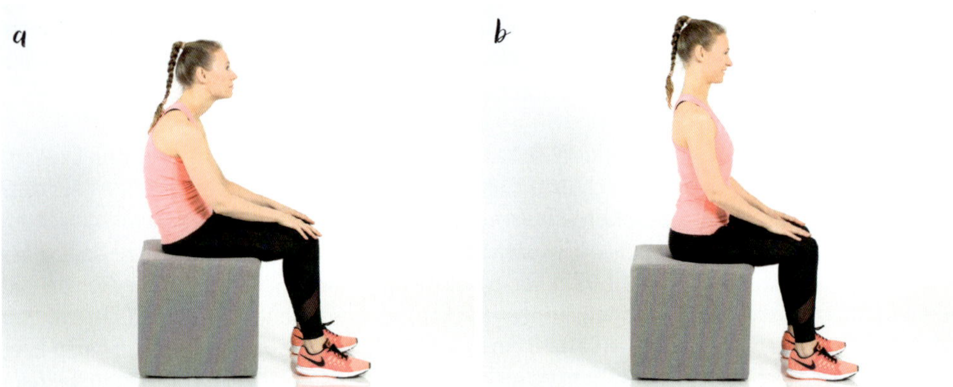

Abb. 13: Der Kopf „verrutscht", während auf dem zweiten Bild der Kopf ausgewogen balanciert.

Die Lösung: Im Fall dieser beschriebenen Fehlprogrammierung, der wir im Lauf unseres Lebens zum Opfer fallen, gilt es, ein neues Software-Programm zu installieren. Wir müssen wieder lernen, das Richtige zur richtigen Zeit zu tun. Das gilt sicherlich nicht nur für die muskuläre Tätigkeit, dennoch sollten wir uns mit der Funktionalität von Bewegung ganz besonders beschäftigen. Nur so können wir Überlastungen vorbeugen und gleichzeitig zur ausgewogenen Balance und Stabilität des „verhängnisvollen Dreiecks Kopf-Nacken-Schulter" beitragen. Sobald die verspannten Muskeln wieder Ruhe finden können, weil jetzt diejenigen Muskeln die Arbeit verrichten, die dafür auch vorgesehen sind, können wir langfristig auch Schmerzen vermeiden. Keine Massage kann das auf lange Sicht bewirken. Im Kapitel „Die Sensibilitäts- und Programmierphase" werden wir uns mit der Installierung dieser neuen Bewegungsprogramme, d. h. mit der Ansteuerung der „richtigen" Muskeln beschäftigen. Wenn Sie langfristig Überbeanspruchungen vermeiden wollen, dann packen Sie das Übel an der Wurzel und lernen Sie um. Sie werden dabei Muskeln entdecken, die Sie vorher gar nicht kannten. Kein Wunder, denn sie konnten sich über lange Zeit vor der Arbeit drücken. Hilfsmuskeln haben ihre Arbeit übernommen und deren Überbeanspruchung zeigt sich jetzt in Schmerzen.

3.5.2 Ursache und Lösung Nummer 2: Bewegungslosigkeit und seine Konsequenz

Ein nicht zu unterschätzender Erklärungsansatz für Nackenverspannungen ist die Bewegungslosigkeit. Je älter der Mensch, desto steifer scheint die gesamte Kopf-Nacken-Schulter-Region zu sein. Hausgemacht? Ja, durchaus. Dabei ist die Halswirbelsäule doch der beweglichste Teil der Wirbelsäule. Aber wie oft bewegen wir denn den Kopf aus der Mittelposition heraus? Doch eher selten. Schulterachse und Kopf werden stets en bloc bewegt, so als würde eine Halskrause die Bewegung behindern. Aber je weniger Bewegung am Muskel stattfindet, desto größer ist die Gefahr, dass das Stoffwechselmilieu im wahrsten Sinn des Wortes „sauer" wird. Das hat zur Folge, dass dadurch provozierte Entzündungsprozesse, die wir in den Anfängen möglicherweise gar nicht bemerken, zu weiteren Verhärtungen am Muskel führen. Die andere Konsequenz ist, dass es in einem solchen chemischen Milieu zur Reizung der sogenannten freien Nervenendigungen kommen kann. Im schlechtesten Falle resultiert daraus ein chronisches Schmerzgedächtnis.

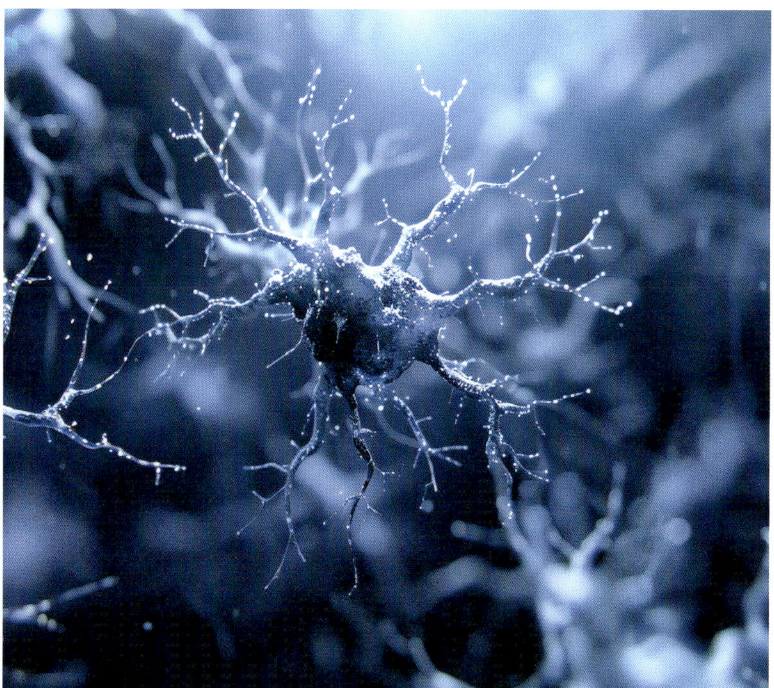

Abb. 14: Freie Nervenendigungen melden Schmerz.

Info-Kasten: Freie Nervenendigungen

Freie Nervenendigungen sind …

marklose, fein verzweigte Ausläufer von Nervenfasern und wichtige Bestandteile des sensorischen Systems. Sie kommen in fast allen Geweben des Körpers vor und dienen der Schmerzwahrnehmung und der Aufnahme und Weitergabe mechanischer, thermischer und chemischer Reize, die potenziell schädlich für den Körper sein könnten.

Freie Nervenendigungen werden aktiv …,

wenn es zu einer Ausschüttung von Entzündungsstoffen im Körper kommt, wie sie bei „unsachgemäßer" (z. B. bei Gewebeschäden) oder auch bei zu wenig Muskelbetätigung passiert.

Freie Nervenendigungen dienen …

uns als Warnsystem vor größeren Schäden, indem sie uns Schmerz signalisieren. Sie sollten uns zu entsprechenden Reaktionen provozieren, die den körperlichen Schaden verhindern oder mildern.

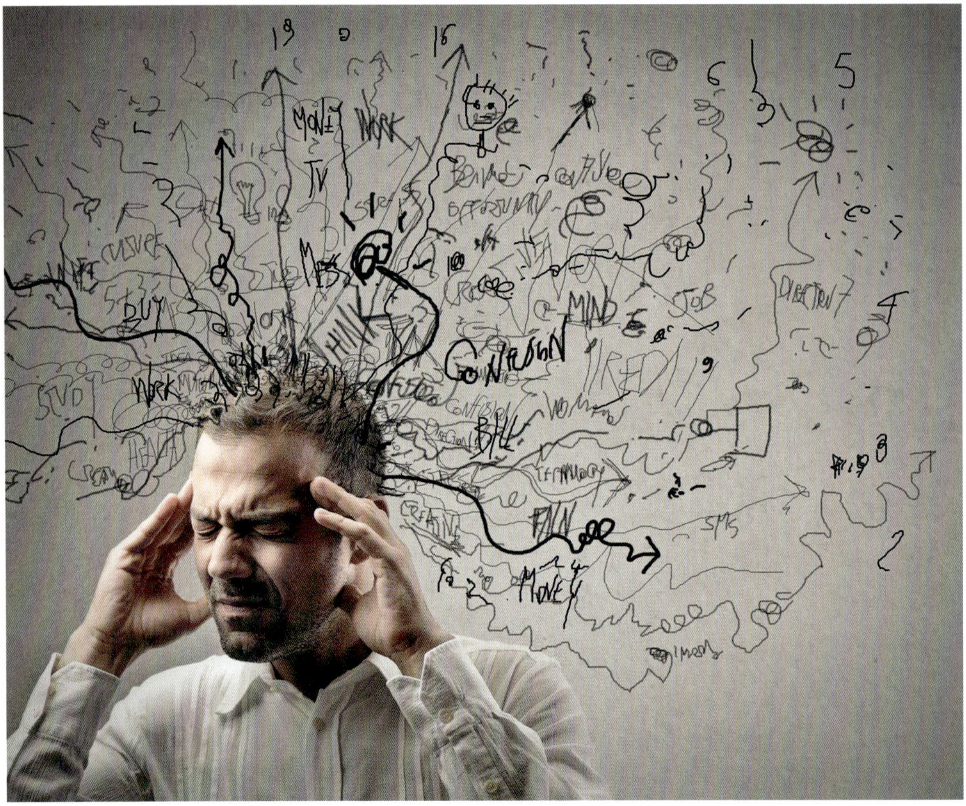

Abb. 15: Schmerz lass nach …

Noch bis vor wenigen Jahren definierte man als angemessene Reaktion auf Schmerz SCHONUNG, das heißt Bewegungslosigkeit. Heute wissen wir, dass genau diese Bewegungslosigkeit zu weiteren Entzündungsprozessen und in einen Teufelskreis führt. Denn Nervenzellen lernen schnell. Wenn sie über einen längeren Zeitraum immer wieder Schmerzimpulsen ausgesetzt sind wie nach einer Verletzung, die nicht entsprechend therapiert wird oder wie bei subtilen entzündlichen Prozessen im Körper, verändern sie ihre Struktur und ihren Stoffwechsel:

Sie bilden vermehrt Rezeptoren (Sensoren) aus, die schon bei schwachen Reizen oder sogar ohne jeglichen Reiz Schmerzsignale an das Gehirn weiterleiten. Unsere Schmerzempfindlichkeit wächst. Zu wenig Bewegung bedeutet also mehr Schmerz. Bereits verspannte Muskeln, die vor allem Haltearbeit leisten und zwischendurch nicht „Luft schnappen" dürfen und nicht mit Frischblut versorgt werden, können ihre bereits angesammelten entzündungsbereiten Schlacken ganz schlecht wieder los werden und verspannen noch mehr.

Mit der Zeit entsteht ein Teufelskreis: Nacken- und Kopfschmerzen führen dazu, dass der Kopf noch steifer gehalten, ja sogar zunehmend zwischen den Schultern versteckt wird, was zwangsläufig zu einem muskulären „Kollaps" führen muss. Die Nervenimpulse verselbstständigen sich, die Zelle kann nicht mehr abschalten. Sie hat ein sogenanntes Schmerzgedächtnis entwickelt. Der Schmerz ist nicht länger ein nützliches Warnsignal - er ist selbst zur Krankheit geworden.

Neueste Erkenntnisse aus der Schmerztherapie zeigen allerdings, dass die individuelle Schmerzwahrnehmung ein sehr komplexes Geschehen ist. Ob die überaktiven freien Nervenendigungen also einen Schmerz auslösen, hängt auch davon ab, wie Ihr persönliches Gehirn auf deren Erregung reagiert. Ob Sie selbst im Stress oder eher entspannt sind, ob Sie durch Gespräche oder neue Eindrücke abgelenkt sind oder dem Nervensystem anderweitige körperliche Reize zum „Verdauen" geben. Das alles macht aus, ob und, falls ja, wie stark der Schmerz von Ihnen empfunden wird.

Selbst wenn die Nervenendigungen ununterbrochen feuern, kann es sein, dass Sie den Schmerz nicht wahrnehmen, aber es kann auch sein, dass wie beim chronischen Schmerz, die Nervenendigungen gar nicht aktiv sind und Sie trotzdem Schmerz fühlen. Das zeigt, wie stark auch die Psyche das eigene Schmerzempfinden beeinflussen kann. Daher ist das Kapitel „Die Mindset- und Mentalphase" ein wichtiger weiterer Schritt, damit Sie Ihre Nackenbeschwerden selbst managen können.

Die Lösung: Bewegung, Bewegung, Bewegung. Und zwar in ganz bestimmter Art und Weise und dosierter Form. Ich zeige Ihnen in den Kapiteln 5 und 6, worauf Sie achten müssen und welche Bewegungskopplungen besonders wirksam sind. Dabei werden Sie auch mit ungewohnten Bewegungskoordinationen konfrontiert, die Ihnen zu Anfang vielleicht etwas Mühe bereiten werden. Von gewohnten Bewegungsmustern abzuweichen, ist zuerst immer mit mentaler und körperlicher Anstrengung verbunden. Aber schon nach wenigen Tagen oder Wochen, können Sie den Erfolg ernten.

3.5.3 Ursache und Lösung Nummer 3: Triggerpunkte

Auch intramuskuläre Verspannungsvorgänge, sogenannte myofasziale Triggerpunkte, vor allem in der Brustmuskulatur und in den Halsmuskeln (M. scalenis), führen zur Flussbehinderung des Lymphstroms und des Venen- und Arteriensystems am Arm. Ein schmerzmeldender (nozizeptiver) Mechanismus setzt ein oder auch Schwindel kann das Resultat sein. Triggerpunkte sind Ausdruck einer intramuskulären Dysbalance, d. h. eines unausgewogenen Spiels der Muskelfasern innerhalb eines Muskels. Sie führen nachweisbar, aber neurophysiologisch noch nicht erklärbar, zu Irritationen und Schmerzen in den „Referenzzonen". Das bedeutet, Muskeln des Schulter-Hals-Nacken-Bereichs wirken auf diese Weise in den Arm.

Ein typisches Beispiel sind Triggerpunkte des „Halswenders" (M. sternocleidomastoideus), dem Balanciermuskel des Kopfes, die in der Lage sind, Schwindel zu erzeugen. Schuld können auch hier falsche Bewegungsprogramme, immer wieder überbeanspruchte Muskeln und auch zu seltene Bewegungsreize sein. So ist uns häufig gar nicht bewusst, dass die „Normalhaltung" unseres Kopfes aus dem Lot geraten ist, weil wir bei unserer Tätigkeit – beispielsweise an einer Kasse sitzend oder am PC-Arbeitsplatz, der einseitig ausgerichtet ist – immer wieder die gleiche Kopfhaltung einnehmen (müssen). Es liegt sozusagen eine „sensomotorische Amnesie" vor: Wir können schlechte, für uns belastende Körper- und Kopfhaltungen nicht mehr von ausbalancierten, funktionellen und entlastenden Haltungen unterscheiden. Diese Funktionsstörung des Nervensystems ist aber reversibel und wieder „trainierbar".

Die Lösung: Erst wenn wir wissen, was wir und wie wir etwas tun, können wir etwas verändern. Also hier ist ein wichtiger Schritt zur Lösung, den eigenen Alltag unter die Lupe zu nehmen. Wie (ver)halte ich mich bzw. meinen Kopf und den Nacken bei der Hausarbeit, am Arbeitsplatz, in der Freizeit? Welchen Belastungen setze ich mich aus? Vielleicht fahre ich gerne Rad, aber spüre danach immer meinen Nacken. Was mache ich falsch und wie kann ich daran etwas verändern?

Im Kapitel „Die Automatisationsphase" werden Ihnen die Gefahrenquellen im ganz gewöhnlichen Alltag gezeigt und auch die entsprechenden Lösungsmöglichkeiten angeboten.

Selbstverständlich gehört dazu auch eine allgemeine „Nackenpflege", die Sie in Ihre täglichen „Körperhygiene" integrieren sollten, wenn Sie unter dem Nackensyndrom (u. a. Verspannungen, Kopfschmerzen, eventuell Schulterschmerzen) leiden. Während Sie also einmal eine Analyse Ihres Umfeldes und Ihrer Alltagsbewegungen vornehmen, werde ich gleichzeitig mit Ihnen an einem verbesserten Körperwahrnehmungsvermögen arbeiten. So werden Sie im Lauf der Zeit belastende Kopf-, Schultergürtel- und Armhaltungen von entlastenden unterscheiden können. Ihr Nervensystem wird sensibler für das, was falsch und unfunktionell ist. Diese Feinfühligkeit ist auch nachhaltig – weg von der schnellen Medizin, hin zu einer nachhaltig wirksamen Strategie. Das ist die Lösung auf Dauer. Ihre eigene Handlungskompetenz, die Sie mit den hier vorgestellten Vorschlägen und Strategien erlangen, wird Ihnen langfristig die Linderung Ihrer Beschwerden bringen. Selbstverständlich können abgenutzte Bandscheiben, Knorpel und Knochen dadurch nicht erneuert werden. Aber Sie sind in der Lage, die Schmerzen, die damit verbunden sein können, selbst zu reduzieren.

Info-Kasten: Triggerpunkte

Triggerpunkte, auch bekannt als Muskelknoten oder Myogelosen, sind kleine, schmerzhafte Bereiche in einem Muskel, die sich verhärten und empfindlich werden können, wenn sie gedrückt oder berührt werden. Diese Punkte entstehen häufig durch Überlastung, Verletzungen, schlechte Körperhaltung, wiederholte Bewegungen oder Stress und können zu lokalen Schmerzen sowie zu Schmerzen in anderen Bereichen des Körpers führen, die als Referenzschmerzen bezeichnet werden.

Triggerpunkte können verschiedene Symptome verursachen, darunter:

1. **Lokaler Schmerz:** Der Bereich um den Triggerpunkt herum kann empfindlich sein und Schmerzen verursachen, die durch Druck oder Bewegung verstärkt werden können.

2. **Referenzschmerzen:** Triggerpunkte können Schmerzen an entfernten Stellen des Körpers verursachen, die mit dem betroffenen Muskel verbunden sind. Dies kann zu einer Diagnose von „versteckten" Schmerzen führen, da die Schmerzquelle nicht offensichtlich ist.

3. **Einschränkungen der Beweglichkeit:** Triggerpunkte können die Flexibilität und Beweglichkeit des betroffenen Muskels oder der betroffenen Muskelgruppe einschränken, was zu Steifheit und eingeschränkter Mobilität führen kann.

4. **Muskelsteifheit und -spannung:** Triggerpunkte können dazu führen, dass der betroffene Muskel sich verhärtet und verspannt, was zu einem Gefühl von Muskelsteifheit und -spannung führt.

Die Behandlung von Triggerpunkten kann verschiedene Techniken umfassen, darunter manuelle Therapie, Massagetherapie, Akupunktur, Dehnübungen, physikalische Therapie und Triggerpunktinjektionen. Die Auswahl der Behandlung hängt von der Schwere der Symptome und der zugrunde liegenden Ursache der Triggerpunkte ab. Aber auch mit den Übungen, die Sie in diesem Buch kennenlernen, können Sie hier Abhilfe schaffen.

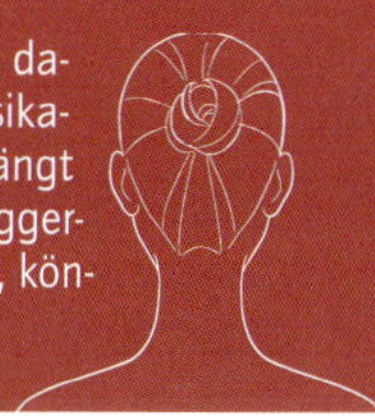

3.5.4 Ursache und Lösung Nummer 4: Blockaden

Eine ebenfalls nicht zu unterschätzende Ursache für Halswirbelsäulenprobleme sind Blockierungen im obersten Wirbelsäulensegment C1/C2, also von Atlas und Axis. Diese sind nicht selten dadurch verursacht, dass der Nacken in einer überstreckten Position gedreht wird, also die Bewegungsansteuerung fehlgeleitet ist.

a b

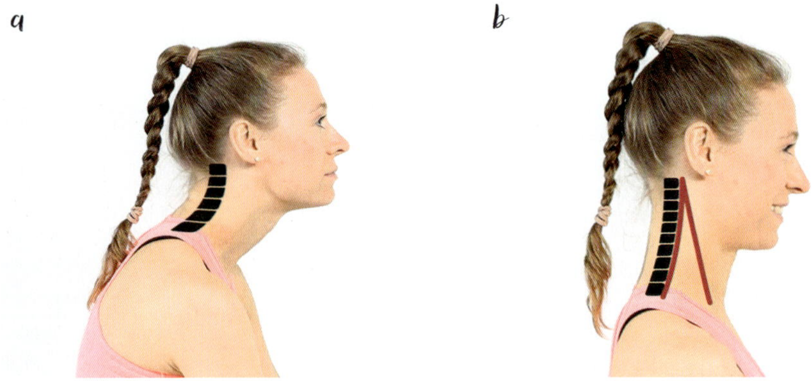

Abb. 16a und b: Die falsche und richtige Ausgangsposition für die Drehung des Kopfes

Auf Dauer entstehen dann degenerative Veränderungen, vor allem im Segment C5/C6, da die Rotationsaufgaben auf diese Wirbelsegmente verlagert werden. Es kommt zu Knochen- und Knorpelabnutzungen (Osteochondrose und Spondylose). Aus diesen Elementen der Blockierung und der muskulären Spannungserhöhung resultiert dann eine Irritation des gesamten Wirbelsegments. Dadurch kommt es hier häufig zu Bewegungsminderungen infolge dieser Blockierungen (die beiden Wirbel können nicht mehr richtig gegeneinander bewegt werden). Die Folgen sind möglicherweise:

- Sensibilitätsstörungen am Hals, an der Schulter oder am Arm in Form von Kribbeln, taubem oder sogar brennendem Gefühl (Dermatomirritation);
- eine starke Spannungsvermehrung als Reaktion der Muskeln (Myotomreaktion);
- eine geringere Beweglichkeit, eventuell verbunden mit Schmerzen bei beispielsweise Drehbewegungen (Sklerotomstörung).

Die Lösung: Diese Blockierungen sind nur durch den Arzt zu diagnostizieren und zu behandeln. Dabei kann der Neurologe (Facharzt für Nervenheilkunde) oder auch der Chirotherapeut der richtige Spezialist sein. Der Neurologe befasst sich mit dem Zusammenhang zwischen Schmerz und Nervensystem. Dabei wird in der Regel mit Medikamenten, Injektionen und Infusionen oder der sogenannten Neuraltherapie gearbeitet. Der Chirotherapeut, auch häufig Chiropraktiker genannt, erspürt dagegen manuell Fehlstellungen oder Verspannungen und löst diese dann auch mit den Händen auf. Dabei werden verschiedene mobilisierende Handgriffe eingesetzt.

Sollten Sie aber nach entsprechenden Behandlungen in Abständen immer wieder die gleichen Beschwerden bekommen, ist die Blockierung nicht die Ursache, sondern nur das daraus resultierende Symptom. In diesem Fall raten wir Ihnen dringend, nach den oben beschriebenen Ursachen zu forschen. Denn genau in diesen scheinbar belanglosen Ursachen liegen in den allermeisten Fällen die Gründe für die Beschwerden.

3.5.5 Ursache und Lösung Nummer 5: Asymmetrien an der Körperperipherie

Das alte Sprichwort „Pack das Übel an der Wurzel" trifft auch bei Nackenproblemen bisweilen zu. So kann es lohnenswert sein, die Ursache von Nackenbeschwerden an den Füßen - unseren „Körperwurzeln" - zu suchen. Dauerhafte Asymmetrien an der Körperperipherie, werden über das Achsenorgan, also über unsere Wirbelsäule, angepasst und an die höchste Wirbelsäulenregion weitergereicht. Hier führen sie zu Zwangsstellungen und Ausweichbewegungen, die mit Bewegungsbehinderung und dadurch seitenunterschiedlichen nervalen (propriozeptiven) Informationen verbunden sind. Diesen Zustand verarbeitet der Organismus im Sinn einer Schmerzwahrnehmung (Nozizeption). Es drohen Erkrankungen mit biomechanischer und neurovegetativer (die Nerven und das vegetative, unbewusste Nervensystem betreffender) Konsequenz. Symptome sind Kopfschmerzanfälle, Schwindel, Leistungsabfall, Tinnitus (Ohrgeräusche) und Hörstörungen, Aufmerksamkeitsbeeinträchtigung und sogar depressionsähnliche Stimmungsschwankungen.

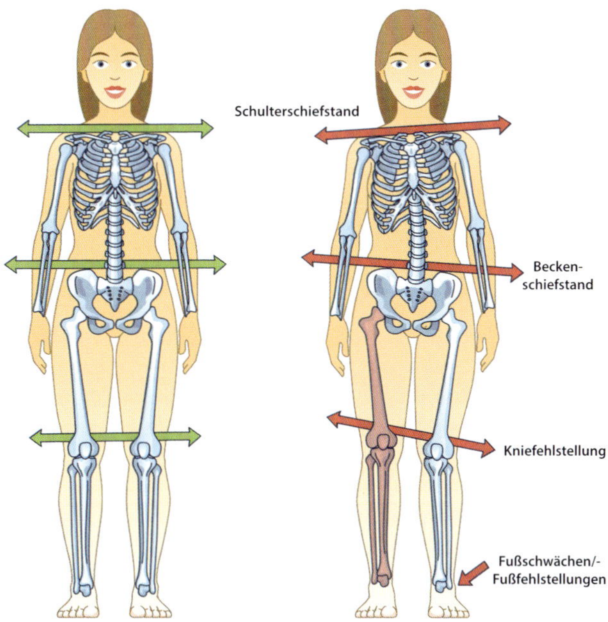

Abb. 17: Fehlstellungen am Bewegungsapparat, die Nackenprobleme auslösen können.

Beispiele, die den oben beschriebenen Prozess in Gang setzen können, sind Knick- und Senkfüße, Achsenfehlstellungen im Knie- und Hüftgelenk sowie unterschiedliche Beinlängen. Aber auch weiter oben kann die „Wurzel des Übels" liegen: bei Funktionsstörungen im Kiefersystem. Das Kiefersystem, das die Aufgabe hat, zu halten, zu reißen, zu zerkleinern, zu schlingen oder auch zu artikulieren und zu sprechen, braucht die Nackenstreckmuskulatur als Widerhalt. Bestehen im Kiefergelenk Behinderungen in der Biomechanik, kann sich das auf die Nackenmuskulatur und die Kopfgelenke über gestörte nervale Ansteuerungsmechanismen (Befehle des Nervensystems an die Muskulatur) auswirken, die dann nicht nur Verspannungen auslösen, sondern bis hin zu Gleichgewichtsstörungen führen können.

Die Lösung: Auch hier ist der Experte gefragt. Der Orthopäde und auch der Physiotherapeut können derartige Fuß- bzw. Beinfehlstellungen oder auch Beinlängendifferenzen feststellen. Und Zahnärzte bilden sich zwischenzeitlich extra weiter, um biomechanische Kieferirritationen zu diagnostizieren und zu behandeln. Inwieweit Ihre Nacken- und Kopfbeschwerden tatsächlich hier ihre Ursache haben, ist nur im Ausschlussverfahren festzustellen. Wenden Sie die Ihnen empfohlenen Hilfsmittel (z. B. Schuheinlagen oder bei „echten" Beinlängendifferenzen auch Schuherhöhungen) über etwa ein halbes Jahr lang an. Diese Zeit braucht der Körper etwa, um sich auf Veränderungen einstellen und entsprechend reagieren zu können. Werden Ihre Beschwerden dennoch nicht besser, liegt die Ursache eher in den oben beschriebenen Gründen.

3.5.6 Ursache und Lösung Nummer 6: Psychische Belastungen

Eine Ursache für Rückenprobleme und im Besonderen auch für Nackenprobleme, die nicht unerwähnt bleiben darf, sind psychische Belastungen. Sie sind häufig Auslöser für einen „circulus vitiosus", einen Teufelskreis: Psychischer Druck kann zur Verengung von Blutgefäßen und entzündlichen Prozessen führen. Die betroffene Muskulatur reagiert dann auf die daraus resultierende zu geringe Sauerstoffversorgung mit Verspannung. Ein verspannter, am Wirbelsegment liegender Muskel, verursacht einen erhöhten Bandscheibendruck. Die Bandscheibe versucht dem Druck auszuweichen und drückt in den Wirbelkanal (Spinalkanal). Aus einer im ersten Stadium vorhandenen Bandscheibenvorwölbung (Protrusion) kann auf Dauer ein „echter" Bandscheibenvorfall (Prolaps) werden. Menschen mit Bandscheibenproblemen wiederum reagieren auf den Schmerz spontan mit Schonung und Bewegungslosigkeit. Jetzt schließt sich der Kreis: Bewegungslosigkeit führt zu einem sauren Stoffwechselmilieu und damit zu weiteren Verspannungen. Und das alles, weil die psychischen Belastungen zu groß und zu lang andauernd toleriert wurden.

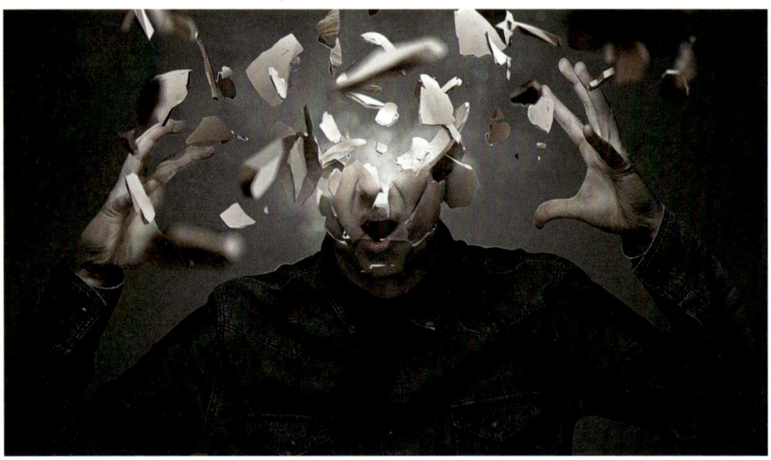

Abb. 18: Stress löst Verspannungen aus.

Die Lösung: Wenn wir von psychischen Belastungen sprechen, sollte zuerst einmal definiert werden, was psychische Belastungen sein könnten. Anschließend machen Sie eine Bestandsaufnahme: In welchen Situationen kommt es zu solchen Belastungen? Wie reagiere ich darauf? Wie macht sich mein Körper bemerkbar? Dabei möchte ich Sie unterstützen (siehe Kapitel 4) und darüber hinaus selbstverständlich auch Strategien und Maßnahmen anbieten, wie Sie in entsprechenden Situationen oder auch bei belastenden Gedanken negativen Körperreaktionen entgegensteuern oder diese sogar vermeiden können.

Zusammenfassung des Informationsteils

Sechs Elemente haben wesentliche Bedeutung für Beschwerden im Bereich Nacken:

- Nervale Fehlansteuerungen aufgrund von falschen Bewegungsmustern und Funktionsbeeinträchtigungen der Muskulatur
- Bewegungslosigkeit und die entsprechend resultierende entzündliche Stoffwechselsituation
- Intramuskuläre Spannungserhöhung (Triggerpunkte) segmentzugehöriger Muskulatur
- Die Blockierung als reversible Funktionsstörung eines oder mehrerer Wirbelgelenke
- Dauerhafte Asymmetrien an der Körperperipherie, die über die Wirbelsäule bis ganz hinauf zu den Halswirbeln weitergereicht werden.
- Psychische Belastungen, die letztlich in Bandscheibenvorfällen und Erhöhung der Schmerzsensibilität münden können.

Überlastungen und/oder Fehlhaltungen im Halswirbelsäulenbereich führen nicht nur zu Verspannungsbeschwerden in dieser Region, sondern leider häufig auch zu Abnutzungserscheinungen an den Strukturen der HWS, wie zum Beispiel an den Bandscheiben. Erfolgt diese Irritation der Bandscheiben im unteren HWS-Bereich können Schmerzen von der Schulter über den Arm bis in die Fingerspitzen ausstrahlen, die häufig auch in Taubheitsgefühle münden. Werden dagegen eher die oberen HWS-Abschnitte belastet, treten Schmerzen eher in Form von Migräne, Schwindel oder Kopfschmerzen auf.

Folgende Beschwerden können aus den beschriebenen Ursachen resultieren:

- Sensibilitätsstörungen und Empfindungsverfälschungen am Hals, an den Schultern oder Armen
- Verspannungen und Spannungssteigerung an Kopf, Nacken, Schultern oder Armen
- Bewegungsbeeinträchtigungen und Beweglichkeitseinschränkungen
- Gleichgewichtsstörungen und Schwindel
- Kopfschmerzen und Migräne
- Depressive Verstimmungen
- Hörstörungen und Tinnitus (Ohrgeräusche)

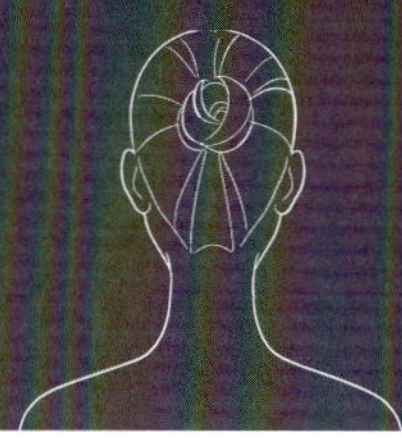

4

Zweiter Schritt: Beobachten Sie sich! Die Mindset- und Mentalphase

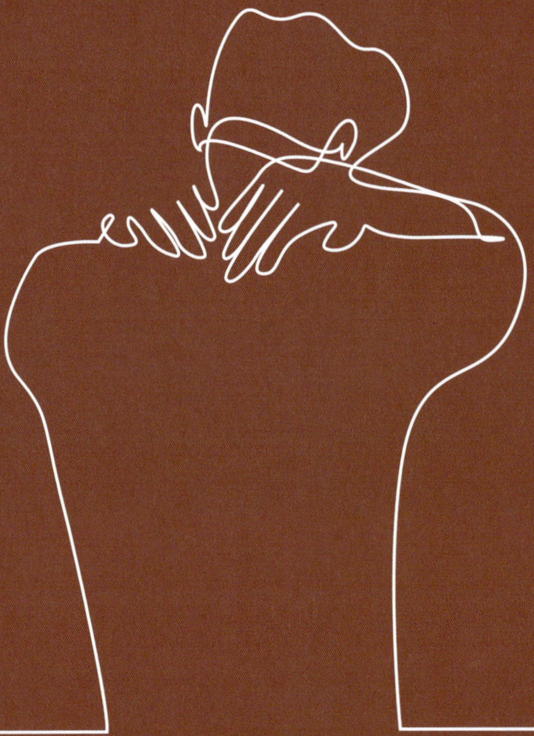

In dieser Phase kommen Sie in einem ersten Teil Ihren Stressquellen und Ihren damit gekoppelten körperlichen Reaktionen auf die Spur! Beschwerden wie Kopfschmerzen, Verspannungen bis hin zu Schwindelattacken können darin begründet sein, dass der Nacken „zumacht", wenn es Ihnen zu viel wird und Ihnen die Aufgaben über den Kopf wachsen.

Eine Lösungsmöglichkeit für Ihre Nackenbeschwerden könnte darin bestehen, die gefundenen Stresssituationen zu entschärfen, was zugegebenermaßen nicht immer einfach ist. Eine zweite Strategie, um den empfundenen Stress zu puffern, wäre, schnellstmöglich in Bewegung zu kommen bei beispielsweise einem Spaziergang oder der Stresssituation mithilfe eines Entspannungsverfahrens zu begegnen.

Eine noch nachhaltigere und auch präventive Lösung liegt in Ihnen selbst, in Ihrem Mindset, dem wir im zweiten Teil der Mindset- und Mentalphase auf die Spur kommen wollen: Der Begriff „Mindset" beschreibt die Denkweise oder auch Einstellung einer Person gegenüber sich selbst, ihren Fähigkeiten, ihren Zielen und ihrer Umgebung. Hier sind wir so manches Mal „blockiert" und hindern uns selbst, Neues zu denken oder zu tun. Dieses Mindset möchte ich mit Ihnen in Kapitel 4.4.1 zusammen entwickeln. Lassen Sie sich überraschen. Doch zuerst kommen Sie Ihren Stressauslösern auf die Spur, bevor Sie ins Mindset-Selbstmanagement einsteigen.

4.1 Ich bin dem Stress nicht willenlos ausgeliefert

Sie stehen mit Ihrem Auto auf dem Parkplatz des Supermarkts und warten auf einen frei werdenden Platz. Mit dem Blinker signalisieren Sie Ihre Absicht. Ein anderer Autofahrer schnappt Ihnen jedoch den Platz weg. Wie reagieren Sie in dieser Situation? Bleiben Sie gelassen und wundern sich nur über das Verhalten Ihres Mitmenschen? Oder schlucken Sie den Ärger eher runter, weil Sie der Meinung sind, dass Sie sowieso nichts ändern können? Setzt sich der Ärger bei Ihnen häufig in Form von Verspannungen im Nacken oder durch Kopfschmerzen fest? Ich zeige Ihnen, dass Sie Stress nicht willenlos ausgeliefert sind. Wie so oft, sind es die kleinen Dinge, die Abhilfe schaffen.

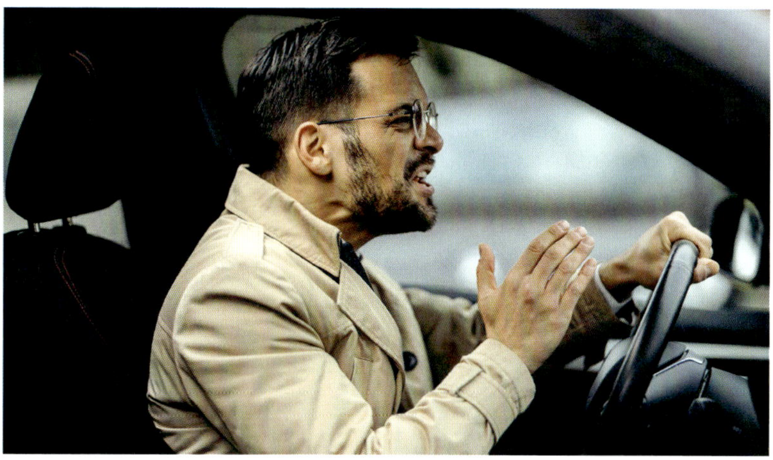

Abb. 19: Bei Ärger kommt unser Stressprogramm zum Einsatz.

4.1.1 Für unsere Vorfahren überlebenswichtige Reaktionen

Heutzutage geht uns das Wort „Stress" ganz leicht über die Lippen. Damit bezeichnen wir Situationen, die unangenehm oder anstrengend sind. Es wird zum Ausdruck gebracht, dass man sich ständig gefordert, angespannt oder überfordert fühlt. Am liebsten würde man auf Stress ganz verzichten wollen! Die Natur hat in unserem Organismus eine Kettenreaktion angelegt, die ihn in bedrohlichen Situationen auf „Kampf" oder „Flucht" vorbereitet. Für unsere Vorfahren in der Wildnis war dies überlebenswichtig. Durch die Bewegung beim Kampf oder auch durch das Laufen bei der Jagd oder der Flucht wurden innere Spannungen abgebaut. Selbstverständlich waren nach entsprechender Anstrengung auch Ruhepausen überlebenswichtig, um in der nächsten bedrohlichen Situation wieder gewappnet zu sein. Der Körper und die Psyche kamen wieder ins Gleichgewicht, die Hormone wurden reguliert.

4.1.2 Das Stressprogramm funktioniert auch beim modernen Menschen

Dasselbe archaische Stressprogramm wird auch beim modernen Menschen aktiviert. In Stresssituationen oder auch bei chronischem Stress atmen wir schneller und flacher, das Herz klopft, der Blutdruck steigt, die Muskeln (ver)spannen sich (an) und man hat feuchte Hände oder fühlt sich unkonzentriert. Stresshormone werden entweder plötzlich in akuten Stresssituationen in großen Mengen oder über eine längere Dauer bei ständigem unterschwelligem Stress chronisch ausgeschüttet. Der Stoffwechsel ist erhöht und Energiereserven wie Zucker und Fette werden mobilisiert, um sicherzustellen, dass ausreichend Energie für die „Kampf- oder Fluchtaktion" vorhanden ist.

Wo aber bleibt dann die Kampf- oder Fluchtaktion? Sie verpufft am Schreibtisch im Büro mit düsteren Gedanken wegen der Reibereien mit den Kollegen, den widersprüchlichen Arbeitsanweisungen des Chefs oder den Aufgaben, die jetzt zu Hause auf einen warten. Auch wenn uns die Arbeit über den Kopf wächst: Wir reißen uns regelrecht zusammen, beißen auf die Zähne (Verspannungen der Kieferregion führen zu Nackenschmerzen) und vergessen, dass unser angeborenes Stressprogramm in solchen Situationen „Bewegung" vorsieht, um unsere Hormone wieder ins Gleichgewicht zu bringen. Durch einen Spaziergang in der Mittagspause oder vor dem Schlafen, regulieren wir unsere Hormone und unsere Gedanken. Er ist so wertvoll und wird immer wieder unterschätzt. Viele Studien zeigen, dass wir nach einem solchen Spaziergang wieder konzentrierter an die Arbeit gehen, die Stimmung sich verbessert und wir entspannter in den Schlaf finden.

Der Praxistipp: Eine stresslösende Kurz-Atemübung

Nutzen Sie Ihren Atem, um innerlich Stopp zu sagen! SIE entscheiden, ob Sie mit Gelassenheit reagieren oder sich über eine Sache ärgern!

- Ihre Ausgangsposition: Nehmen Sie einen beckenbreiten Stand ein, dabei sind die Knie leicht gebeugt. Richten Sie Ihren Rücken auf. Ihre Schulter nehmen Sie locker nach hinten, dabei ziehen Sie die Schulterblätter leicht nach unten. Die Arme hängen seitlich entspannt, der Kopf ist aufgerichtet, Sie schauen in den Horizont und schließen vielleicht die Augen. Machen Sie den Hals lang und schieben Sie Ihr Hinterhaupt nach hinten in eine leichte Doppelkinnposition.
- Langsames Atmen löst Spannungen und beruhigt. Versuchen Sie, dabei doppelt so lange auszuatmen wie Sie einatmen.
- Ihr Atem wird tiefer, sodass Sie auch Ihre Einatmung verlängern können.
- Lassen Sie Ihren Atem sanft werden. Strengen Sie sich nicht an, sondern lassen Sie Ihren Atem fließen.
- Machen Sie nun 5 tiefe, beruhigende Atemzüge. Ihre Gedanken ziehen wie Wolken an Ihnen vorbei. Sie kommen und gehen, ohne gedacht zu werden.
- Spüren Sie, wie Ihre Spannungen aus Ihrem Körper fließen und über den Boden abgeleitet werden.
- Diese Übung können Sie auch im Sitzen durchführen.

4.2 Meinen Stressoren auf der Spur

Stress hat viele Gesichter. Was für die eine Person stressig ist, stellt für die andere Person eine Herausforderung, also positiven Stress (Eustress) dar. Hier spielt die individuelle Bewertung der Situation eine entscheidende Rolle. Wir reagieren auch unterschiedlich auf Stressoren, also Einflussfaktoren, die das Entstehen von negativem Stress, dem Disstress, und seinen Folgen begünstigen. Während der eine mit fokussiertem Handeln reagiert, kann der andere sich kaum auf seine Aufgabe konzentrieren.

Für viele Menschen ist die Mehrfachbelastung durch Beruf, Familie, Kinder und Haushalt der Auslöser von chronischem Stress. Aber auch die Freizeitgestaltung trägt häufig nicht zu einem Spannungsausgleich bei. Es verbleibt kaum Zeit zum Abschalten. Viele hetzen auch hier wieder von Termin zu Termin.

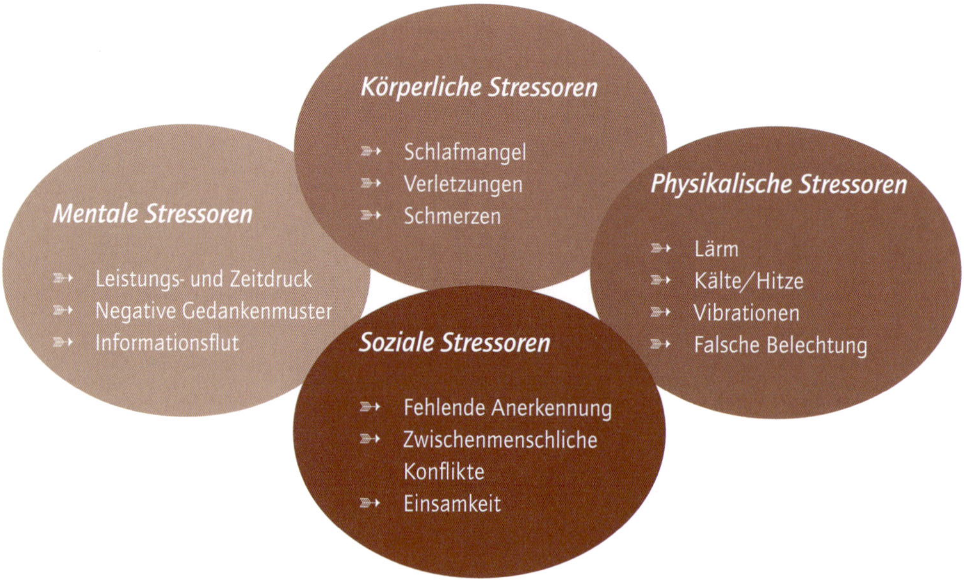
Körperliche Stressoren
Schlafmangel
Verletzungen
Schmerzen
Mentale Stressoren
Leistungs- und Zeitdruck
Negative Gedankenmuster
Informationsflut
Physikalische Stressoren
Lärm
Kälte/Hitze
Vibrationen
Falsche Belechtung
Soziale Stressoren
Fehlende Anerkennung
Zwischenmenschliche Konflikte
Einsamkeit

Abb. 20: Es gibt vielfältige Stressauslöser (Stressoren). Hier finden Sie einige Beispiele.

Es gibt vielfältige Stressauslöser sowohl auf der körperlichen, aber auch psychischen Ebene und viele weitere, die sich beispielsweise durch die Umgebung am Arbeitsplatz (z.B. physikalische Stressoren) und in der Freizeit ergeben. Dabei überschneiden sich die Bereiche häufig.

Der Praxistipp: Auf der Suche nach meinen Stressoren

Nehmen Sie sich einige Minuten Zeit und überlegen Sie, auf welcher Ebene Ihre Stressoren zu finden sind. Gibt es mehrere und wie sind sie gewichtet? Was stresst Sie am meisten? Werden Sie sich darüber klar und schreiben Sie diese unten in die Kreisdiagramme: Formulieren Sie Ihre Stressoren genau aus: Was genau stresst mich?

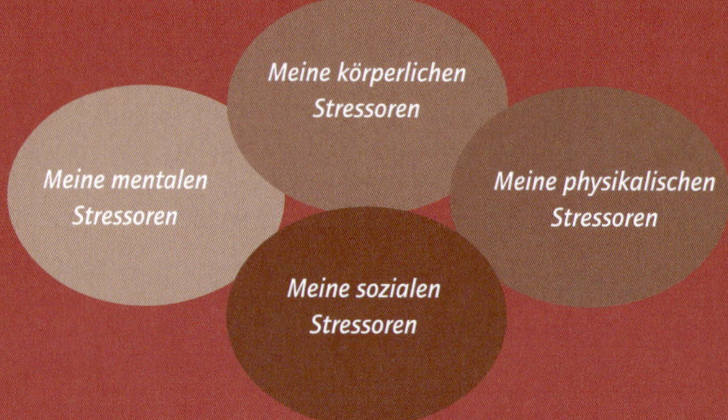

Abb. 21: Meine Stressoren auf verschiedenen Ebenen

4.3 Meinen Stresssymptomen auf der Spur

Nachdem Sie nun darüber reflektiert haben, in welchen Situationen und unter welchen Bedingungen Sie Stress empfinden, geht es jetzt darum einmal ganz genau hinzuschauen, welche Reaktionen Ihre Stressoren bei Ihnen hervorrufen. Auch diese können auf unterschiedlichen Ebenen auftreten und den Organismus unter Stress setzen.

4.3.1 Stresssymptome auf der kognitiven Ebene

Auf der kognitiven, also geistigen Ebene entwickeln sich häufig Denkmuster wie „Das schaffe ich nie!" oder „Auch das noch!". Man „lässt den Kopf hängen". Geprägt ist diese Ebene durch Denkblockaden, Konzentrations- und Leistungsstörungen und negative Gedankenspiralen. Dieser Prozess, bekannt als Rumination, kann zu einem Teufelskreis von Stress und Angst führen und die Fähigkeit zur Problemlösung beeinträchtigen. Hier gilt es dann im Besonderen, an seinem Mindset (siehe Kap. 4.4.1) zu arbeiten.

4.3.2 Stresssymptome auf der emotionalen Ebene

Die emotionale Ebene ist durch Angstgefühle, Unsicherheit, Unausgeglichenheit, Nervosität und Gereiztheit bis hin zur Depression gekennzeichnet. Im übertragenen Sinn „sträuben sich einem die Nackenhaare". Daraus ergeben sich anhaltende Gefühle von Unruhe, Nervosität und Besorgnis. Die Frustrationstoleranz verringert sich und die Reizbarkeit steigt. Besonders besorgniserregend ist dieser Zustand dann, wenn die Betroffenen das Interesse an Aktivitäten verlieren, die ihnen normalerweise Freude bereiten und sich zurückziehen oder isoliert fühlen.

4.3.3 Stresssymptome auf der vegetativen Ebene

Auf der vegetativen Ebene können sich Stresssymptome in einer Vielzahl körperlicher Reaktionen zeigen, die das autonome Nervensystem betreffen.

Sie äußern sich in Herzrasen, Herzstolpern, Schwindelanfällen, Schweißausbrüchen, Atembeschwerden, Verdauungs- oder Magenproblemen, erhöhtem Blutdruck oder Schlafstörungen. Weitere Folgen können ein geschwächtes Immunsystem, Magengeschwüre, die Entwicklung von Bluthochdruck oder sogar ein Herzinfarkt sein. Wer kennt es nicht, wenn einem „ein Kloß im Hals sitzt"? Diese Symptome auf der vegetativen Ebene sind eine physiologische Reaktion des Körpers auf Stress und können kurzfristig oder langfristig auftreten.

4.3.4 Stresssymptome auf der muskulären Ebene

Auf der muskulären Ebene entstehen zunächst allgemeine Verspannungen sowie Rücken- und Nackenschmerzen. Ein typisches Verhalten in Stresssituationen ist ein unbewusstes Hochziehen der Schultern, als wenn wir dadurch eine Schutzmauer aufbauen wollten. Wir verstecken den Kopf zwischen den Schultern. Ein archaisches Muster, welches wir automatisiert und ausgeprägt dann einsetzen, wenn wir uns erschrecken. Auf Dauer entstehen so muskuläre Spannungen in der Schulter-Nacken-Region, die langfristig in Spannungskopfschmerzen bis hin zu Migräneanfällen mit Übelkeit und Erbrechen münden.

Ein ebenso häufig verbreitetes muskuläres Spannungsmuster, welches wir ebenso von unseren Vorfahren in Stresssituationen übernehmen, ist das Krallen der Zehen am Boden. Man möchte sich sozusagen am Boden festkrallen, „den Halt nicht verlieren", „standfest bleiben und das Gleichgewicht wahren". Nicht selten resultieren daraus auf Dauer dann Hammerzehen, vor allem wenn dieses Spannungs- und Bewegungsmuster noch durch ungünstiges Schuhwerk wie Flip Flops unterstützt wird. Diese Spannung aus den Füßen heraus kann sich bis in den Rücken und Nacken fortsetzen. Weitere muskuläre Stressausprägungen sind eine starre Mimik, nervöse Gestik und Zähneknirschen, was die Kiefermuskulatur belastet und damit indirekt auf den Nacken wirkt.

Der Praxistipp: Auf der Suche nach meinen Stresssymptomen

All diese Symptome können das emotionale Gleichgewicht und die physisch-psychische Gesundheit beeinträchtigen, wenn sie nicht angemessen bewältigt werden. Es ist wichtig, seine eigenen Stresssymptome zu erkennen und geeignete Selbsthilfestrategien oder professionelle Unterstützung zu suchen, um damit umzugehen und das emotionale Wohlbefinden zu fördern.

Nehmen Sie sich vor, dass Sie sich in den kommenden Tagen selbst beobachten:

1. *Ist Ihnen Ihr Schulter-Hochziehen im Alltag bewusst?*
2. *Beobachten Sie sich häufig beim Zehen krallen am Boden?*
3. *Spüren Sie, dass Sie häufiger die Zähne zusammenbeißen?*
4. *Wie halten Sie es mit der Atmung: Kann Sie harmonisch fließen oder stockt Ihnen häufiger mal der Atem?*
5. *Atmen Sie in den Brustraum oder in den Bauchraum hinein?*
6. *Welche der oben beschriebenen kognitiven, emotionalen, vegetativen oder muskulären Stresssymptome entdecken Sie an sich? Notieren Sie diese hier:* ______________
   ____
   ____
   ____

4.4 Meinen Stress managen

Nachdem Sie nun Ihre Stressoren und Ihre körperlichen und emotionalen Reaktionen darauf analysiert haben, bleibt die Frage: Wie kann ich meinen Stress managen? Es gibt sicherlich viele Strategien, die man für sein Stressmanagement anwenden kann (siehe Infokasten S. 38). Am nachhaltigsten sind kleine Verhaltensänderungen, die intrinsisch, also von innen heraus, motiviert sind. Daher möchte ich aus den verschiedenen Methoden des Stressmanagements die Methode des Embodiments besonders herausstreichen, da Sie zielgerichtet unser „Mindset" trainiert (siehe Kap. 4.5).

4.4.1 Mein Mindset

Mindset beschreibt die Art und Weise, wie jemand denkt, interpretiert und auf verschiedene Situationen reagiert. Die Wahrnehmung und Bewertung alltäglicher Situationen sind bei jedem Menschen anders. Dabei spielen Alter, Bildung und die persönliche Lebensgeschichte eine große Rolle. In der Entwicklung unserer Persönlichkeit haben wir Einstellungen erlernt bzw. übernommen. Diese können uns „im Kopf einengen". In immer wiederkehrenden Alltagssituationen, die für uns stressig sind, reagieren wir aufgrund unserer Erfahrungen häufig mit immer gleichen Denk- und Verhaltensmustern (Neurotags). Oftmals lassen sich diese Situationen nicht verändern. Aber eine andere Bewertung dieser Situationen und auch eine andere innere Haltung (Mindset) – also die Bildung von neuen Neurotags – kann zu einer anderen Antwort in unserem Verhalten führen und damit zu einer Stressreduzierung beitragen.

4.4.2 Meine Neurotags

Der Begriff „Neurotag" wird in der Neurowissenschaft verwendet, um eine Gruppe von Nervenzellen (Neuronen) oder neuronale Aktivitätsmuster zu beschreiben, die mit einer Erinnerung, einem Gefühl oder einer Erfahrung verbunden sind. Diese neuronalen Muster werden als „Tags" (Stichworte) bezeichnet, weil sie dazu dienen, Informationen im Gehirn zu markieren, um so zur Organisation und Speicherung von Wissen im Gehirn beizutragen.

Diese sogenannten Neurotags, die man sich über längere Zeit angeeignet hat, sind allerdings auch recht resistent. Ein Neurotag kann man sich wie einen Aktenschrank vorstellen, in dem die Akten aus Kombinationen verschiedener Nervenzellen bestehen, die unsere Erfahrungen zu einem bestimmten Themenbereich sammeln und die untereinander in Verbindung stehen.

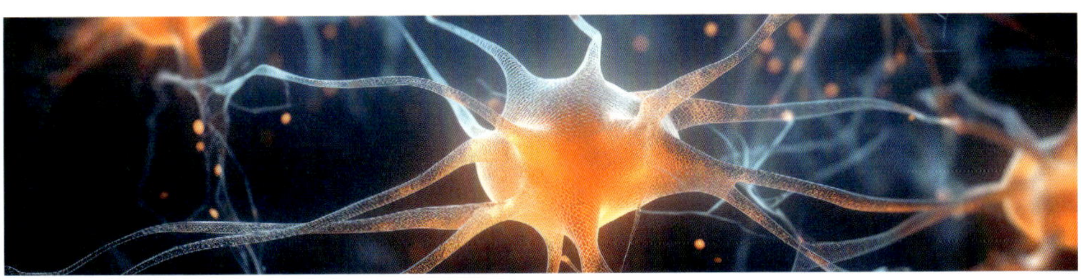

Abb. 22: Nervenzellen stehen miteinander in Verbindung und bilden individuelle Neurotags.

Ein Beispiel: Feucht-kaltes Wetter kann zum Beispiel ein Schmerzneurotag sein. Das liegt nicht daran, dass es tatsächlich einen signifikanten Zusammenhang gäbe zwischen der Wetterlage und Schmerzempfinden. Aber in einer Forschungsstudie, in der Leute untersucht wurden, die sich das Knie bei auffällig schlechter Witterung verletzt haben, wurde festgestellt, dass diese Menschen tatsächlich bei einer solchen Witterung mehr Schmerzen hatten als diejenigen, die sich das Knie bei einem unauffälligen Wetter verletzt hatten. Die Erklärung dafür könnte tatsächlich ein solches Neurotag sein.

Ein anderes Beispiel: Wenn man bei einer bestimmten Drehbewegung einen plötzlichen Schmerz verspürt hat, dann kann diese Bewegung im Gehirn grundsätzlich mit der Assoziation „Schmerz" verbunden sein, obwohl diese Bewegung nicht schädlich ist und auch nicht Ursache des Schmerzes war. Das kann so weit gehen, dass diese Bewegung Schmerz auslöst, obwohl keine Struktur verletzt wird. Das Gehirn hat ein Neurotag, man könnte auch sagen ein „Muster" gebildet.

Nun noch ein positives Beispiel: Eine Person assoziiert mit einem schönen Glas Rotwein oder bestimmten Musikstücken Gemütlichkeit und Entspannung, weil sie bei einem solchen Glas Rotwein oder Musikstück in der Vergangenheit einen netten Menschen kennengelernt hat oder einen unvergessenen Sonnenuntergang erleben durfte.

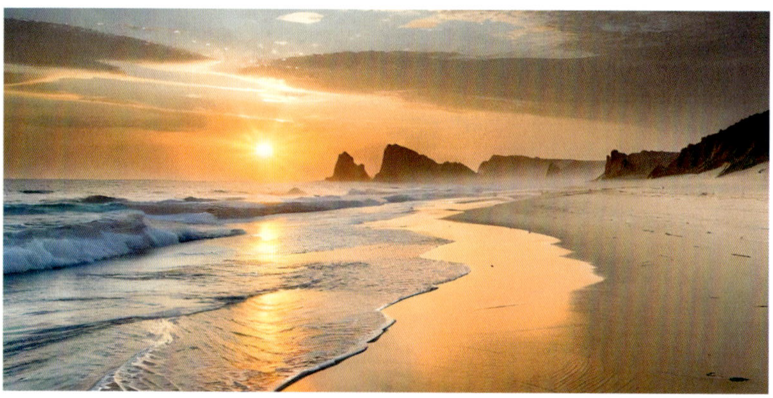

Abb. 23: Ein Sonnenuntergang kann Bestandteil eines Neurotags sein.

Das Nervensystem bedient sich also eines Neurotags: Es greift auf in den Zellen gespeicherte Erinnerungen zurück, die entweder aufgrund evolutionärer Programme oder aufgrund gemachter Erfahrungen vorhanden sind. Diese bringt das Gehirn dann in Zusammenhang mit der aktuellen Situation und den entsprechenden „Sensationen" (sensorischen Wahrnehmungen), um Körper und Psyche organisieren zu können. Eigentlich besitzt oder erzeugt fast jede Aktivität, die wir im Leben ausführen Neurotags, die mehr oder weniger stark und damit auch mehr oder weniger präsent sind, abhängig von der Bedeutung, die wir ihnen zumessen. Aufgrund der Fähigkeit unseres Gehirns, solche Neurotags oder Muster zu bilden, können wir unser Leben komfortabel organisieren, weil wir auf Vieles im Alltag bereits eine Antwort haben.

Info-Kasten: Methoden des Stressmanagements

1. **Entspannungstechniken:** Verschiedene Entspannungstechniken, wie progressive Muskelentspannung, Atemübungen, Qigong oder Meditation können helfen, Stress abzubauen und Entspannung zu fördern. Probieren Sie aus, welche dieser Methoden am besten zu Ihnen passt und wenden Sie sie regelmäßig an.

2. **Bewegung:** Körperliche Aktivität, im Besonderen freundliche Ausdauerformen wie (Nordic) Walking oder auch Spazierengehen in der Natur, reduziert Stress, indem Stresshormone abgebaut und stimmungsfördernde Hormone aufgebaut werden. Setzt man dabei zusätzlich noch „Embodiment-Impulse" (siehe Kap. 4.6.3) ein, stimuliert dies neben der äußeren Haltung auch die innere Haltung, also Ihr Mindset! Integrieren Sie diese Embodiments dann regelmäßig in Ihren Alltag, um Ihr neues Mindset zu trainieren.

3. **Gesunde Ernährung:** Eine ausgewogene Ernährung kann dazu beitragen, den Körper mit den Nährstoffen zu versorgen, die er benötigt, um mit Stress umzugehen. Vermeiden Sie dabei übermäßigen Konsum von Koffein, Alkohol und zuckerhaltigen Lebensmitteln, da diese Entzündungsprozesse und damit Stress für den Körper triggern können.

4. **Ausreichend Schlaf:** Schlaf spielt eine immens wichtige Rolle bei der Stressbewältigung und der Erholung des Körpers. Stellen Sie sicher, dass Sie regelmäßig etwa 7 Stunden Schlaf bekommen, indem Sie eine regelmäßige Schlafenszeit und Aufstehzeit einhalten und eine entspannende Schlafumgebung schaffen.

5. **Zeitmanagement:** Effektives Zeitmanagement kann dazu beitragen, Stress zu reduzieren, indem es Ihnen hilft, Ihre Aufgaben und Verpflichtungen zu organisieren und Prioritäten zu setzen. Verwenden Sie To-do-Listen, Kalender oder Zeitplaner, um Ihre Zeit effizient zu nutzen.

6. **Soziale Unterstützung:** Teilen Sie Ihre Gefühle und Erfahrungen mit Freunden, Familie oder einem Therapeuten. Soziale Bindungen können helfen, Stress abzubauen und emotionale Unterstützung zu erhalten.

7. **Hobbys und Interessen:** Widmen Sie Ihren Hobbys und Interessen, die Ihnen Freude bereiten und die Sie von stressigen Gedanken ablenken und aus Gedankenspiralen lösen können, regelmäßig Zeit.

8. **Achtsamkeit:** Praktizieren Sie Achtsamkeit, indem Sie sich auf den gegenwärtigen Moment konzentrieren und Ihre Gedanken und Gefühle ohne Urteil beobachten. Achtsamkeitsübungen können helfen, Stress abzubauen und das emotionale Gleichgewicht wiederherzustellen.

9. **Embodiment:** Nutzen Sie Ihr emotionales Erfahrungsgedächtnis und die evolutionären Programme in Ihnen: Bestimmte Körperhaltungen und Bewegungen provozieren positive Gedankenmuster und Stimmungen. Experimentieren Sie mit den Embodiment-Impulsen (Kap. 4.6.3) und helfen Sie Ihrem Mindset auf die Sprünge, um besser mit Stress umgehen zu können.

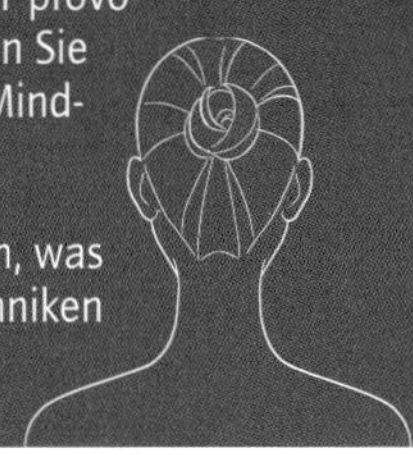

Es ist wichtig, verschiedene Strategien auszuprobieren und herauszufinden, was für Sie am besten funktioniert. Eine Kombination aus verschiedenen Techniken kann besonders effektiv sein.

Wenn wir beim Beispiel Ihrer analysierten Stresssituation und Ihres Stresssymptoms bleiben, dann könnten Neurotags folgendermaßen aussehen:

Sie müssen pünktlich morgens zu einem wichtigen Meeting ins Büro, Ihr Kind aber findet das für die Klassenarbeit wichtige Lernbuch nicht. Sie kommen in Zeitstress. Jetzt setzt Ihr Stressprogramm und Neurotag ein: Ihre Atmung wird schneller, Ihre Stimme lauter und Sie sind schweißgebadet – ein für Sie inzwischen automatisierter Vorgang in einer solchen Situation, der auch automatisch eine bestimmte Stimmung auslöst.

Um dieses Neurotag zu durchbrechen, könnten Sie ein für Sie ebenso gültiges Neurotag einsetzen: Sie kennen sicherlich Musikstücke und Songs, die Sie sofort in eine positive Stimmung versetzen. Warum ist das so? Weil dieser Song mit einer Person oder einer Situation oder einer Lebensphase verbunden ist. Er befindet sich in einem Nervenzellenverbund (Neurotag) von Erfahrungen und Emotionen, stimuliert diese und versetzt Sie in diese bereits einmal erlebte Stimmung ohne, dass Sie sich unbedingt bewusst an eine bestimmte Person oder Situation erinnert fühlen. Summen Sie also in dieser Stresssituation diesen Song, kann sich in Ihrer Wahrnehmung der Situation und auch in der körperlichen Reaktion darauf etwas ändern.

4.5 Mit Embodiment mein Mindset trainieren

Und genau so ein Neurotag löst auch unsere krumme, runde Rücken- und Kopfhaltung, unsere hochgezogenen Schultern, unser Kopf mit Blick nach unten (auf das Handy) aus, tatsächlich hin zu unseren evolutionären Ur-Programmen Angst, Aggressivität, Kampf, Trauer, Sorge in Verbindung mit genau diesen Haltungsmustern.

Probieren Sie es aus: Setzen oder stellen Sie sich aufrecht hin. Strecken Sie nun Ihre Arme und Hände mit Energie nach oben und sagen oder denken Sie sich: *„Ach wie geht es mir gerade **schlecht**!“*

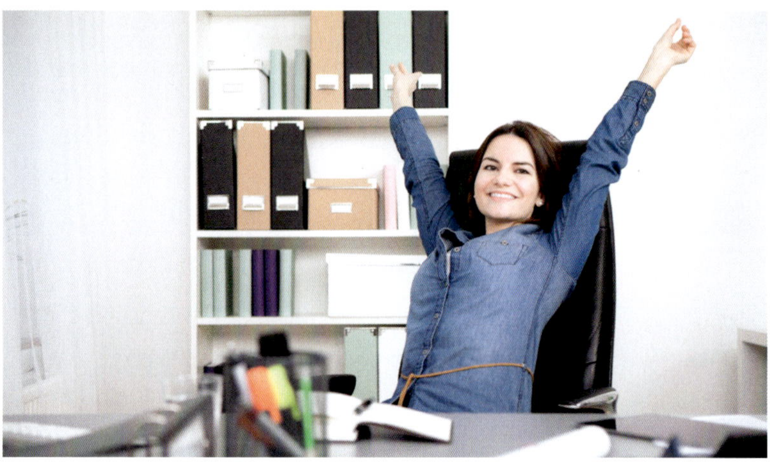

*Abb. 24: „Ach, wie geht es mir gerade **schlecht!**“: Hier passen Körperhaltung und Gedanken nicht zusammen.*

Ist es ihnen wirklich gelungen, sich bei dieser Bewegung oder Körperhaltung richtig schlecht zu fühlen? Oder passt zu diesem Gefühl nicht eher eine runde, in sich zusammengefallene Sitzhaltung, die Arme schlaff nach unten hängend, der Kopf nach unten fallend (Abb. 25a). Testen Sie selbst!

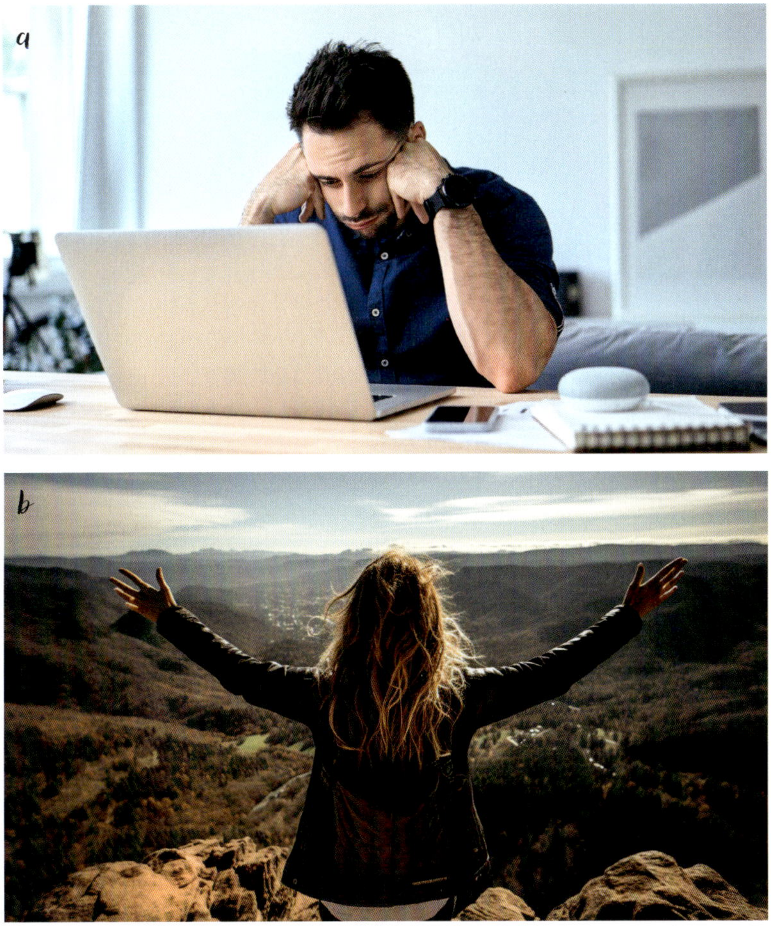

Abb. 25a: „Ach, wie geht es mir gerade ***schlecht!****" Abb. 25 b: Ach, wie geht es mir gerade* ***gut!*** *Hier schwingen Körperhaltung und Gedanken eher synchron.*

Selbst unter Hypnose ist es nicht möglich, ein bestimmtes Gefühl bei einer unpassenden Haltung zu provozieren! Und so ist die Vorgehensweise bei den unten beschriebenen praktischen Bewegungsimpulsen (ab S. 47) die, dass ich Ihnen Bewegungsmuster anbiete, die eindeutig mit einer Bahnung positiver Gefühle verbunden sein können. So verknüpfen Sie eine körperliche Haltung oder Bewegung mit einem Bild, einem Gedanken und schließlich einer Stimmung oder einem Gefühl: Sie entwickeln Ihr persönliches Embodiment, denn der Körper beeinflusst die Psyche.

Info-Kasten: Was ist Embodiment?

Tatsächlich handelt es sich beim Konzept Embodiment um eine Erkenntnistheorie, die den Körper stärker gewichtet und ihn als bedeutsame und bisher vernachlässigte Dimension im Bereich der Psychologie anerkennt – im Gegensatz zu den drei wesentlichen psychologischen Strömungen seit Ende des 19. Jahrhunderts: der Psychoanalyse, der behavioristischen Verhaltenstherapie und der kognitiven Verhaltenstherapie.

Um dem Körper in der Psychotherapie mehr Raum zu geben, war es notwendig, einen theoretischen Rahmen zu entwickeln, in dem neue Erkenntnisse zur Wechselwirkung zwischen Körper und Psyche gesammelt und ausgewertet werden konnten. Dieser Rahmen ist nach Auffassung der beteiligten Wissenschaftler eine Theorie des „Embodiments".

Dabei ist Embodiment keine neue Erfindung, sondern bietet die Plattform und den wissenschaftlichen Diskussionsraum dafür, dass in der Beschreibung der Wechselwirkung von Körper und Psyche Erkenntnisse aus psychologischer, neurologischer, körpertherapeutischer und systemischer/kognitionswissenschaftlicher Sicht zusammenfließen und diskutiert werden können.

Immer mehr Forschungsergebnisse verdeutlichen die massiven Wechselwirkungen zwischen Körper und Psyche, aber in den vergangenen Jahren vor allem auch die Einflussmöglichkeiten des Körpers auf die Psyche. Dabei geht der Reiz vom Körper aus und die Psyche reagiert. Die Zusammenhänge von Hirn- und Nervenaktivität auf der einen Seite und Haltung und Bewegungsabläufen auf der anderen Seite werden in Disziplinen wie der Neurowissenschaft, Medizin und auch in der Sportwissenschaft untersucht. Dieser Aspekt, dass bestimmte Haltungen und Bewegungsabläufe direkten Einfluss auf unsere Stimmungen, Emotionen und sogar Einstellungen nehmen, ist Hintergrund des Systems „Embodiment".

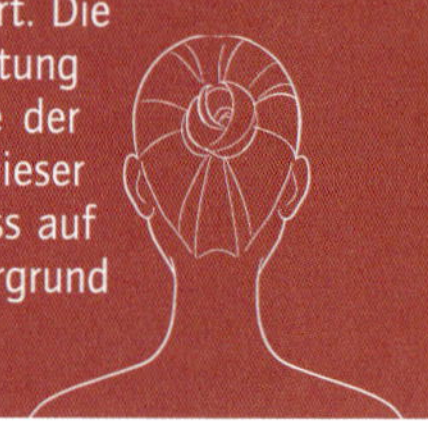

4.5.1 Wie Embodiment wirkt

Kampf, Aggressivität, Angst, Trauer und Sorge provozieren bei uns Menschen evolutionär ein bestimmtes Haltungs- und Bewegungsmuster: Wir ziehen die Schultern hoch, um unseren empfindlichen Nackenbereich zu schützen, aktivieren die Beugemuskeln, um uns bereit zu halten oder bei Trauer und Sorge in uns zu versinken. Der Rücken wird rund, der Kopf fällt nach unten. Auch die Gesichtsmuskeln nehmen charakteristische Züge an. Dieses in sich stimmige Bewegungsmuster ist schon seit jeher mit den oben beschriebenen Emotionen verbunden. Provozieren wir diese Körpermuster in unserem Alltag immer und immer wieder, können sich entsprechend dazu passende Stimmungen und Gefühle einstellen, denn diese körperlich-nervalen Reize sind im Netzwerk mit den entsprechenden Emotionen verbunden. Die entstandenen Muster (Neurotags) werden stabilisiert und die Erfahrungen und Emotionen im Gehirn verankert oder „verkörpert" (Embodiment).

Wie ist es bei Ihnen? Sitzen Sie Tag für Tag an Ihrem PC, steigen nach dem Büro vielleicht noch aufs Rennrad (Achtung: Große Nackenfalle!) oder lassen sich in den wohlverdienten Ruhesessel vor dem Fernseher fallen? Für Ihr Embodiment-Netzwerk bedeutet das: Ihr Körper ist über längere Zeit in einer „gefährlichen" Situation, denn Ihr Rücken ist rund, die Schultern hochgezogen, der Nacken „versteckt" und Ihre Beugemuskeln sind in entsprechender Vorstartposition - es könnte also Gefahr drohen! Ausgelöst durch diese sensorischen Reize, vermittelt über unsere Rezeptoren in den Faszien, werden die entsprechend passenden Stimmungen und Emotionen dazu initialisiert. Sie fühlen sich schlecht gelaunt, werden aggressiv und bei chronischer Einwirkung dieser Körperhaltungen möglicherweise sogar depressiv.

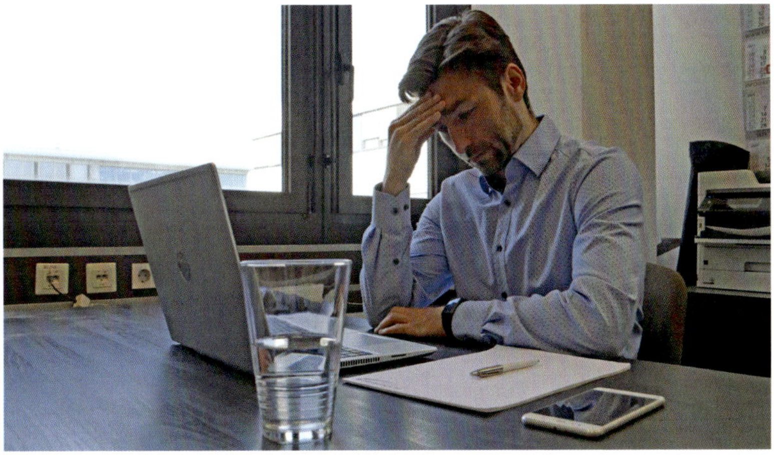

Abb. 26: Beugemuskeln aktivieren negative Emotionen.

Und das alles, weil die Rezeptoren (Wahrnehmungsorgane) in Ihren Faszien entsprechende Bewegungs- und Haltungsmuster über den Tag hinweg an Ihr Gehirn melden und das Gehirn innerhalb Ihres Neurotags die passenden Emotionen auslöst. Dass wir diesem Mechanismus auf der Spur sind, beweisen die inzwischen zahlreichen wissenschaftlichen Studien. Neurobiologische, kognitions-wissenschaftliche und lerntheoretische Ansätze des Embodiments liefern wissenschaftliche Belege für die Wechselwirkungen zwischen Körper und Geist.

Ausgangspunkt der verschiedenen Studien zum Thema Embodiment ist die Annahme, dass psychische Vorgänge nicht losgelöst vom Körper zu sehen sind. Menschen denken, fühlen und handeln nicht als körperlose Wesen, sondern Körper und Psyche reagieren aufeinander mit äußerlich sichtbarem Körpergeschehen. Der Körper ist in der Körperhaltung, dem Gesichtsausdruck, der Körperspannung und natürlich in seiner Bewegung einmal die Bühne, aber auch der Regisseur unserer Emotionen und Stimmungen und diese wiederum sind die Botschafter unserer Bedürfnisse.

4.5.2 Der Zusammenhang von Mindset und Embodiment

Das eigene Mindset kann die Sichtweise auf Herausforderungen, Chancen, Misserfolge und Erfolge beeinflussen und beschreibt die innere Haltung des Menschen. Es ist wichtig zu wissen, dass Ihr Mindset nicht statisch ist und sich durch Selbstreflexion, neue Erfahrungen und Begegnungen verändern kann. Ein „flexibles Mindset" bezieht sich auf eine Denkweise, die offen für Veränderungen, Anpassungen und neue Perspektiven ist. Es beinhaltet die Fähigkeit, sich auf neue Situationen einzustellen, mit Unsicherheit umzugehen und alternative Lösungen zu finden. Menschen mit einem flexiblen Mindset sind in der Lage, Herausforderungen anzunehmen, aus Fehlern zu lernen und sich an neue Umstände anzupassen, anstatt an starren Überzeugungen oder Routinen festzuhalten.

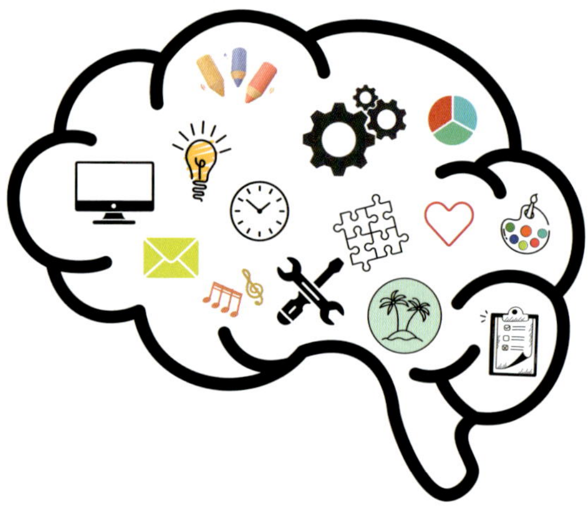

Abb. 27: Ein flexibles Mindset ist offen für Veränderung und neue Perspektiven.

Ein flexibles Mindset kann in vielen Lebensbereichen von Vorteil sein, einschließlich beruflicher Entwicklung, persönlichem Wachstum, zwischenmenschlichen Beziehungen und der Bewältigung von Herausforderungen. Es ermöglicht einer Person, sich effektiv an Veränderungen anzupassen, kreativ zu sein und sich weiterzuentwickeln, auch wenn die Umstände sich ändern.

Dabei ist besonders spannend, dass die innere Haltung (also unser Mindset) häufig mit der äußeren Haltung korreliert, und zwar wechselseitig: So beeinflusst unsere innere Haltung und Stimmung unsere äußere Haltung, also unsere Kopf- und Körperhaltung, sogar unser Gehen. Umgekehrt können wir über die Kopf- und Körperhaltung und unser Gangmuster (also über die äußere Haltung) unsere innere Haltung (Mindset), psychische Verfassung, Einstellung und Stimmung beeinflussen. Diese neusten Erkenntnisse kommen aus der Embodiment-Forschung und aus dieser werde ich Ihnen hier einzelne Übungen praktisch vorstellen. Es gilt also nicht nur den Körper bewusst zu beobachten, sondern diesen auch in Zusammenhang mit gegenwärtigen Gedanken und Gefühlen wahrzunehmen (Embodiments), um ihn dann schließlich für die Veränderung seiner inneren Haltung, seines Mindsets, zu nutzen.

Fühlen sich Menschen chronisch gestresst, ist in der Regel eine nachhaltige Verhaltensänderung notwendig. Diese gelingt nur über die Aneignung von Neurotags, die das Mindset hin zu einer besseren Stressresilienz und einem besserem Stressmanagement verändern. Körperhaltungen und -bewegungen können dabei eine große Hilfe sein. Im Folgenden bekommen Sie kleine Impulse an die Hand, die Sie in Ihrem Alltag ausprobieren und immer wieder einbauen sollten. Dadurch installieren Sie Neurotags, die Ihnen helfen, über Ihren Körper Ihr Mindset positiv zu beeinflussen, um dann in Stresssituationen entspannter reagieren zu können.

4.6 Embodiment-Impulse für Ihre psychische Gesundheit

Was der Körper selbst organisieren kann, um positiv auf die psychische Verfassung zu wirken, können Sie durch die folgenden praktischen Impulse in Erfahrung bringen.

Ich nutze dafür auch sehr gerne das Gehen, weil wir dadurch an der frischen Luft neuen, häufig positiv ablenkenden Reizen ausgesetzt sind und möglicherweise ganz nebenbei auch noch Erledigungen vornehmen können.

Sollten Sie also Ihren nächsten Gang zur Bushaltestelle, zum Bäcker oder in das Nebengebäude Ihrer Firma planen, suchen Sie sich einen der unten beschriebenen Impulse aus und experimentieren Sie damit. Beobachten Sie, welchen Einfluss dieser Impuls auf Ihre Körper- und Kopfhaltung und im Besonderen auf Ihre Stimmung hat. Wie wir oben gesehen haben, ist unser Nervensystem bemüht, Körper und Stimmung zu synchronisieren. Das heißt: Wenn wir dem Körper bestimmte Muskelaktivierungen und Körperhaltungen anbieten, sucht es die dazu passenden Emotionen und vermittelt uns diese. Vielleicht kommen Sie dadurch viel besser gelaunt beim Kollegen, Bäcker oder im Gewimmel des Stadtverkehrs an als Sie vermutet hatten, und es gelingt Ihnen die Launen des Mitarbeiters, das Anstehen beim Bäcker oder das Gedrängel im Verkehr gelassener hinzunehmen und weniger gestresst zu reagieren.

4.6.1 Körperlichen Beugemustern und damit seinem gestressten Gefühl entfliehen

Grundsätzlich ist in der Embodiment-Forschung deutlich geworden, dass die Beugung (Flexion) des Körpers einen wesentlichen Anteil an unserer negativen Stimmung und Emotion bis hin zu negativen Einstellungen und Erwartungen haben kann. Daher möchte ich Ihnen hier verschiedene Übungsansätze vorstellen, wie Sie diesen sogenannten Beugemustern entfliehen und in die Aufrichtung kommen können. Wichtig ist, dass Sie bewusst wahrnehmen, wie unterschiedliche Körperhaltungen oder auch -bewegungen auf Ihre Emotion und Stimmung Einfluss nehmen. Das kann Ihnen Aha-Erlebnisse verschaffen, die wiederum dazu beitragen, dass Ihre Selbstwirksamkeit gestärkt wird, das heißt Ihre Überzeugung, dass Sie selbst in der Lage sind, Dinge zu verändern und sich zu managen! Nehmen Sie sich für die Fragen zur Selbstwahrnehmung Zeit und spüren Sie nach.

Sollten Sie keinen direkten Zusammenhang zwischen körperlicher Intervention und psychischer Verfassung wahrnehmen, möchte ich Sie dennoch ermuntern, sich mit dem Thema Aufrichtung zu befassen, denn schließlich sind diese Übungen genau für diesen Zweck konzipiert, um eine verloren gegangene körperliche Selbstwahrnehmungsfähigkeit - auch in emotionaler Hinsicht - wieder an die Oberfläche zu bringen. Als Bewegungsexpertin kann ich Ihnen davon abgesehen versichern: Sie tun Ihrem Körper und speziell auch Ihrem Nacken in jedem Falle etwas Gutes!

4.6.2 Die praktische Umsetzung der Embodiment-Impulse

Auch wenn es bei diesen Übungen im Wesentlichen um Ihre psychische Verfassung geht, die sich negativ auf Ihren Nacken auswirken kann, ist es doch so, dass jeder dieser Impulse einen direkten oder indirekten positiven Einfluss auf Ihre Körper- und Kopfhaltung haben kann. Nutzen Sie also die kommenden Impulse sowohl zur Nackenhygiene als auch für Ihr Mindset, ihre innere Haltung und Ihre damit verbundene Stressresilienz. Suchen Sie sich aus den folgenden Impulsen diejenigen aus, mit denen Sie beim Stehen oder Gehen experimentieren möchten.

Die Vorgehensweise und Embodiment-Idee ist die folgende: Sie bilden Ihr eigenes neues Neurotag und Ihr individuelles Embodiment, indem Sie

1. mit dem vorgeschlagenen Bewegungsimpuls experimentieren. Dieser sollte erst einmal großzügig, vielleicht sogar übertrieben umgesetzt werden, damit das Gehirn aufmerksam wird. Beispiel für einen Bewegungsimpuls: Ein weiter und hoher Armschwung beim Gehen.

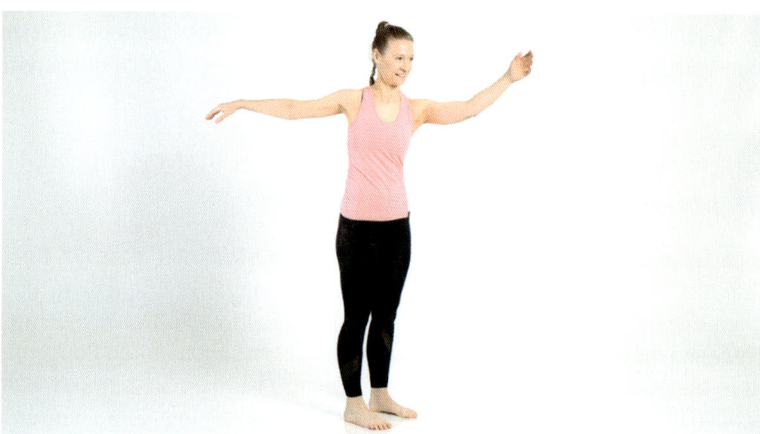

Abb. 28: Ein hoher und übertriebener Armschwung beim Gehen.

2. Dann verbinden Sie diese Bewegung mit einer dazu passenden positiven Vorstellung oder einem positiven Bild, welches Ihnen bei dieser Bewegung einfällt. Beispiel: Luftballons, die in den Himmel hochsteigen.

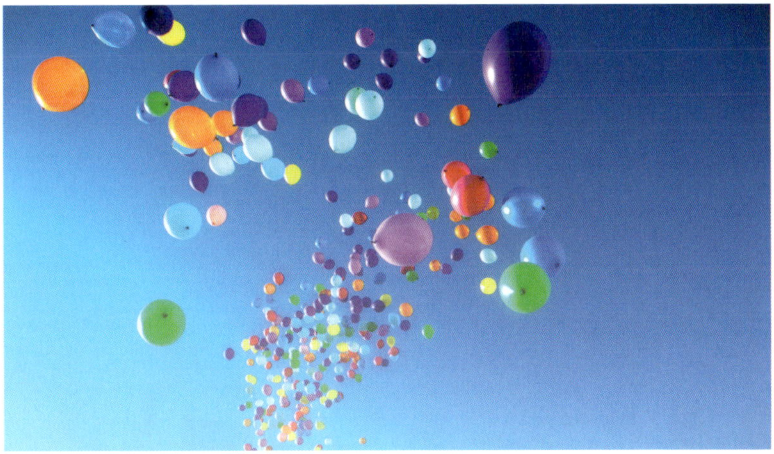

Abb. 29: Arme, die wie Luftballons in den Himmel schwingen.

3. Jetzt komplettieren Sie Ihr Neurotag noch mit einem positiven Wort oder Satz und eventuell noch mit einer Melodie oder einem Song. Beispiel: *Ich genieße die Leichtigkeit meiner „luftigen" (Luftballon-)Arme.*

WICHTIG! Die Bewegung in Kombination mit dem Bild und/oder dem Satz darf Ihnen keinerlei negatives Gefühl vermitteln! Im Gegenteil: Es muss Ihnen ein sehr angenehmes positives Gefühl vermitteln. Auf einer Skala von 0 bis 100 sollten Sie bei dieser Bewegung in Kombination mit Ihrem Bild und/oder Satz ein gutes Gefühl von mindestens 70+ erreichen. Gleichzeitig darf keinerlei negatives Gefühl mit dieser Bewegung verbunden sein, also auf der Negativskala muss die Bewegung mit „0" markiert sein. Erst dann hat dieses Neurotag bzw. Embodiment die Chance „zu überleben" und Ihnen zukünftig zu einem positiven Mindset zu verhelfen.

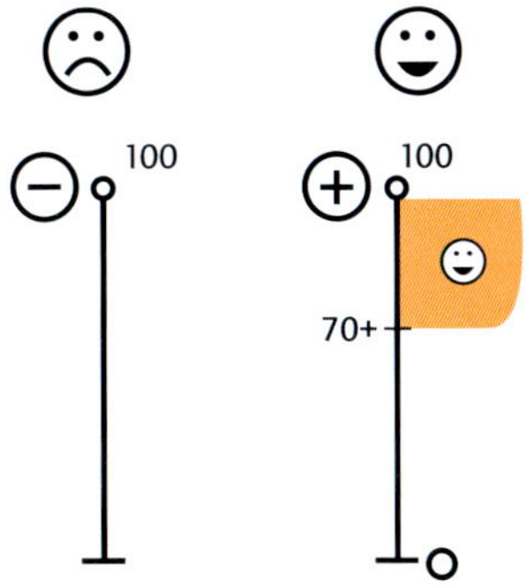

Abb. 30: Die Affektbilanz (nach dem ZRM-Zürcher Ressourcenmodell) ist die Grundlage für die richtige Auswahl des Embodiments.

Ist diese Voraussetzung gegeben, sollten Sie Ihr Neurotag bzw. Embodiment „trainieren", damit es zu einer festen Institution für Sie wird. Das heißt, Sie müssen die bisherige Makrobewegung zu einer Mikrobewegung umfunktionieren, um sie im Alltag unauffällig und damit häufig trainieren zu können:

4. Modellieren Sie also die großräumige Bewegung zu einer derart kleinen Mikrobewegung um, dass Sie diese in Ihrem Alltag jederzeit unbemerkt anwenden können, um in diese bereits erlebte positive Stimmung zu kommen. Beispiel: Aus Ihren großen Armschwüngen werden kleine, zarte und unauffällig schwingende Handbewegungen.

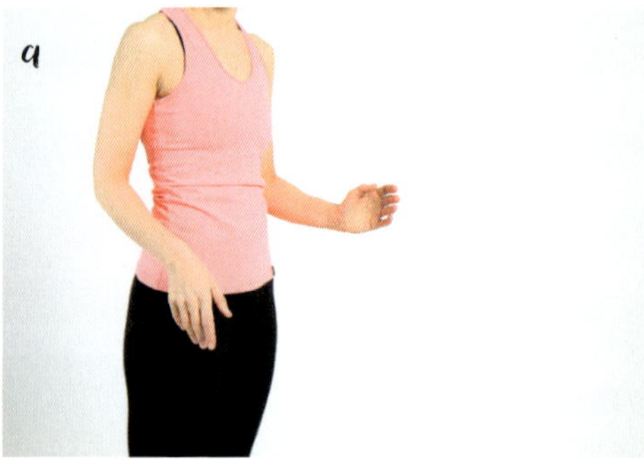

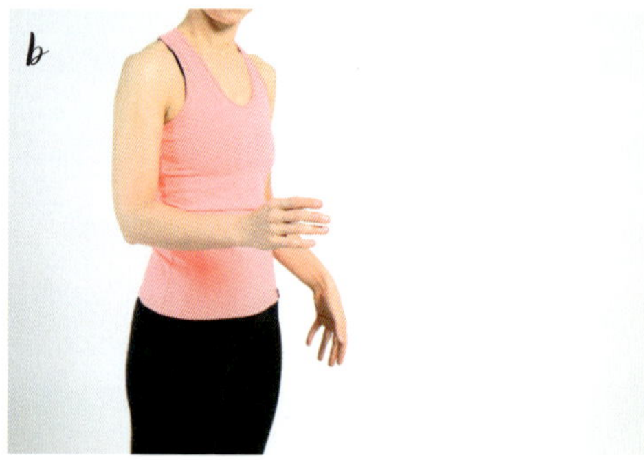

Abb. 31: Kleine schwingende Handbewegungen, die mir mein Embodiment vermitteln.

Sollten Sie Ihre persönlichen Geh-Embodiments bei Ihrem nächsten Spaziergang ausprobieren wollen, dann nehmen Sie sich nur eines oder höchstens zwei Embodiments vor, denn das Experimentieren soll Spaß machen und nicht als anstrengend empfunden werden. Beispiel: Aus Ihren großen Armschwüngen werden kleine, zarte und unauffällig schwingende Handbewegungen, die Sie beim Gehen immer wieder einsetzen können, um diese positiv empfundene Stimmung des hohen schwungvollen Armschwungs wieder hervorzurufen.

Wenn Sie dann wieder einmal in einer stressigen Situation sind, rufen Sie Ihre Hand- oder Armbewegungen ab, sagen sich Ihren selbst gewählten wohltuenden Satz oder/und führen sich das Bild der in den Himmel entschwebenden Luftballons vor Augen.

Seien Sie sicher: Ihr selbst gebasteltes Neurotag bzw. Embodiment hilft Ihnen, eine neues Mindset in solchen Stresssituationen zu etablieren. Sie verfallen nicht in alte blockierende Denk- und Verhaltensmuster, sondern freuen sich über Ihre innere Haltung, die Sie diese Stresssituation anders bewerten lässt. Im Übrigen verhilft Ihnen ein solcher luftiger Armschwung auch zu einem lockeren Schultergürtel und entspannten Nacken.

4.6.3 Embodiment-Impulse im Stehen und Gehen

Experimentieren Sie nun mit den kommenden Embodiment-Impulsen, denn die äußerliche körperliche Haltung und Bewegung unterstützt die innere Haltung und beeinflusst damit Einstellungen und Stimmungen, die zur Zielerreichung förderlich sind. Körperarbeit ist eine Form des Selbstmanagements, um die eigenen Gefühle zu steuern. Probieren Sie´s aus! Sie haben die Chance!

Stand-Impuls 1: Siegerpose & Marionette

Ausgangsstellung: Sie stehen aufrecht.

Bewegung 1:

- Strecken Sie im Stand beide Arme V-förmig mit Energie wie zu einer Sieger-Pose nach oben, spreizen Sie dabei Ihre Finger und probieren Sie, ob Ihnen diese Haltung ein Lächeln auf die Lippen zaubert.

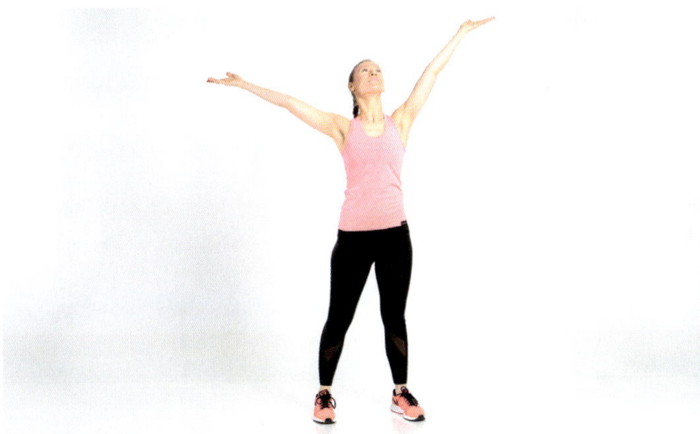

Abb. 32: Eine Siegerpose.

Ihr persönliches Embodiment:

- Welches positive Bild vernetzen Sie sofort mit dieser Bewegung bzw. Pose?
- Jetzt komplettieren Sie Ihr Neurotag noch mit einem positiven Wort oder Satz und eventuell auch mit einem Song, der Ihnen mit dieser Sieger-Pose in den Sinn kommt.
- Welche Mikrobewegung können Sie daraus entwickeln, vielleicht nur ein kurzes Aufrichten im Rumpf und ein Spreizen der Finger?

Bild: ...
Wort/Satz: ...
Song/Musik: ...
Mikrobewegung: ...

Spüren:

- Vermittelt Ihnen die „Sieger-Pose" in Kombination mit Ihrem Bild und Satz auf einer Skala von 0 bis 100 ein gutes Gefühl von mindestens 70+?
- Welche Emotionen melden sich spontan bei Ihnen?
- Welche körperlich spürbaren Marker (z. B. Bauchkribbeln, Wärme im Brustbereich o. ä.) nehmen Sie wahr?

Bewegung 2:

- Jetzt lassen Sie zuerst den einen, dann den anderen Arm locker wie eine Marionette nach unten fallen.
- Beim Fallenlassen der Arme „sacken" auch Ihre Knie und Ihre Hüften etwas in sich zusammen.
- der Oberkörper wird rund und fällt – wie eine Marionette ohne Spannung – nach unten.
- Dabei hängen auch Kopf und Nacken locker aus.

Bild, Wort und Satz bilden Sie dann, wenn Ihnen diese Bewegung gefällt.

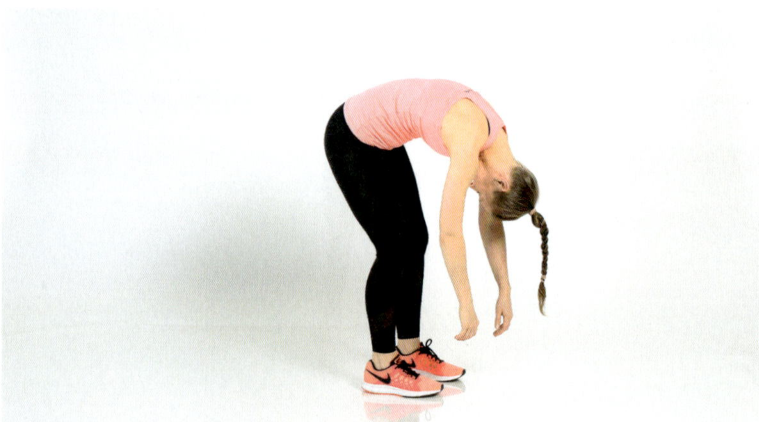

Abb. 33: Sich locker und entspannt wie eine Marionette hängen lassen.

Spüren:

- Vermittelt Ihnen die „Marionette" in Kombination mit Ihrem Bild und Satz auf einer Skala von 0 bis 100 ein gutes Gefühl von mindestens 70+?
- Welche Emotionen melden sich ganz spontan bei Ihnen?
- Wie fühlt sich Ihr Rücken dabei an?

- Ist es die Kombination dieser zwei Bewegungen/Haltungen, die Ihnen imponiert oder reicht Ihnen eine davon, um eine positive Stimmung von mindestens 70+ zu aktivieren?

Ihr persönliches Embodiment:

- Welches positive Bild, welches bildhafte Wort passt für Sie zu dieser Bewegungskombination? Welche Mikrobewegung können Sie daraus entwickeln, vielleicht nur ein kurzes Aufrichten und danach unauffälliges Runden des Oberkörpers oder des Nackens?

  Bild: ...
  Wort: ...
  Musik: ...
  Mikrobewegung: ...

Stand-Impuls 2: Strahlende Siegerpose & schwungvolle Marionette

Ausgangsstellung: Nehmen Sie wieder die Siegerpose aus der vorherigen Übung ein und stellen Sie sich dabei vor, Sie würden einen Bleistift zwischen den Zähnen (nicht zwischen den Lippen!) halten oder aber Sie haben ein Bild vor Augen, welches Sie zum Lachen ermuntert. Durch den Stift zwischen den Zähnen wird der Musculus zygomaticus major aktiviert – einer der Muskeln, der für unser Lächeln zuständig und mit positiven Emotionen verbunden ist.

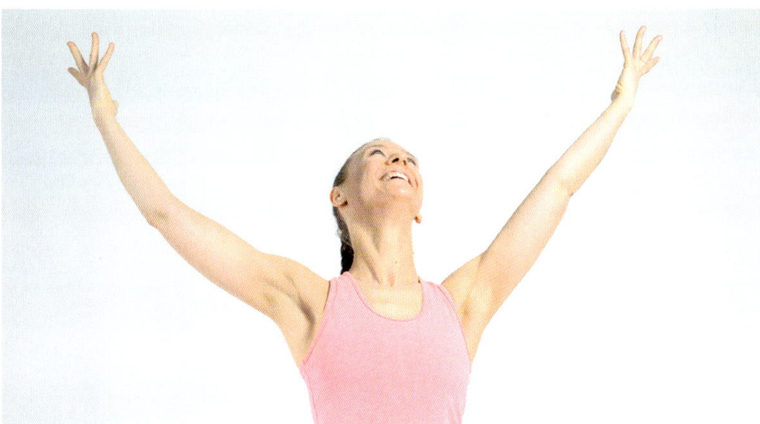

Abb. 34: In einer lächelnden Siegerpose.

Spüren:

- Spüren Sie einen Unterschied zur vorherigen Übung?
- Emotional oder energetisch oder ...?

Bewegung:

- Diesmal stellen Sie sich für die Beugebewegung eine dynamische ausgelassene Bewegung vor: Lassen Sie beide Arme gleichzeitig fallen und am Körper vorbeipendeln.
- Ebenso elastisch federn Ihre Knie und Hüften zusammen mit dem Rumpf diese schwungvolle Bewegung von oben nach unten ab.
- Eine lustvolle harmonische und durchlässige Bewegung des ganzen Körpers – aus der Streckung in die Beugung und zurück in die Streckung.

Abb. 35: Schwungvoll ausgelassen.

Spüren:

- Welche Unterschiede nehmen Sie bei dieser dynamischen Variante der „Sieger-Pose und Marionette" wahr?
- Löst diese Kombination aus „strahlender Sieger-Pose und dynamischer Marionette" ein gutes Gefühl von mindestens 70+ aus?
- Wie müssten Sie die Bewegungsabfolge – von der Streckung in die Beugung und zurück – verändern, dass Sie bei Ihnen eine gute Stimmung hervorruft?

Ihr persönliches Embodiment:

- Welches positive Bild, welches bildhafte Wort passt für Sie zu dieser Bewegungskombination? Welche Mikrobewegung können Sie daraus entwickeln, vielleicht nur ein unauffälliges Lächeln zusammen mit dem Öffnen der Handflächen nach vorne und einem kleinen Schwung der Unterarme?

  Bild: …
  Wort: …
  Musik: …
  Mikrobewegung: …

Info-Kasten: Die Wirkung

Nutzen Sie diese Embodiment-Übung immer, wenn Sie neue Energie brauchen, Ihre Stimmung sinkt und Sie längere Zeit gesessen haben. Die Vorstellung des Bleistifts zwischen den Zähnen aktiviert positiv stimulierende Muskeln. Alternativ können Sie das Strecken auch – wie es bei Katzen oder Hunden zu beobachten ist – mit einem ausgiebigen Gähnen kombinieren. Sie werden spüren, wie neue Lebensgeister zurückkehren! Denn auch „Gähnen" gehört zu einem unserer evolutionären Programme: Es stimuliert die Atmung und den Oxytocin- und Serotonin-Fluss und verbessert das Wohlbefinden.

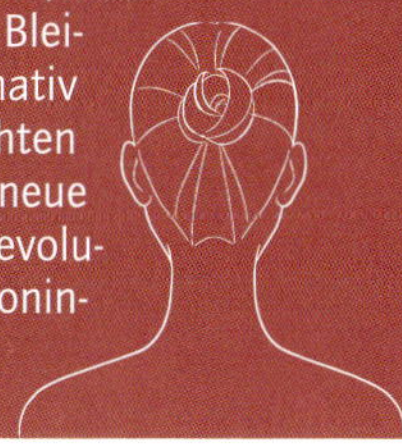

Stand-Impuls 3: Geschmeidig federn und lustvoll schwingen

Federnde Bewegungen, wie zum Beispiel federndes Gehen oder federndes Schaukeln, eingebettet in eine Embodimentübung, können sich ebenso positiv auf Ihr Mindset und ihre Psyche auswirken, denn

- sie haben eine beruhigende Wirkung auf den Körper,
- sie beruhigen den Geist und inspirieren zur Kreativität,
- sie vertiefen den Atem,
- sie helfen Muskelspannungen abzubauen,
- sie helfen das Nervensystem zu beruhigen,
- sie können die Ausschüttung von Endorphinen (Glückshormonen) stimulieren und
- sie fördern ein Gefühl des Wohlbefindens.

Ausgangsstellung: Stehen Sie aufrecht mit beckenbreitem Stand und leicht gebeugten Knien.

Bewegung 1:

- Beginnen Sie damit, die Knie leicht federnd zu beugen und zu strecken. Ihre Arme hängen ganz entspannt neben dem Körper.
- Versuchen Sie, die Bewegung immer kürzer, schneller und lockerer zu gestalten. Ihr ganzer Körper gerät in eine leichte Vibration.
- Gerne kann sich auch Ihr Nacken und Kopf mit einer leichten Nickbewegung am Federn beteiligen.
- Lassen Sie Ihren Atem fließen. Vielleicht empfinden Sie es sogar als angenehm, ein wenig stoßartig auszuatmen und langgezogen einzuatmen. Experimentieren Sie!
- Wann könnten Sie in Ihrem Alltag ein solch lockerndes Federn immer mal wieder einbauen?

Abb. 36: Geschmeidig federn.

Spüren:

- Können Sie spüren, wie sich Becken, Rumpf, Schultern, Nacken und Kopf mit an der Bewegung beteiligen möchten?
- Wie fühlen Sie sich während und nach diesem lockeren Federn: aktiviert, locker, entspannt, befreit …?
- Vermittelt Ihnen das geschmeidige Federn in Kombination mit Ihrem Bild und Satz auf einer Skala von 0 bis 100 ein gutes Gefühl von mindestens 70+?

Ihr persönliches Embodiment:

- Fallen Ihnen Bilder oder Wörter ein, die das Federn erleichtern und Sie beflügeln? Bilden Sie, wenn Ihnen diese Bewegung gefällt, einen für Sie motivierenden Satz.
- In welcher Alltagssituation könnte das zum Federn passende Bild, Wort oder der Satz für Sie hilfreich sein?

  Bild: …
  Wort: …
  Musik: …
  Mikrobewegung: …

Bewegung 2:

- Federn Sie wie in der vorigen Übung locker auf der Stelle. Diesmal federn Sie in den Knien eher langsamer und in der Tief-Hoch-Bewegung ausführlicher
- Schwingen Sie zusätzlich die Arme in weiten Schwüngen am Körper vorbei (1).
- Lassen Sie die sich einstellende Rotation im Oberkörper zu.
- Schwingen und federn Sie weit und ausgelassen!
- Vielleicht möchten Sie schließlich auch den Kopf mit in die Bewegung integrieren? (2)

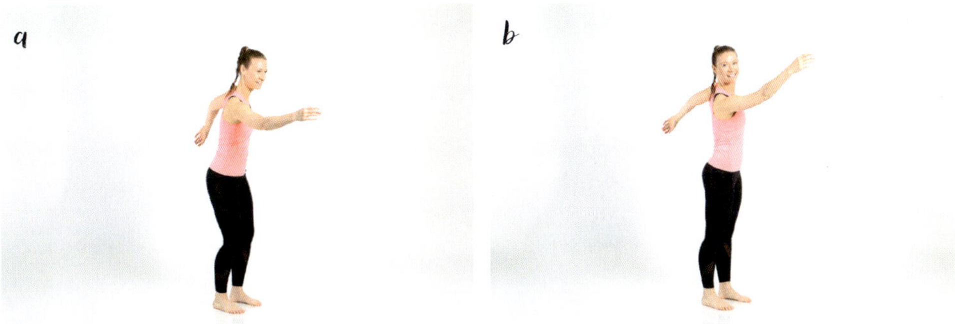

Abb. 37: Geschmeidig federn und lustvoll schwingen.

Spüren:

- Spüren Sie die Elastizität in der Bewegung? Die ausgelassene und mitreißende Dynamik?
- Welche Körperteile werden Ihnen besonders bewusst?
- Wie fühlen Sie sich bei dieser Bewegung? Erfrischt, vitalisiert, aktiviert, locker, frei, schwerelos, motiviert, engagiert, fröhlich, jung, geschmeidig, attraktiv ...?

Ihr persönliches Embodiment:

- Welches positive Bild, welches bildhafte Wort passt für Sie zu dieser Bewegung? Welche Mikrobewegung können Sie daraus entwickeln, vielleicht nur eine ganz kleine Drehung im Rumpf oder ein sanftes Schaukeln der Arme?

  Bild: ...
  Wort: ...
  Musik: ...
  Mikrobewegung: ...

Lassen Sie sich bei den folgenden Impulsen nicht von Ihrer Gewohnheit überlisten. Allzu selbstverständlich nimmt man die gewohnten Positionen als die angenehmsten wahr. Jeder Versuch schafft neue Erfahrungen und nach und nach ergibt sich aus einem neurophysiologischen ein neuropsychologischer Prozess des Umlernens. Mit jeder neuen Erfahrung haben Sie die Chance, etwas dazuzulernen. Entwickeln Sie das Vertrauen, dass die Fähigkeit, sich umzustellen, dazuzulernen und flexibel zu sein, stets vorhanden ist.

Suchen Sie sich aus den folgenden Impulsen diejenigen aus, mit denen Sie beim Gehen experimentieren möchten. Sollten Sie Ihre persönlichen „Geh-Embodiments" bei Ihrem nächsten Spaziergang ausprobieren wollen, dann nehmen Sie sich nur eines oder höchstens zwei Embodiments vor, denn das Experimentieren soll Spaß machen und nicht als anstrengend empfunden werden.

Geh-Impuls 1: Kopf-Balance beim Gehen

Gerade der Kopf macht deutlich, wie sich Psyche und Körper gegenseitig beeinflussen. Es geht bei diesem Impuls nicht um die „ideale" Kopfhaltung, die es im Übrigen nicht gibt. Ich möchte Ihnen die Chance geben, die ausgewogene Balance des Kopfes über dem Körper zu spüren – ein Gefühl von Leichtigkeit bei gleichzeitig selbstbewusstem, offenem Blick. Kopfhaltung und Blickrichtung sind eng miteinander gekoppelt: Wird der Blick nach unten gerichtet, wird sich auch der Kopf senken. Zusätzlich tendieren dann auch die Schultern nach vorne und innen: ein bekanntes „Schreibtisch- und Handy-Phänomen" und ein depressives Bewegungsmuster. Andererseits wird der Kopf automatisch angehoben, sobald sich die Augen nach oben bewegen. Der Blick kann also auch Initialzündung für ein aufgerichtetes und positiv stimulierendes Bewegungsmuster sein.

Bewegung 1:

- Beobachten Sie Ihre Kopfhaltung beim Gehen: Schauen Sie normalerweise 3 Meter vor sich, 5 Meter vor sich oder 10 Meter und weiter in Richtung Horizont? Dann verändern Sie nun bewusst Ihre Blickrichtung beim Gehen.

Spüren:

- Ändert sich durch den Wechsel der Blickrichtung etwas an Ihrer Haltung und an Ihrer Stimmung?

Bewegung 2:

- Stellen Sie sich nun ein Gewicht auf dem Kopf vor oder legen Sie sich ein schweres Buch auf den Kopf. Beobachten Sie dabei die Bewegung von Kinn und Brustwirbelsäule: Es entsteht ein leichtes Doppelkinn und die Brustwirbelsäule richtet sich auf. Achten Sie auf die Reaktion Ihrer Schulterblätter und ziehen Sie diese aktiv abwärts Richtung Gesäß. Der Nacken wird lang und der Kopf richtet sich auf. Gehen Sie mit dem Gewicht auf dem Kopf einige Minuten im Raum oder Garten herum. Dann legen Sie das Buch zur Seite und gehen noch eine Minute weiter.

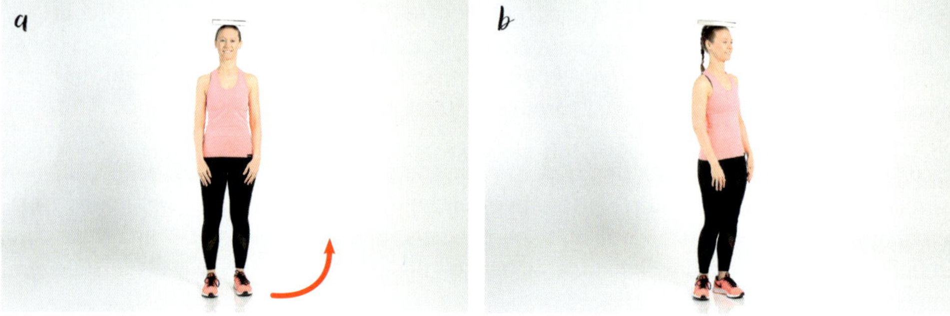

Abb. 38: Kopf-Balance: Aufrecht und selbstbewusst den Nacken entlasten.

Spüren:

- Wohin schauen Sie jetzt? Wie fühlt sich Ihr Rücken an? Wie empfinden Sie Ihren Gang jetzt: Aufrecht, stabil, selbstbewusst, sicher ...? Wie fühlt sich der Nacken an? Luftig und leicht anstatt fest und beladen ...? Hat sich Ihr Sichtfeld erweitert: Sind Sie offen für Neues und neugierig, was kommt ...?
- Sollten Sie bei diesem Impuls ein Aha-Erlebnis gehabt haben, dann nutzen Sie diesen Impuls für Ihr zukünftiges Embodiment. Nicht umsonst heißt es in so manchen Lebenssituationen „Kopf hoch!"

Ihr persönliches Embodiment:

- Welches positive Bild, welches bildhafte Wort oder beflügelnder Satz passt für Sie zu dieser neuen Kopf- und vielleicht Oberkörperhaltung beim Gehen? Welche Mikrobewegung können Sie daraus entwickeln?

  Bild: ...
  Wort: ...
  Musik: ...
  Mikrobewegung: ...

Geh-Impuls 2: Beflügelte Arme

Die Schultern und Arme tragen ganz wesentlich zum Wohlbefinden beim Gehen bei: Sie halten uns gegen die Drehkräfte, die durch die Bein- und Hüftbewegungen beim Gehen entstehen, im Gleichgewicht. Wenn wir beim Gehen Arme und Schultern ignorieren, verspannt sich die Vorderseite des Oberkörpers, speziell die Brustmuskulatur und der Nacken muss gegenspannen und bekommt keine Luft. Die Atmung wird flacher und die maximal mögliche Gehstrecke zwangsläufig geringer. Das Gehen wird dann als anstrengend empfunden.

Vernachlässigte Arm- und Schulterbewegungen können zu Schmerzen in Nacken, aber auch Hüften, Knie, Füßen und Knöchel führen.

Der folgende kleine Impuls kann große Wirkung haben. Die Arme frei schwingen zu lassen, ist für Kinder selbstverständlich. Wir Erwachsenen grenzen unsere Bewegungen immer mehr ein, lassen kein „Spiel" zu und verkümmern in unseren Möglichkeiten mehr und mehr: Wir machen kleinere Schritte, gehen geduckter, steifer, mühseliger und ohne Schwung. Kann ein solches Gehen Spaß machen oder positive Gedanken zulassen? Dabei birgt das Gehen so viel Potenzial: Schon unseren Vorfahren sowie den Denkern und Dichtern sind beim Gehen die besten Gedanken und Ideen gekommen. Probieren Sie es aus! Beginnen Sie mit einer Kontrasterfahrung:

Bewegung 1:

- Fixieren Sie Ihre Arme seitlich an Ihren Oberschenkeln, sodass sie beim Gehen nicht mitpendeln können.

Spüren:

- Werden Sie langsamer oder schneller? Fühlen Sie sich leicht oder gehemmt?

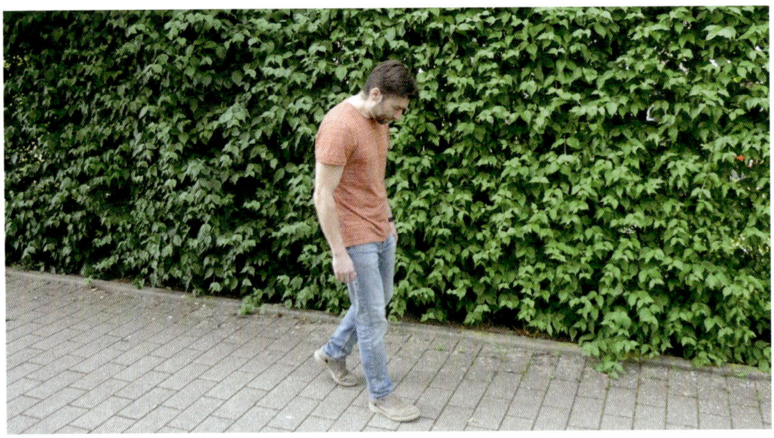

Abb. 39: Gehen mit passivem Armschwung macht eher schlechte Laune.

Bewegung 2:

- Übertreiben Sie nun den Schwung Ihrer Arme. Lassen Sie sie frei und „fliegen“. Möchte der Kopf an dieser schwungvollen Bewegung beteiligt werden und locker und leicht mitschwingen? Lassen Sie es zu, der Nacken dankt es Ihnen!

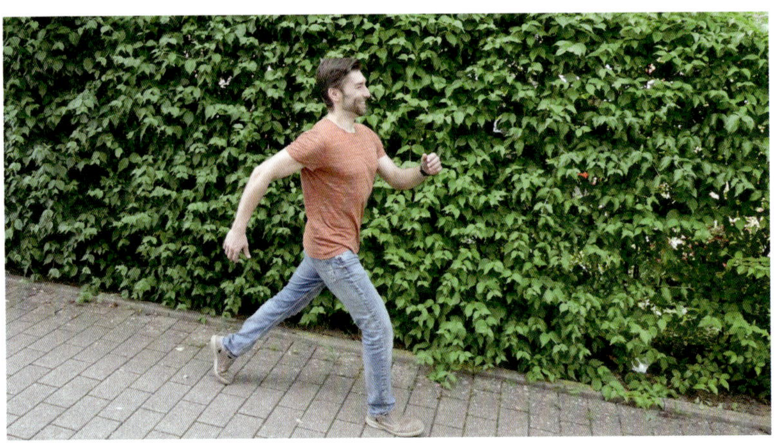

Abb. 40: Die Arme machen „fliegend“ Stimmung.

Spüren:

- Werden Sie langsamer oder schneller? Fühlen Sie sich leicht oder gehemmt? Was sagt Ihr Nacken dazu? Zaubert dieses ungewohnt schwungvolle Gehen ein Lächeln auf Ihre Lippen?

Ihr persönliches Embodiment:

- Welches positive Bild, welches bildhafte Wort oder welch metaphorischer Satz passt für Sie zu dieser Bewegung? Vielleicht: „Ich gestatte meinem Körper freien Auslauf?"
- Welche Mikrobewegung können Sie daraus entwickeln?

  Bild: ...
  Wort: ...
  Musik: ...
  Mikrobewegung: ...

Geh-Impuls 3: Fröhlich hopsen

Nutzen Sie diese frei und fröhlich schwingenden Arme gleich für die nächste Übung, dem fröhlich-kindlichen Hopsen:

Spezielle Bewegungsinterventionen können nachweisbar antidepressive Wirkung haben. Eine solches Bewegungsangebot ist z. B. das Hüpfen. Zu erklären ist das damit, dass durch ein „freundliches" Hüpfen der eigene Aktivierungsgrad und damit ein individuell ideales Erregungsniveau (hedonischer Tonus) erreicht wird, welches das Wohlbefinden positiv beeinflusst. Wenn wir Menschen hüpfen, fühlen wir uns danach eher fröhlich, entspannt und in milder Stimmung. Das kommt auch daher, dass wir dieses fröhliche Hopsen (Hopserlauf) noch aus Kindestagen in einem „positiven" Neurotag verankert haben: Denn wenn wir als Kind so gehopst sind, ging es uns in jedem Falle gerade sehr gut.

Probieren Sie es mit der folgenden Variante einmal aus. Es lohnt sich! Die folgende Übung können Sie bei Gelenkbeschwerden auch gerne auf einem Trampolin umsetzen - und ideal dazu ist ein mitreißender musikalischer Rhythmus.

Bewegung:

- Drücken Sie sich kraftvoll vom rechten Fuß zu einem kleinen Hopser ab und ziehen Sie zur Unterstützung das linke Bein mit Schwung nach oben. Sie müssen dabei nicht unbedingt vom Boden abheben, sondern können auch nur in die Bewegung hineinfedern.

- Landen Sie dann wieder auf dem rechten Fuß, bevor Sie denselben Ablauf mit dem linken Fuß und dem rechten Bein wiederholen.
- Der Rücken ist dabei gerade, die Arme schwingen nach Lust und Laune begeistert mit und der Blick ist geradeaus nach vorne gerichtet.
- Sie können den Hopserlauf auf der Stelle oder von der Stelle in die Fortbewegung hinein ausführen.

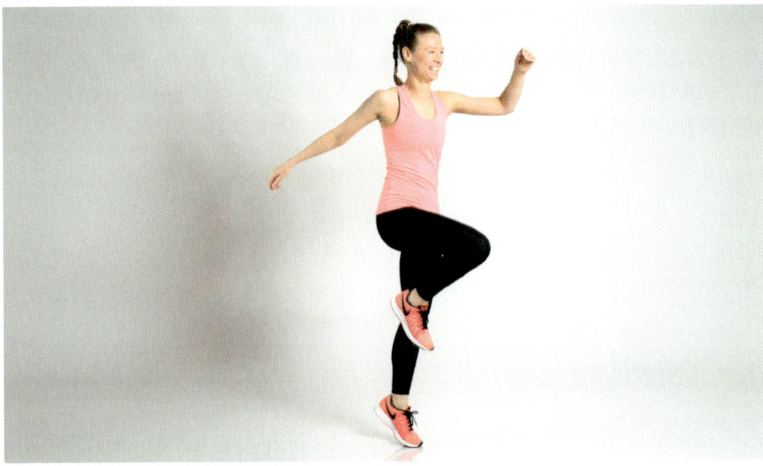

Abb. 41: Fröhliches Hopsen hebt die Stimmung.

Spüren:

- Welchen Einfluss nimmt diese Bewegung auf Ihre Emotion? Spüren Sie Leichtigkeit und Dynamik – auch im Schulter-Nacken-Bereich? Welche positiven Bilder oder auch Worte verbinden Sie mit dieser Bewegung? Helfen Ihnen diese Assoziationen, die Bewegung noch intensiver auszuführen?
- Konnten Sie die spielerische Leichtigkeit und Unbekümmertheit der Bewegung spüren? Der harmonische Bewegungsablauf vermittelt ein fröhliches, leichtes und aktivierendes Gefühl.

Ihr persönliches Embodiment:

- Welches positive Bild, welches bildhafte Wort oder beflügelnder Satz passt für Sie zu dieser Bewegung? Welche Mikrobewegung können Sie daraus entwickeln?

Bild: ...
Wort: ...
Musik: ...
Mikrobewegung: ...

Der Praxis-Tipp: Entwicklung Ihres persönlichen Embodiments

Sie kennen Ihre Stressquellen und auch Ihre Reaktionen darauf. Idealerweise erahnen Sie auch schon, wann Sie in Situationen kommen, in denen Sie Stress zu erwarten haben. Oder aber Sie verspüren jetzt im Moment immensen Stress. Dann bereiten Sie sich darauf vor, indem Sie Ihr persönliches Embodiment anwenden:

- Sie haben sich eine Bewegung oder Haltung ausgesucht, die Sie innerlich und äußerlich aufrichtet. Führen Sie diese durch oder nehmen Sie diese ein – entweder in Makro- oder Mikroform. Nutzen Sie also Ihre Körperzellen, die durch diese Bewegung einen Draht zur „guten", positiven Stimmung herstellen.
- Erinnern Sie sich dann an Ihr Bild oder sogar an Ihren wundervollen Satz zu dieser Bewegung oder Haltung. Vielleicht haben Sie auch die Musik oder den Song dazu im Ohr.
- Horchen Sie in sich hinein. Mit diesem Bild oder Satz vor Augen oder der Musik im Ohr, können Sie Stresssituationen gezielt entkräften. Ihr Gegenüber wird dies nicht bemerken, sich aber möglicherweise über Ihre gelassene Haltung in diesem Moment wundern.
- Damit Sie diese Embodiment-Lösung auch tatsächlich immer anwenden können, braucht es Training. Bauen Sie deshalb Ihr individuelles Embodiment immer wieder in den verschiedensten Situationen ein: Beim Warten an der Bushaltestelle, am Bankschalter, im Stau, im Büro beim Gespräch mit dem nervenden Kollegen, in der Diskussion mit Ihren Kindern oder oder oder ... Damit trainieren Sie Ihr neuronales Netzwerk und verstärken die Wirkung Ihres Embodiments. So wird aus einer bewussten „Embodiment-Haltung/Bewegung ein verinnerlichtes Mindset für Sie.

4.7 Mental entspannen

Stress und Nackenverspannungen sind häufig eng kombiniert. Mentale und auch körperliche Entspannungstechniken können helfen, immer wiederkehrende negative Gedanken zu zerstreuen, Stress abzubauen und ein Gefühl der Ruhe und Ausgeglichenheit zu fördern. Hier sind einige Methoden, die dabei helfen können, mental zu entspannen. Dabei gilt auch hier, dass Entspannung trainiert werden muss.

In einem ersten Schritt sollten Sie die für Sie persönlich passende Entspannungstechnik finden. Danach ist es wichtig, regelmäßig Zeit für Ihre persönliche Entspannung einzuplanen und die Techniken zu praktizieren, die für Sie am besten funktionieren. Ich möchte Ihnen hier aus verschiedenen Entspannungstechniken jeweils eine Übung anbieten. Probieren Sie aus und entscheiden Sie nach Ihrem Wohlgefühl: Was tut mir gut und kann ich diese Art der Entspannung in meinen Alltag einbauen? Nur wenn ein regelmäßiges Training möglich ist, werden Sie in Stresssituationen auf die entsprechende Entspannung wirksam zurückgreifen können.

Info-Kasten: Wirksame Entspannungsverfahren

1. **Achtsamkeitsübungen:** Durch achtsames Beobachten der eigenen Gedanken, Gefühle und körperlichen Empfindungen im gegenwärtigen Moment kann man lernen, sich von belastenden Gedanken loszulösen und eine tiefere innere Ruhe zu finden.

2. **Atemübungen:** Den Atem zu beobachten und zu regulieren, ist eine schnelle und unkomplizierte Möglichkeit, den Geist zu beruhigen und Stress abzubauen. Ob im Sitzen, Stehen oder Liegen – Atem-fokussierte Übungen sind unkompliziert und schnell in den Alltag einzubauen und gut trainierbar.

3. **Qigong/Yoga:** Qigong oder auch Yoga kombinieren körperliche Übungen mit Atemtechniken und Meditation, um den Geist zu beruhigen, den Körper zu entspannen und ein Gefühl der Harmonie zu fördern.

4. **Progressive Muskelentspannung:** Diese Technik beinhaltet das bewusste Anspannen und Entspannen verschiedener Muskelgruppen im Körper. Durch diese Methode können Spannungen im Körper gelöst und es kann ein Gefühl der Entspannung gefördert werden.

5. **Visualisierung:** Diese mentale Technik nutzt die individuelle Vorstellungskraft, um beruhigende und positive mentale Bilder oder Szenarien zu erzeugen, die helfen, Stress abzubauen, die Muskelspannung zu reduzieren und ein Gefühl des Wohlbefindens zu fördern.

6. **Meditation:** Die Meditation beinhaltet das Fokussieren des Geistes auf einen bestimmten Gedanken, ein Objekt oder eine Empfindung, um den Geist zu beruhigen und den gegenwärtigen Moment zu erleben. Dies kann helfen, Stress abzubauen und ein Gefühl der inneren Ruhe zu fördern.

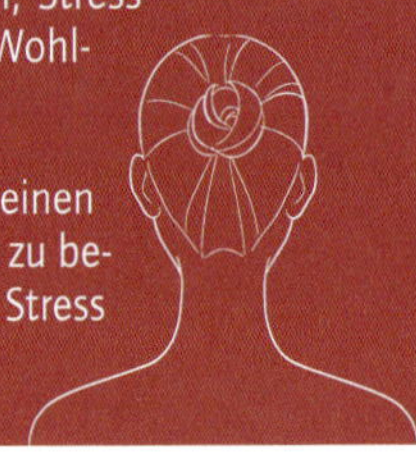

4.7.1 Eine Achtsamkeits- und Embodimentübung

Sie beginnen bei dieser Übung mit einer kleinen Massage des Kopfes, um Ihr Nervensystem und Ihre Aufmerksamkeit ganz bewusst auf den Kopf und den Nacken zu lenken. Mit einer Kopf- und Nackenmassage können Sie Wahrnehmungsblockaden durch verhärtete und verspannte Bewegungsstrukturen im Kopf-Nacken-Schulter-Bereich auflösen und die Aufnahmebereitschaft des Nervensystems für die dann folgenden Stimulationen erhöhen. Gerne können Sie diese auch von einem Partner durchführen lassen.

Eine kleine Kopfmassage

Durchführung:

Massieren Sie mit Ihren Fingerkuppen in kleinen kreisenden Bewegungen Ihre Kopfhaut.

Wandern Sie mit Ihren Fingern vom Scheitel bis in den Nacken und streichen anschließend wieder am Scheitel beginnend den gesamten Nacken- und Schulterbereich hinunter.

Ihre Aufmerksamkeit gilt vor allem schmerzhaften „Eindrücken", die Sie bewusst lokalisieren, in die Sie hineinatmen und deren Spannung Sie mit dem Ausatmen lösen. Möglicherweise verändern sich diese „Eindrücke" während oder nach der nun folgenden Relaxation.

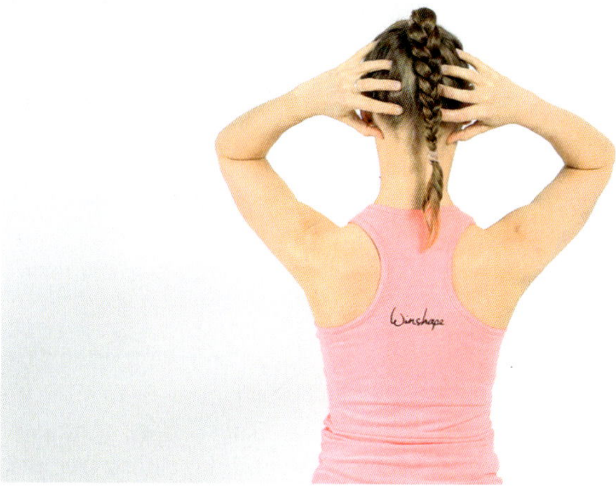

Abb. 42: Eine kleine Kopfmassage tut immer gut und sensiblisiert.

Nicken im Gleichklang

Diese und auch sonstige Relaxationsübungen dienen dazu, auf sehr schonende Art und Weise, Spannungen im Körper zu lösen und ein Gefühl der Ruhe und Gelassenheit zu fördern. Sie können dazu beitragen, die mentale Gesundheit zu unterstützen, indem sie Stress, Angstzustände und depressive Symptome lindern und auch die Schlafqualität verbessern.

Sie können diese Übung so oft wie Sie möchten und zu jedem Zeitpunkt anwenden, vor allem auch dann, wenn Sie sich wieder einmal besonders „gestresst" fühlen. Dann haben Sie die Möglichkeit, Ihre Herzfrequenz wieder zu verlangsamen und den Blutdruck zu senken, was dazu beiträgt Ihr Immunsystem positiv zu stimulieren.

Durchführung:

Legen Sie sich mit einem gerollten Handtuch unter dem Nacken ausgestreckt auf den Boden. Noch angenehmer ist es, mit Schultern und Kopf auf einem luftgefüllten Dynair Ballkissen® zu liegen (siehe Abb. 44), welches Ihrem Nacken wohltuende dreidimensionale Reize vermittelt, die propriozeptiv alle Strukturen erreichen.

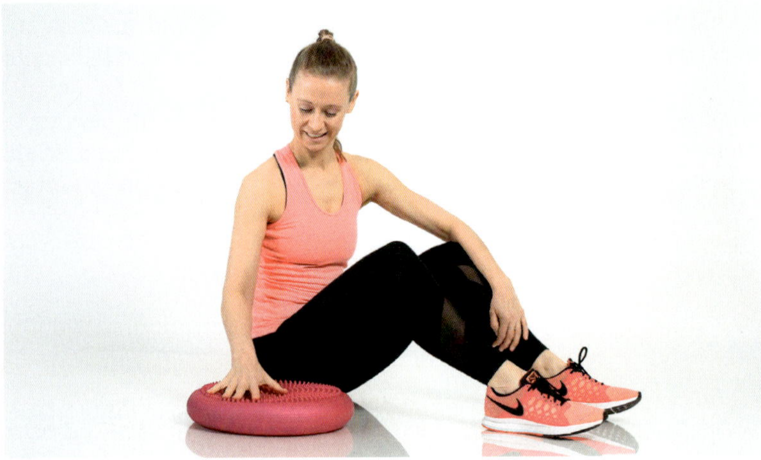

Abb. 43: Das Dynair Ballkissen® von Togu: Gerade bei Nacken- und Rückenproblemen ein sehr wirksames Hilfsmittel zur wohltuenden Vermittlung von dreidimensionalen Reizen.

Nun beginnen Sie beide Sprunggelenke gleichzeitig zu beugen und zu strecken. Dabei werden Sie spüren, wie Ihr gesamter Körper und auch Kopf und Nacken diese Bewegung automatisch begleiten: Sind die Sprunggelenke gebeugt, also die Zehen zum Körper gezogen, ist der Nacken kurz und der Kopf tendiert nach hinten. (a) Sind die Sprunggelenke gestreckt, also die Zehen vom Körper weggestreckt, wird der Nacken lang und der Kopf tendiert zum Doppelkinn nach vorne. (b)

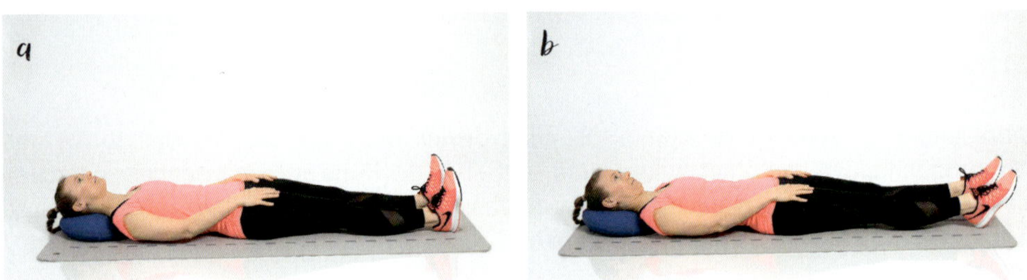

Abb. 44: Nicken im Gleichklang für Kopf und Körper.

Lassen Sie die Bewegung allmählich schneller und flüssiger werden und lassen Sie Ihrem Nacken, aber auch dem gesamten Körper „freien Lauf“. Nacken und Kopf werden eine ganz sanfte, aber flotte Nick-Bewegung, ja beinahe schon Vibration, genießen.

Achten Sie darauf, dass die Bewegung von den Sprunggelenken und nicht vom Kopf ausgeht. Der Nacken muss nichts tun und darf sich einfach bewegen lassen.

Schließen Sie die Augen, lassen Sie Ihren Atem fließen und behalten Sie die Bewegung des ganzen Körpers für eine Minute bei.

Spüren Sie anschließend noch eine Minute in Ruhe im Liegen ohne Handtuch oder Dynair Ballkissen® nach, anschließend auch noch mal im Stand.

Spüren:

- Wie empfinden Sie Ihre Kopfposition? Aufrecht, stolz, selbstbewusst, sicher ...? Wie fühlt sich der Nacken an? Flexibel und lang anstatt halsstarrig und versteckt ...? Hat sich Ihr Sichtfeld erweitert? Sind Sie offen für Neues und neugierig, was kommt ...? Wie empfinden Sie Ihren Stand? Aufrecht, stabil, angenehm locker ...?

Ihr persönliches Embodiment:

- Auch hier halten Sie Ihr persönliches Embodiment fest: Welches positive Bild, welches bildhafte Wort passt für Sie zu dieser Bewegung? Welche Mikrobewegung können Sie daraus entwickeln?
- Vielleicht eine kurze unscheinbare Nickbewegung des Kopfes oder ein Schütteln der Schultern?

  Bild: ...
  Wort: ...
  Mikrobewegung: ...

4.7.2 Eine wohltuende Atementspannung

Sich selbst wahrzunehmen und zu spüren, erfordert zum einen die Fähigkeit loszulassen – von Gedanken, Termindruck, Erwartungen – kurzum, vom Alltag. Zum anderen erfordert Selbstwahrnehmung aber auch die Fähigkeit, aus negativen Gedankenspiralen und -mustern auszubrechen, die oft wie bei einer verkratzten Schallplatte immer in derselben Rille hängenbleiben. Denn solche „Grübeleien" (Rumination) bewirken auf Dauer eine hohe Anspannung; sowohl für die gesamte Skelettmuskulatur als auch für die glatte Muskulatur unserer Blutgefäße, der Organe des Verdauungskanals und der Atemwege. Die Konzentration auf die Selbstwahrnehmung und entsprechende Übungen können dabei unterstützen, negative Gedankenmuster zu verändern und die Stimmung positiv zu beeinflussen.

Im Alltag sind wir es gewohnt, zu denken, zu organisieren und zu erleben. Vor allem der innere Drang, immer irgendetwas tun zu müssen, hindert uns oft daran, einfach mal alles loszulassen, Ruhe zu erfahren, einfach mal nur zu sein. Wenige Minuten der Selbstwahrnehmung und Ruhe am Tag wirken sich vor allem auch positiv auf die Stimmung aus. Man spürt, wie erholsam und gleichzeitig vitalisierend dieser bewusste Fokus nach innen sein kann.

Daher möchte ich Sie jetzt auf eine Reise zu sich selbst mitnehmen, bei der Sie üben, mittels Ihres Atems sich immer wieder auf sich selbst zu konzentrieren und Gedanken vorbeiziehen zu lassen.

Atmen: Kopf und Körper verbinden

Mit der folgenden Übung möchte ich Ihnen für den Alltag mitgeben, wie Sie durch das bewusste Wahrnehmen von bestimmten Körperregionen in Kombination mit einer bewusst geführten Atmung Gedanken lenken und Verspannungen reduzieren können. Auch Verspannungen oder Schmerzen gehören zur Wahrnehmung dazu. Vielleicht können Sie aber auch feststellen, wie Sie Einfluss auf die Intensität und Dominanz unangenehmer Wahrnehmungen nehmen können. Dieses Werkzeug steht Ihnen immer zur Verfügung, wenn Sie es benötigen. Mit der Zeit werden Sie feststellen, wie leicht es ist, sich von seinem Atem leiten und den Geist ruhen zu lassen, um nach und nach Gedankenspiralen aufzulösen.

Sollten Sie nicht die Möglichkeit haben, sich den folgenden Begleittext von einer anderen Person vorlesen zu lassen, nehmen Sie ihn als Sprachmemo mit Ihrem Handy auf oder lassen Sie sich den Text durch eine andere Person aufsprechen. Achten Sie darauf, vor jedem neuen Aufzählungspunkt eine kurze Pause zu machen und sprechen Sie den Text ruhig und langsam ein.

Durchführung:

- Setzen oder legen Sie sich bequem hin, schließen Sie die Augen und folgen Sie dem Text:
- Atmen Sie bewusst tief ein und aus und leiten Sie Ihre Aufmerksamkeit von außen nach innen.
- Spüren sie in Ihren Kopf und in ihr Gesicht: Wie fühlt sich die Stirn an? Kann sich die Stirn bewusst entspannen? Die Sorgenfalten mit dem Atem etwas entfalten?
- Atmen Sie tief ein ... und aus.
- Nun schenken Sie ihrem Kiefer die volle Aufmerksamkeit: Kann dieser locker sein oder beißen die Zähne aufeinander? Kann die Zunge locker am Gaumen liegen? Kann das Kinn locker nach unten fallen?
- Nun spüren Sie in ihren Nacken, der so viel halten muss: Gehen Sie bewusst auf die Suche nach Verspannungen im Nacken. Gibt es welche?
- Jetzt versuchen Sie, ihren Atem bewusst in diese Verspannung hineinzuleiten.
- Dann atmen Sie tief aus und stellen sich vor, wie Sie mit jedem Ausatmen einen Teil dieser Verspannung weg- und aus ihrem Körper hinausatmen. Atmen Sie tief ein ... und aus.
- Jetzt gehen Sie mit ihrer Aufmerksamkeit zu ihren Schultern, die eng mit dem Nacken verbunden sind: Können die Schultern noch ein wenig mehr los- und lockerlassen?
- Versuchen Sie, zusammen mit der Ausatmung locker zu lassen. So, dass mit dem Ausatmen auch die Verspannung wegströmt. Ganz sanft, ohne irgendetwas zu wollen.
- Atmen Sie tief ein ... und aus.
- Stellen Sie sich vor, wie Sie mit jedem Ausatmen dem Gewebe mehr Raum geben und Ihnen leichter wird um die Schultern.
- Atmen Sie tief ein ... und aus.
- Spüren Sie, wie ihr Gewebe durch das Atmen in Kopf, Nacken und Schultern wohlig durchblutet wird. Wie es sich locker und gelöst anfühlt.

- Jetzt wenden Sie sich ihren Gedanken zu und betrachten sie als Beobachter. Sie sind nur innere Phänomene, die Sie registrieren, von außen beobachten und vorbeiziehen lassen:
- Welche Gedanken drängen sich in den Vordergrund und wollen Raum einnehmen?
- Geben Sie diesen Gedanken und Gefühlen keine Dominanz, lassen Sie sie vorbeiziehen und wenden sich mit ihrer ganzen Aufmerksamkeit wieder ihrem Körper zu:
- Wandern Sie mit ihrer Aufmerksamkeit zu ihrem Brustraum und oberen Rücken. Wo fühlen Sie sich besonders entspannt, wo eher angespannt?
- Leiten Sie ihren Atem jetzt ganz bewusst tief in ihren Brustraum und spüren Sie, wie sich die Rippen auffächern und ihr Brustraum sich nach oben und nach außen weitet.
- Nun gehen Sie mit ihrer Wahrnehmung zum oberen Rücken. Wie liegt er auf dem Boden auf oder wie fühlt er sich an der Stuhllehne an? Spüren Sie, wie auch er sich mit dem Einatmen weitet und mit jedem Ausatmen lockerer werden kann.
- Atmen Sie tief in das Gewebe ein und nehmen mit dem Ausatmen die Verspannung mit nach draußen.
- Vielleicht taucht etwas auf, was Sie emotional bewegt. Nehmen Sie es wahr, registrieren Sie, dass es so ist, wie es ist ... und lassen Sie das Gefühl auch wieder ziehen. Ihr Bewusstsein und ihre Beobachtung kehren zu ihrem Körper und zu ihrem Atem zurück.
- Spüren Sie in ihren Bauchraum und finden Sie die Ruhe zwischen ihren Atemzügen. Atmen Sie tief ein ... und aus.
- Vielleicht tauchen Schmerzen auf - beobachten Sie, wo, welchen Raum die Schmerzen einnehmen und wie sie sich anfühlen. Das alles registrieren Sie von außen als Beobachter.
- Kehren Sie wieder zu ihrer Mitte und zu ihrem Atem zurück - spüren Sie in ihren Bauchraum und genießen die lange Ruhepause zwischen ihren Atemzügen. Das Ein- und Ausatmen, wie Wellen an einem weiten Sandstrand: Der Atem fließt heran und strömt wieder zurück ... fließt heran und strömt wieder zurück.
- Spüren Sie die ständige Schwingung in ihrem Körper ... zwischen Einatmung und Ausatmung.
- Spüren Sie, wie der Atem in die Nase einströmt, hinunterströmt bis in die Lungen ... und bis zum Bauchraum.
- Spüren Sie, wie er dann wieder zurückfließt ... vom Bauchraum durch die Lungen, die Luftröhre bis zur Nase.
- Spüren Sie, wie ihr ganzer Körper mit dem Atem ganz sanft schwingt .... wie der Atem wie eine Welle einströmt ... und wieder ausströmt. Wie er Vitalität mitbringt ... und Unnützes mitnimmt.
- Wenn sich Gedanken oder Gefühle dazugesellen, nehmen Sie diese einfach nur wahr und lassen Sie sie mit ihrer Ausatmung vorbeiziehen.
- Es liegt allein an Ihnen, welchen Fokus Sie setzen, worauf Sie ihre persönliche Aufmerksamkeit richten. Sobald Sie jetzt wieder ihrem Atem ihr ganzes Bewusstsein schenken, kann alles andere in ihrem Inneren, was Raum und Aufmerksamkeit einnehmen wollte, in den Hintergrund treten.

- Spüren Sie, wie ihr Atem kühl durch die Nase einströmt, und beim Ausatmen leicht erwärmt wieder ausströmt ... wie ihr Atem ihnen Energie und Stabilität gibt. Im Hier und Jetzt. Einatmen - ausatmen - entspannen - loslassen - kommen - und gehen.

Bleiben Sie mit ihrer Wahrnehmung im Zentrum ihres Körpers, in ihrem Bauchraum. Dort, wo der Atem beginnt und endet.
Mit jedem tiefen Ausatmen ist ein klein wenig mehr Entspannung möglich. Sie können tiefer in den Boden sinken.

- Wie fühlen sich Kopf und Gesicht jetzt an? Frei ... locker ... gelöst?
- Spüren Sie eine Veränderung? Frische ... Wärme ... Entfaltung?
- Was können Sie an ihrem Nacken wahrnehmen: Weite ... Enge ... Lösung?
- Sie nehmen einfach nur wahr, wie es ist.
- Wie fühlen sich ihre Schultern an, wenn Sie in sie hineinatmen? Können Sie sie noch ein wenig mehr loslassen?
- Nehmen Sie ihre Arme wahr ... bis hinunter zu den Händen. Liegen diese locker im Schoß oder am Boden auf ... sodass sie die Schultern entlasten können?
- Wie fühlt sich ihr Brustraum und oberer Rücken an, wenn sie tief hineinatmen ... lebendig ... warm ... schwingend?
- Nun atmen Sie noch mal tief in ihren Bauchraum, in das Zentrum ihres Körpers, und spüren Sie nach, wie es sich anfühlt: warm ... lebendig ... wie nach einer wohltuenden Massage?
- Dann gehen Sie zu ihrem unteren Rücken, von der Taille bis zum Becken. Atmen Sie tief ein ... und aus. Was nehmen Sie hier wahr? Weite ... Spannung ... oder sogar Schmerz?
- Stellen Sie sich vor, wie Sie mit jeder Ausatmung die Spannung und den Schmerz mitnehmen und aus dem Körper hinausatmen. Atmen Sie tief ein ... und aus.
- Jetzt wandern Sie mit ihrer Aufmerksamkeit zu ihren Beinen ... bis hinunter zu den Füßen. Können diese entspannt auseinanderfallen oder dürfen die Füße auch etwas von ihrem Gewicht tragen, wenn Sie sitzen?

Zum Schluss versuchen Sie einmal ihren Körper insgesamt wahrzunehmen: Von der Schädeldecke bis zu den Fußsohlen. Wie fühlt sich Ihr gesamter Körper jetzt an? Was machen ihre Gedanken? Sind sie noch da? Es braucht keine Anstrengung, es muss nichts sein. Alles ist so, wie es ist.

Langsam kommen Sie nun in das Hier und Jetzt zurück, lenken ihre Aufmerksamkeit nach außen, nehmen bewusst die Geräusche wahr, öffnen ihre Augen und folgen ihren Körperimpulsen: Recken und strecken Sie sich und gähnen Sie ausführlich.

Der Praxis-Tipp für den Alltag

Immer, wenn Sie etwas stresst oder sich Ihre Gedanken im Kreis drehen, atmen Sie erst einmal tief durch! Beginnen Sie ...

tief in den Bauchraum einzuatmen,

den Wendepunkt von der Einatmung zur Ausatmung bewusst wahrzunehmen,

noch tiefer und länger auszuatmen, und

den Wendepunkt von der Ausatmung zur Einatmung bewusst wahrzunehmen,

mit jedem Ausatmen noch ein wenig mehr loszulassen – seien es Verspannungen oder Gedanken, die Sie beschäftigen.

Sollten Sie besonders im Nackenbereich Verspannungen spüren ...

richten Sie Ihre Aufmerksamkeit auf den Nacken,

atmen Sie tief in den Nackenbereich ein und noch tiefer aus

spüren Sie, wie sich der Nacken mit der Einatmung weitet und lebendig wird,

spüren Sie, wie sich das Gewebe Platz verschafft und regelrecht aufatmet.

Stellen Sie sich vor, wie zusammen mit Ihrem Ausatmen das Gewebe gelöst und die Verspannung ausgeatmet wird ... jedes Ausatmen löst, macht weicher und lockerer.

Lassen Sie Ihre Schultern bewusst los und spüren Sie, wie sie sich vom Nacken lösen können.

Atmen Sie dann noch einmal bewusst in den weiten Nacken ein und noch tiefer aus.

Dieser kleine Impuls hilft Ihnen, in einer stressigen Situation die Kontrolle zu behalten oder auch wieder zur Ruhe zu kommen.

4.1.3 Qigong zur Beruhigung des Geistes

Sollten Sie sich eher bei bewegungsorientierten Entspannungsübungen wohler fühlen, bieten sich Yoga oder auch Qigong-Übungen an. Qigong ist eine Bewegungsmeditation, die Teil der Traditionellen Chinesischen Medizin ist (TCM). Die Übungen dienen dazu, den Fluss der Lebensenergie Qi im Körper zu harmonisieren. Dazu werden langsame, fließende Bewegungen, aber auch die Atmung und Vorstellungskraft genutzt. In unserer hektischen Welt, die von ständiger körperlicher und geistiger Beanspruchung gekennzeichnet ist, suchen wir nach Möglichkeiten, innezuhalten und wieder Kräfte zu tanken. Sie haben bereits verschiedene Entspannungstechniken ausprobiert, aber immer noch nicht Ihren persönlichen Weg gefunden? Qigong-Übungen könnten dann ein Weg für Sie sein.

Info-Kasten: Was Sie mit Qigong erreichen können

- Qigong-Übungen harmonisieren Körper, Geist und Seele. Blockaden auf den Energiebahnen, den Meridianen, werden gelöst und Ihre Energie wird wieder zum Fließen gebracht.
- Die Übungen zeichnen sich durch einen harmonischen und fließenden Bewegungsablauf aus. Regelmäßiges Üben stärkt fast unmerklich Ihre Muskeln und fördert das harmonische Zusammenspiel Ihrer Schulter-Nacken-Muskulatur. Zusätzlich wird die Durchblutung der Muskeln angeregt.
- Das Üben in einer vollkommen ausbalancierten Köperhaltung führt automatisch zu einer verbesserten Haltung von Schulter, Nacken und Kopf. Dieses wird nachhaltig in Ihrer Alltagshaltung und Ihren Arbeitshaltungen sichtbar.
- Durch Ihre verbesserte Körperwahrnehmung nehmen Sie Spannungen viel früher wahr und können durch den Einsatz von geeigneten Übungen eine schnelle Entspannung erreichen.
- Der Nutzen der Übungen steigert sich mit dem regelmäßigen Training. Setzen Sie eine tägliche Übungszeit fest, sodass sich die Übungen fest in Ihren Alltag integrieren. Später können Sie die Übungen situationsbezogen, z. B. im Büro, einsetzen.

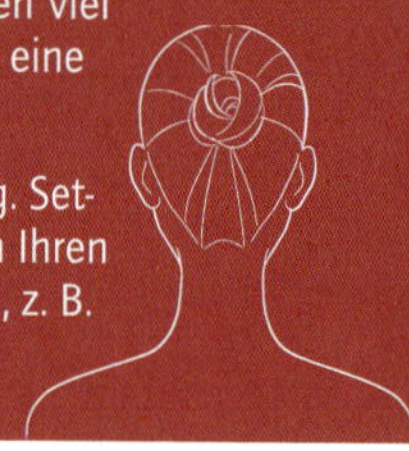

Die Grundhaltung beim Qigong:

Die Grundhaltung ist die Ausgangsposition für zahlreiche Qigong-Übungen. Eine optimale Haltung im Stand entlastet Gelenke und Wirbelsäule. Schultergürtel und Kopf werden ausbalanciert. Ihre Atmung wird leichter und tiefer.

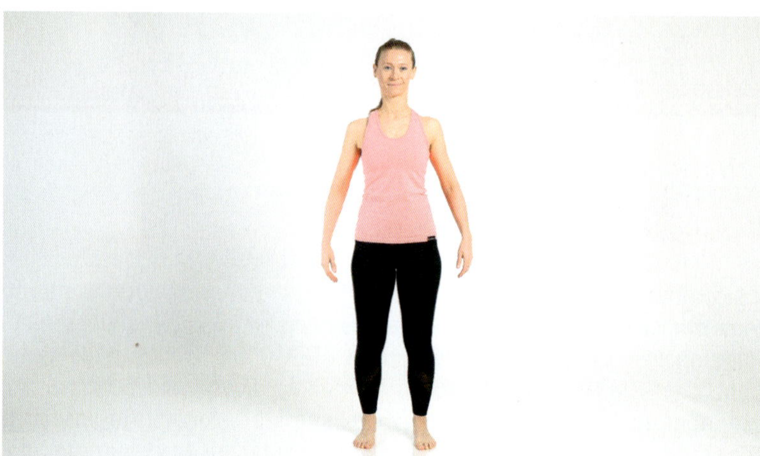

Abb. 45: Die Grundhaltung im Qigong.

- **Die Füße:** Sie stehen schulterbreit und die Füße parallel. Ihr Körpergewicht ruht gleichmäßig auf beiden Fußsohlen, die vollständigen Kontakt zur Erde haben. Nehmen Sie Ihre Füße als kräftige Wurzeln wahr, die tief ins Erdreich reichen.
- **Die Knie:** Die Knie sind locker und leicht gebeugt.
- **Das Becken:** Versuchen Sie, Ihre Gesäß- und Bauchmuskulatur zu entspannen. Das Becken ist ganz leicht nach hinten gekippt, sodass die Lendenwirbelsäule etwas gestreckt wird.
- **Die Schultern:** Nehmen Sie eine lockere aufgerichtete Schulterposition ein: Den Schultergürtel nicht übertrieben zurücknehmen, aber auch keine schlaffe Haltung mit hängenden Schultern.
- **Der Kopf:** Ziehen Sie das Kinn leicht zum Brustbein und schieben Sie den Hinterkopf nach hinten („Huhn-Giraffen-Position"), dabei wird die Halswirbelsäule angenehm gestreckt. Nutzen Sie wieder das Bild der „Marionette": Am höchsten Punkt des Kopfes befindet sich ein Faden. Der Faden hält den Kopf, den Körper lassen Sie nach unten hängen.
- **Die Arme:** Lassen Sie die Arme locker an den Seiten Ihres Körpers hängen. Die Handinnenflächen zeigen zum Körper. Die Finger sind natürlich leicht gebeugt.
- **Das Gesicht:** Entspannen Sie Ihr Gesicht – ein leichtes Lächeln hilft dabei. Ihren Blick richten Sie auf einen Punkt am Horizont.

Energieblockaden lösen

Durchführung:

- Tauchen Sie in der eben beschriebenen Grundhaltung in die Ruhe ein. Legen Sie Ihre Hände dazu auf den Unterbauch.
- Gehen Sie Ihren Körper vom Kopf bis zu den Füßen vor Ihrem geistigen Auge durch. Spüren Sie Ihrer Körperhaltung und den Spannungen in den Muskeln nach.
- Nun visualisieren Sie eine Schnur, die am höchsten Punkt ihres Scheitels befestigt ist und diesen sanft nach oben zieht.
- Gleichzeitig stellen Sie sich vor, dass an Ihrem Steißbein ein kleines Gewicht hängt, das Ihnen dabei hilft, Ihr Steißbein nach unten sinken zu lassen. Augenblicklich spüren Sie, wie Ihr Rücken lang wird und sich die Wirbelsäule streckt.
- Sie lassen ganz sanft die Atmung durch die Nase strömen und kommen äußerlich mehr und mehr zur Ruhe. Ihre Aufmerksamkeit entfaltet sich.
- Ihre Augenbrauen fließen auseinander und die Gesichtsmuskulatur entspannt sich einmal mehr. Sie lassen Ihre Lippen leicht nach außen fließen und ein Lächeln steigt aus Ihrem Inneren auf, verteilt sich kaum merklich über Ihr Gesicht.
- Sie kommen auch innerlich immer mehr zur Ruhe und verbinden Ihren Körper vom Scheitelpunkt bis hinunter in die Fußspitzen.
- Nun scannen Sie Ihren Körper von oben nach unten durch und spüren, ob sich irgendwo Verspannungen zeigen. Konzentrieren Sie sich auf diese Stellen und atmen Sie bewusst in diese verspannten Stellen ein und mit langem Atem wieder aus. Sie werden spüren, wie sich diese Verspannungen lösen. Verweilen Sie einige Minuten in dieser entspannten, gelösten Haltung.

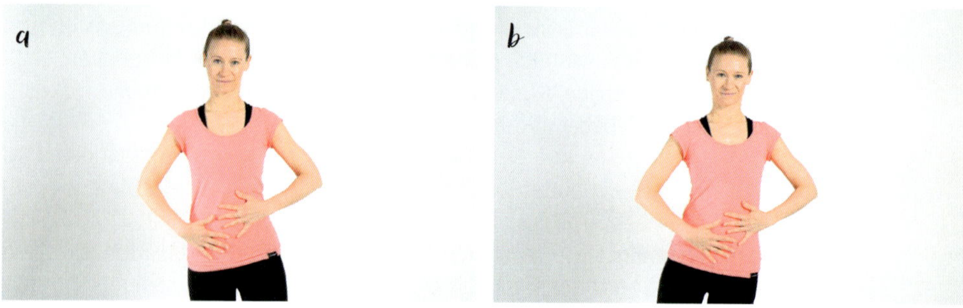

Abb. 46: Energieblockaden lösen.

- Nun verlagern Sie, im langsamen Atemrhythmus, Ihr Körpergewicht jeweils auf einen Fuß und heben den anderen leicht ab.
- Um dies zu erreichen, stellen Sie sich eine rotierende Kugel in Ihrem Energiezentrum in der Körpermitte vor. Diese Kugel führen Sie, durch die Kraft der Vorstellung, nach unten in den Fuß, der nun das Gewicht trägt. Führen Sie nun die imaginäre Kugel aus dem Fuß wieder nach oben bis zur Körpermitte, nehmen Sie wieder Energie auf und führen sie den anderen Fuß nach unten. Das Gewicht verlagert sich.
- Gleichzeitig konzentrieren Sie sich auf Ihre Hände, die im Rhythmus der Gewichtsverlagerung Ihren Bauch im Uhrzeigersinn massieren. Durch diese Qigong-Übung, die Sie über mindestens zehn Atemzüge wiederholen, werden Sie sich entspannt, ruhig und vital fühlen.

4.7.4 Progressive Muskelrelaxation

Eine gute Möglichkeit, den Körper zu entspannen, ist der Wechsel von Anspannung und Entspannung. Die Progressive Muskelentspannung (PMR) ist eine Entspannungstechnik, bei der Sie systematisch verschiedene Muskelgruppen im Körper anspannen und dann wieder entspannen, um eine tiefe körperliche und mentale Entspannung zu erreichen. Die Methode wurde von dem amerikanischen Arzt Edmund Jacobson entwickelt und basiert auf der Idee, dass die Entspannung der Muskeln zu einer Entspannung des gesamten Körpers führt. Es ist wichtig, die Progressive Muskelentspannung regelmäßig zu praktizieren, um die besten Ergebnisse zu erzielen. Sie kann helfen, Stress abzubauen, die Muskelspannung zu reduzieren, die Schlafqualität zu verbessern und ein allgemeines Gefühl der Entspannung und des Wohlbefindens zu fördern. Sie ist auch im Übrigen die am besten wissenschaftlich fundierte Entspannungsform.

Die Vorgehensweise bei der progressiven Muskelrelaxation sieht folgendermaßen aus:

1. **Vorbereitung:** Sie sollten für die Entspannung lockere Kleidung tragen. Suchen Sie sich einen ruhigen und wohltemperierten Ort, an dem Sie ungestört sind. Setzen oder legen Sie sich, je nachdem, was für Sie angenehmer ist.

2. **Entspannungshaltung einnehmen:** Achten Sie auf eine bequeme Körperposition, sodass Ihre Muskeln ganz locker aufliegen können. Schließen Sie Ihre Augen und atmen Sie tief durch die Nase ein und aus. Vertiefen Sie nach und nach die Atmung, indem Sie immer noch länger und tiefer ausatmen.
3. **Anspannen der Muskelgruppen:** Beginnen Sie dann damit, eine Muskelgruppe in Ihrem Körper für etwa 10 Sekunden bewusst und konzentriert anzuspannen. Sie können zum Beispiel Ihre Fäuste ballen, die Schultern hochziehen, die Bauchmuskeln anspannen oder die Gesäßmuskeln zusammenziehen. Beachten Sie, dass Sie während der Anspannung ganz normal weiter atmen.
4. **Entspannen der Muskelgruppen:** Lassen Sie nach den 10 Sekunden der Anspannung die Spannung plötzlich los und spüren Sie die Entspannung in der jeweiligen Muskelgruppe. Atmen Sie dabei langsam und tief ein und aus. Konzentrieren Sie sich darauf, die Spannung vollständig aus Ihrem Körper entweichen zu lassen und spüren Sie, wie sich die Muskeln locker und schwer anfühlen.
5. **Fortsetzung mit weiteren Muskelgruppen:** Wiederholen Sie diesen Vorgang mit anderen Muskelgruppen in Ihrem Körper, indem Sie systematisch von den Füßen bis zum Kopf die entsprechenden Muskeln an- und entspannen. Achten Sie also darauf, dass Sie jede Muskelgruppe für eine kurze Zeit anspannen und dann bewusst entspannen.
6. **Der Abschluss:** Nachdem Sie dann alle oder auch nur die gewünschten Muskelgruppen entspannt haben, nehmen Sie sich noch einige Minuten Zeit, um in der Entspannung zu verweilen und Ihre Atmung zu genießen. Öffnen Sie dann langsam Ihre Augen und kehren Sie sanft in den Raum zurück.

Die progressive Muskelrelaxation des Schulter-Nacken-Bereichs

Ausgangsstellung:

Sie sitzen aufrecht auf einem Stuhl, lehnen sich an und schließen die Augen. Beide Fußsohlen berühren den Boden und Ihre Arme hängen locker nach unten. Der Kopf schwebt stolz über Ihrer Wirbelsäule.

Durchführung:

- Konzentrieren Sie sich jetzt auf das Innere in Ihrem Körper: Spüren Sie den Herzschlag und Ihre Atmung?
- Konzentrieren Sie sich nun ganz auf Ihre Schultern und suchen Sie nach Stellen, die Ihnen verspannt erscheinen.
- Atmen Sie nun bei jeder Anspannung tief in den angespannten Körperbereich hinein und mit der Entspannung noch tiefer wieder aus.
- Nun werden Sie die Schultern in verschiedenen Positionen anspannen, in angespannter Position etwa 10 Sekunden halten und dann auch wieder bewusst entspannen. Bei jedem Spannungslösen sagen Sie sich im Stillen „ICH LASS LOCKER!"

Anspannung: Schultern hochziehen, halten, anspannen.

Entspannung: Schultern fallen lassen, Spannung entweicht, entspannen.

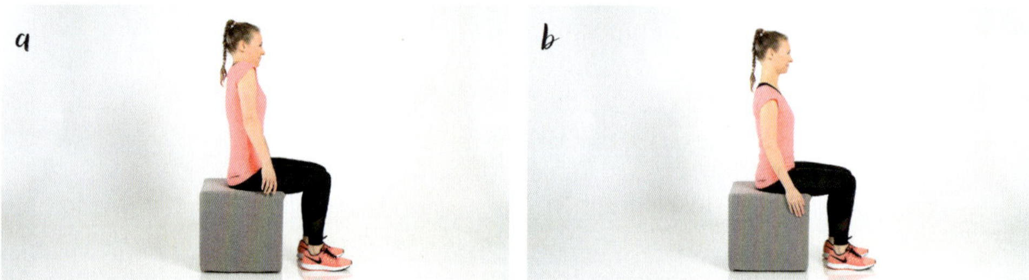

Abb. 47: Schultern hochziehen, Spannung halten, dann fallenlassen und entspannen.

Anspannung: Schultern nach hinten ziehen, halten, anspannen.

Entspannung: Schultern zurückführen, Spannung entweicht, entspannen.

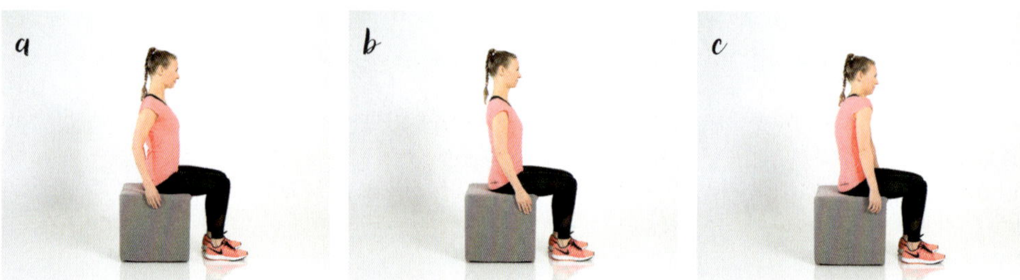

Abb. 48: Schultern nach hinten und nach der Entspannung nach vorne ziehen.

Anspannung: Schultern nach vorne ziehen, halten, anspannen.

Entspannung: Schultern zurückführen, Spannung entweicht, entspannen.

Anspannung: Schultern weit nach unten ziehen, halten, anspannen.

Entspannung: Schultern zurückführen, Spannung entweicht, entspannen.

Zurücknahme: Recken Sie sich nun, strecken Sie sich, und drehen Sie sich langsam nach rechts und links. Genießen Sie den wohligen entspannten Zustand.

Nun probieren Sie sich an der progressiven Muskelrelaxation für den Nacken:

Ausgangsstellung:

Sie liegen entspannt am Boden. Ihre Füße sind am Boden aufgestellt. Ihr Nacken ist mit einer zusammengerollten Decke/einem Handtuch oder einem weichen und flexiblen Redondo® Ball unterlegt.

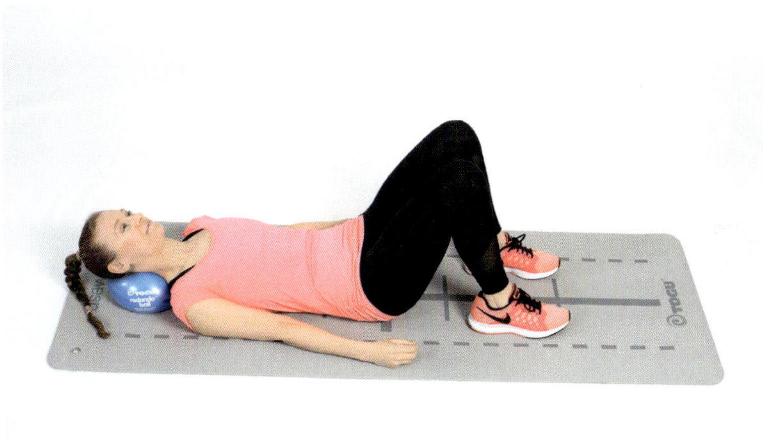

Abb. 49: Anspannung des Nackenbereichs in der „Huhn-Giraffen-Position".

Anspannung 1: Konzentrieren Sie sich ganz auf die hintere Region Ihres Nackens. Nehmen Sie mit dem Kopf die „Huhn-Giraffen-Position" ein und versuchen Sie mit Ihrem Nacken und Hinterkopf das zusammengerollte Handtuch bzw. den Redondo® Ball 10 Sekunden lang Richtung Boden zu pressen. Atmen Sie dabei ruhig weiter.

Entspannung: ... und entspannen Sie sich. Lösen Sie die „Huhn-Giraffen-Position" auf und liegen Sie „bequem" auf. Die Spannung Ihrer Muskeln entweicht. Versuchen Sie, Ihr Gefühl zu beobachten, Ihre Empfindungen wahrzunehmen. Atmen Sie ruhig ein und aus und entspannen Sie sich. Dieser Vorgang wird zweimal wiederholt.

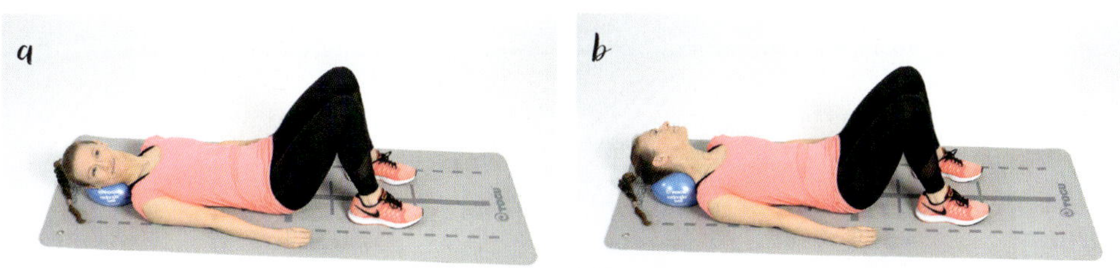

Abb. 50: Anspannung des Nackenbereichs in verschiedenen Winkeln.

Anspannung 2: Legen Sie Ihren Kopf auf eine Seite. Konzentrieren Sie sich ganz auf die seitliche Region Ihres Nackens. Stellen Sie sich vor, Sie wollten auf der gegenüberliegenden Halsseite einen schweren Sack nach oben drücken. Spannen Sie ihre Halsseite entsprechend

10 Sekunden lang an. Die dazugehörige Schulter wird dabei nach unten gezogen. Atmen Sie dabei ruhig weiter.

Entspannung: ... und entspannen Sie sich. Die Spannung Ihrer Muskeln entweicht und Sie drehen Ihren Kopf wieder langsam in die Ausgangsposition. Versuchen Sie, Ihr Gefühl zu beobachten, Ihre Empfindungen wahrzunehmen. Atmen Sie ruhig ein und aus und entspannen Sie sich. Dieser Vorgang wird zweimal wiederholt.

Drehen Sie Ihren Kopf langsam in verschiedene Winkel und erspüren Sie, wohin die Spannung wandert und verharren Sie dann in den Positionen, in denen Sie Spannung spüren. Dann wiederholen Sie das Prozedere erneut.

Vergleich: Vergleichen Sie nun den Zustand Ihres Nackens mit dem Zustand vor dem Üben.

Zurücknahme: Recken Sie sich nun, strecken Sie sich, und drehen Sie sich langsam nach rechts und links. Genießen Sie den wohligen entspannten Zustand.

4.7.5 Visualisierung

Bei der Visualisierung können verschiedene Ansätze verwendet werden, je nach persönlichen Vorlieben und Zielen. Einige häufige Formen der Visualisierung umfassen:

1. **Naturvisualisierung:** Hierbei stellen Sie sich eine beruhigende Landschaft vor, wie einen sonnigen Strand, einen ruhigen Wald oder eine malerische Berglandschaft. Dann konzentrieren Sie sich auf die Details der Umgebung, die Farben, Geräusche und Gerüche, um ein intensives Gefühl der Entspannung zu erzeugen.

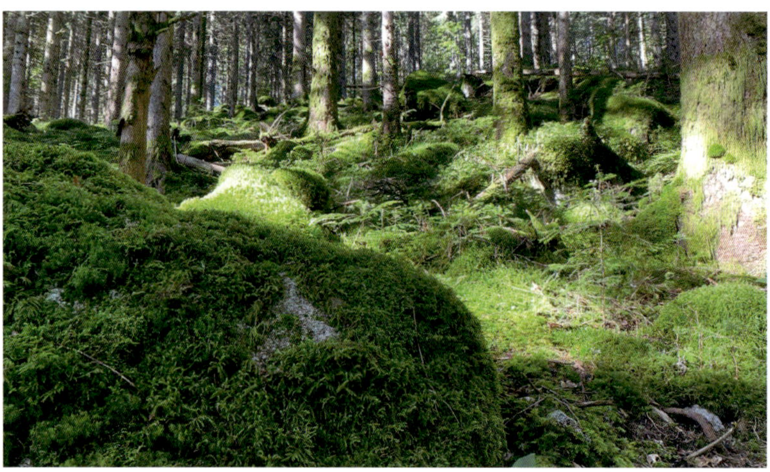

Abb. 51: Beispiel einer Naturvisualisierung: Ein ruhiger Wald.

2. **Zielvisualisierung:** Visualisieren Sie hier Ihre persönlichen Ziele oder Wünsche auf positive und inspirierende Weise. Stellen Sie sich vor, wie Sie Ihre Ziele erreicht haben und wie sich das anfühlt. Diese Art der Visualisierung kann dazu beitragen, Motivation und Selbstvertrauen zu stärken.

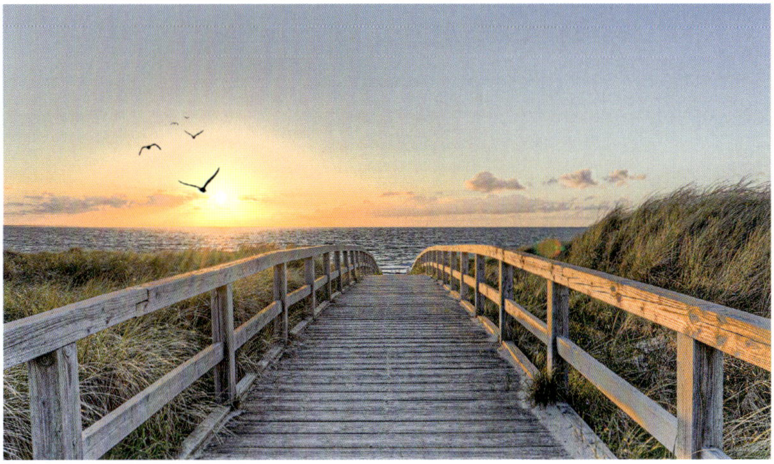

Abb. 52: Beispiel einer Zielvisualisierung: Kann Motivation und Selbstvertrauen stärken.

3. **Heilungsvisualisierung:** Hierbei werden Visualisierungstechniken verwendet, um den Heilungsprozess im Körper zu unterstützen. Dabei stellen Sie sich beispielsweise vor, wie eine heilende Energie in Ihren Körper strömt und alle Bereiche reinigt und revitalisiert, die Heilung benötigen.

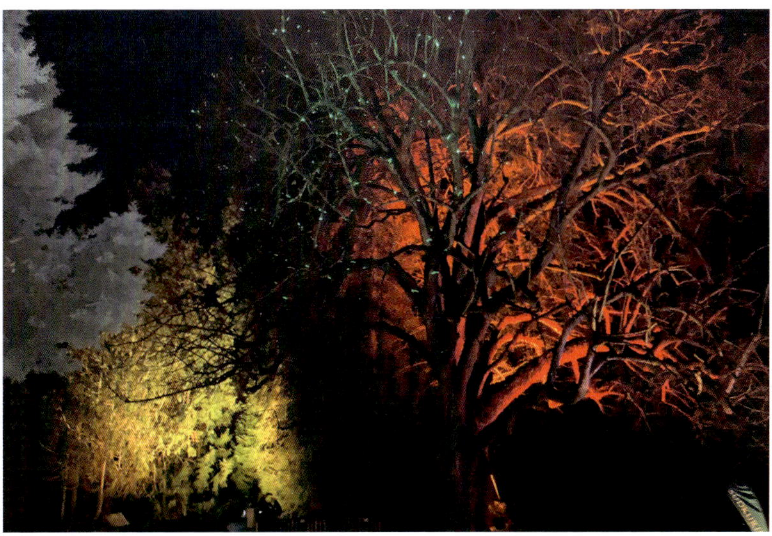

Abb. 53: Beispiel einer Heilungsvisualisierung: Heilende Energie durchströmt den Körper.

4. **Reisevisualisierung:** Dabei malen Sie sich in Ihrer Vorstellung eine entspannende Reise aus, zum Beispiel eine imaginäre Reise zu einem idyllischen Ort oder zu einem Ort, an dem Sie sich besonders wohl fühlen. Stellen Sie sich dabei vor, wie Sie dorthin reisen, was Sie sehen, hören, riechen und fühlen, während Sie sich ganz entspannt fühlen.

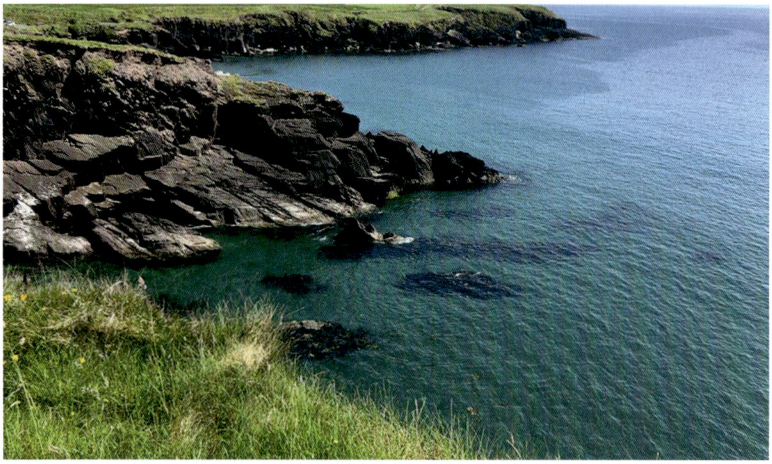

Abb. 54: Beispiel einer Reisevisualisierung: Eine entspannende Reise zu einem idyllischen Ort.

Bei der Visualisierung ist es wichtig, sich vollständig auf die Bilder und Gefühle zu konzentrieren, die Sie erzeugen möchten und sich davon mitreißen zu lassen. Indem Sie regelmäßig Visualisierungstechniken in Ihre Entspannungspraxis integrieren, können Sie eine noch tiefere Entspannung erreichen und eine positive Veränderung in Ihrem mentalen und emotionalen Wohlbefinden bewirken. Probieren Sie es mit dieser folgenden kleinen Übung aus.

Sollten Sie nicht die Möglichkeit haben, sich den folgenden Begleittext von einer anderen Person vorlesen zu lassen, nehmen Sie ihn als Sprachmemo mit Ihrem Handy auf oder lassen Sie den Text von einer anderen Person aufsprechen. Achten Sie darauf, vor jedem neuen Aufzählungspunkt eine kurze Pause zu machen und sprechen Sie den Text ruhig und langsam ein.

Mein Ort der Ruhe

Einstimmung:

Nehmen Sie eine möglichst bequeme Haltung ein und stellen Sie sich darauf ein, dass Sie sich nun entspannen. Achten Sie darauf, dass Sie bequem sitzen oder liegen. Der Rücken liegt locker auf der Matte auf oder ist angelehnt, die Füße stehen beckenbreit am Boden oder liegen locker da. Arme und Hände können entspannt herabhängen oder ruhen ebenso locker auf der Matte. Der Kopf findet eine angenehme Position. Sie atmen ruhig und gelöst, ganz in ihrem eigenen Rhythmus.

Visualisierung:

Lassen Sie nun bitte vor ihrem inneren Auge das Bild eines Ortes entstehen ...,
eines Ortes, an dem sie sich wohl fühlen ...,
eines Ortes, an dem Sie gerne wären und an dem Sie Ruhe und Entspannung finden ...

Dies kann ein Ort aus ihrer Erinnerung sein ...
oder auch ein Ort, den es nur in ihrer Fantasie gibt.
Zu Beginn fällt es oft gar nicht leicht, ein solches Bild zu finden ...
Vielleicht laufen vor ihrem inneren Auge auch mehrere Bilder hintereinander ab, wie in einem Film ...
Lassen Sie diese Bilder dann eine Zeit lang laufen ...
Und versuchen Sie nun bitte, ein Bild festzuhalten ...
Richten Sie ihre Aufmerksamkeit nur auf dieses eine Bild ...
auf diesen Ort, der Ruhe und Entspannung ausstrahlt ...
Und nun gehen Sie bitte in dieses Bild hinein ...
und schauen sich um an ihrem Ort der Ruhe und Entspannung ...
Schauen Sie nach links ...
und nach rechts ...
nach unten auf den Boden ...
und nach oben zum Himmel ...

Achten Sie auf Geräusche an diesem Ort ...
Wenn Sie aufmerksam lauschen, können Sie vielleicht etwas hören ...
Vielleicht können Sie auch etwas spüren ...
auf ihrer Haut ...
im Gesicht ...
wo auch immer ...

Und wenn Sie nun die Luft durch die Nase einziehen, können Sie vielleicht auch etwas riechen ...

Verweile an diesem Ort der Ruhe und Entspannung und genieße es, dort zu sein ...
Was sehen Sie? ...
Was hören Sie? ...
Was spüren Sie? ...
Was riechen Sie? ...

Bilden Sie und sagen Sie sich nun ihren positiven Satz ... ihren ganz speziellen Satz ... (Anmerkung: wie Sie es aus dem Embodiment kennen).

Verabschieden Sie sich nun bitte allmählich von ihrem Ort der Ruhe und Entspannung ...
Nehmen Sie wieder ihren Körper wahr ...
Ballen Sie ihre Hände zu Fäusten, atmen Sie tief durch und recken und strecken Sie sich.
Atmen Sie noch ein paar Mal tief durch ... und öffnen Sie dann Ihre Augen.

4.7.8 Mein Alltags-Check-up

Zum Abschluss möchte ich Ihnen Gelegenheit geben, Ihren persönlichen Alltags-Check zu machen. Dieser stellt eine Kurzzusammenfassung dessen dar, was Sie in den vergangenen Kapiteln möglicherweise als Aha-Erlebnisse für sich definieren würden:

Mein persönlicher Alltags-Check-up

- Nehmen Sie Ihren Körper und seine (Ver)Spannungen bewusst wahr?
- Treten diese (Ver-)Spannungen in bestimmten Situationen oder Körperhaltungen auf?
- Haben Sie daraufhin bewusst Änderungen Ihrer Haltung oder Ihrer Anspannung in diesem Körperbereich vorgenommen?
- Haben Sie schon beobachtet, dass Sie Ihre Zehen im Schuh einkrallen, Ihr Lenkrad fester als notwendig halten, den Po häufig anspannen, den Kopf bei der Computerarbeit „geierartig" nach vorne schieben?
- Ist Ihnen bisweilen Ihre Atmung bewusst? Spüren Sie, ob Ihre Atmung den Bauch erreicht oder im Brustkorb „steckenbleibt"?
- Sind Ihnen in stressigen Situationen bewusst Körperreaktionen aufgefallen? Und falls ja, welche?
- Konnten Sie bereits Nutzen aus Ihrem Embodiment präventiv und auch während der Stresssituationen ziehen?
- Trainieren Sie Ihre Embodiment-Bewegung/-Haltung zusammen mit Ihrem Bild, Wort oder Satz?
- Reagieren Sie auf Ihre stressbedingten Körperreaktionen und bieten Körper und Psyche den entsprechenden Ausgleich, vielleicht mit Aktivität, um „Dampf abzulassen"?
- Haben Sie, wenn Sie gestresst und unkonzentriert sind, einmal ausprobiert, wie Ihnen ein Spaziergang an der frischen Luft guttut?
- Reagieren Sie bei Schmerzen mit Bewegung und bewusster Atmung in diese Schmerzstellen?
- Gönnen Sie sich Zeiten am Tag, an denen Sie ruhen, dem Körper und Geist Erholung verschaffen und um sich zu spüren?
- Sind Sie sich bewusst, dass Leistungsfähigkeit auf Erholungsfähigkeit basiert?
- Tun Sie aktiv etwas für Ihre Erholungsfähigkeit (z. B. meditieren, spazierengehen, Qigong, PMR, Musik etc.)?

Falls Sie diese Fragen nun tatsächlich vorwiegend mit „ja" beantworten können, haben Sie Ihre Selbstwahrnehmung gut trainiert und Sie sind auf einem guten Weg, Bedürfnisse und Signale Ihres Körpers bewusst wahrzunehmen und zu berücksichtigen. Die kleinen Embodiments und Neurotags, die Sie für sich gefunden und gebildet haben, tragen Ihren Teil dazu bei, dass Ihr Körper Ihre Psyche positiv unterstützt und Ihnen Ressourcen anbietet, auch in schwierigen Lebenslagen Körper und Kopf in harmonischem Gleichklang zu halten. Und denken Sie daran: Alles geht besser, wenn man mehr und aufrechter geht!

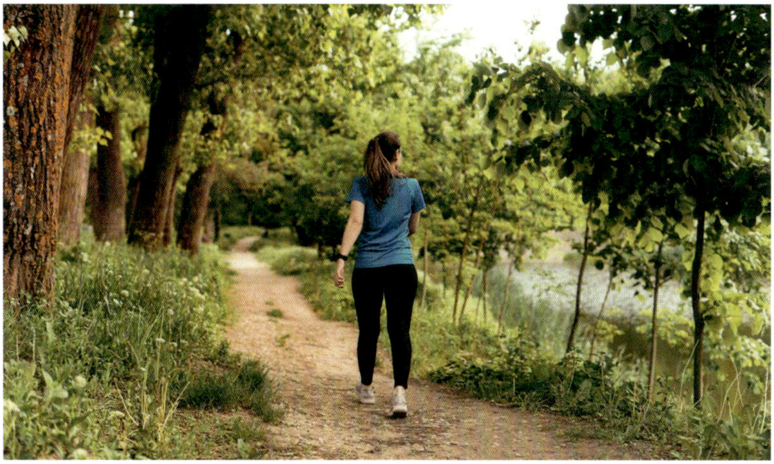

Abb. 55: Sie fühlen sich besser, wenn Sie aufrecht und schwungvoll durchs Leben gehen.

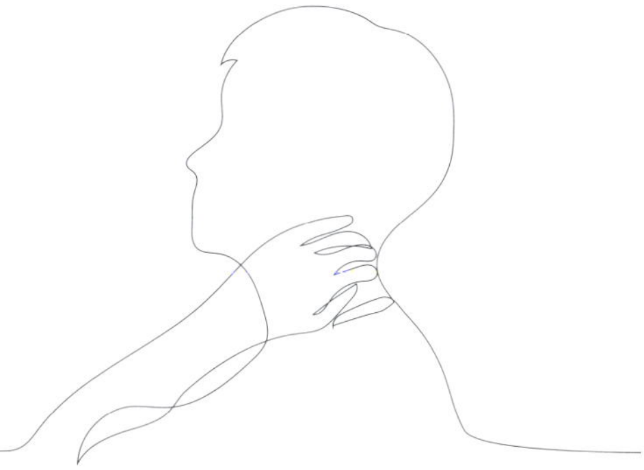

5

Dritter Schritt: Entdecken Sie sich. Die Sensibilitäts- und Programmierphase

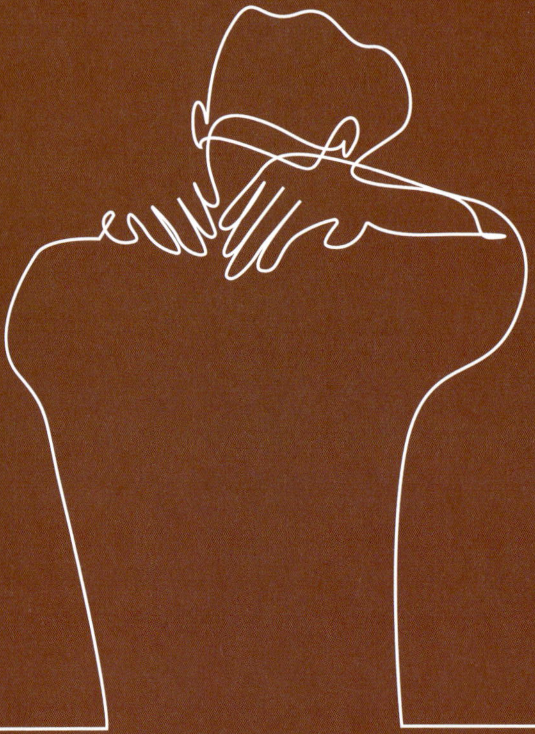

Gesundheit hängt mit der Fähigkeit zusammen, sie zu erhalten und zu genesen. In der Wissenschaft ist seit längerem bekannt: Wer eine hohe „Selbstwirksamkeit" besitzt, bleibt eher gesund. Selbstwirksamkeit als Überzeugung, selbst etwas für sich tun zu können, ist trainierbar! Ein gutes Körperwahrnehmungsvermögen ist dafür die beste Voraussetzung. Mit einer guten Körperwahrnehmung verfügt das körper-seelische System „Mensch" über zwei wichtige Fähigkeiten: die Fähigkeit zur Selbstdiagnose und die Fähigkeit zur Selbstheilung bzw. Regeneration. In dieser Sensibilitäts- und Programmierphase geht es nun darum, die eigenen Gewohnheitsmuster Ihrer nackenbelastenden Bewegungen zu erkennen und neue funktionelle Bewegungskoordinationen zu installieren. Im Zuge dieser Neuinstallierung nutzen und trainieren Sie Ihre Körperwahrnehmung.

5.1 Die Sensibilitätsphase: Wozu Körperwahrnehmung?

Körperwahrnehmung ist die gerichtete Aufmerksamkeit auf den eigenen Körper. Man versucht, sich selbst „von innen" zu beobachten und Bewegungen nachzuspüren. So lernt man, den Körper ökonomisch und „materialschonend" (seinem funktionellen Gebrauch nach) einzusetzen. Wären wir also in der Lage, unsere Verspannungen im Nacken frühzeitiger wahrzunehmen, könnten wir früher Gegenmaßnahmen einleiten und chronische Entzündungszustände und Schmerzen verhindern. Wir wollen früher und differenzierter wahrnehmen können, was uns nicht guttut. Das müssen wir lernen. Dann sind wir auch in der Lage, frühzeitiger Anti-Schmerz-Maßnahmen einzuleiten.

Info-Kasten: Gründe für das Training der Körperwahrnehmung

Es sprechen vier wesentliche Gründe für das Training der Körperwahrnehmungsfähigkeit:

1. *Die Schulung des Körperwahrnehmungsvermögens hilft, das eigene Verhalten zu reflektieren und zu verändern und den Transfer in den Alltag zu schaffen.* Die Haltungs- und Bewegungskorrekturen, die Ihnen vom Therapeuten gegeben werden, können dann auch in den Alltag übertragen werden. Sie bleiben somit nicht auf die direkte Rückmeldung des Therapeuten angewiesen, sondern spüren selbst, wenn und wann Sie bei Alltagsverrichtungen die falschen Muskeln einsetzen und Sie den Nacken dadurch zwangsläufig weiterhin unnötig überlasten.

2. *Die Schulung des Körperwahrnehmungsvermögens hilft, psychophysische Warnsignale frühzeitig wahrnehmen zu können.* Stellen Sie sich vor, Sie sitzen schon vier Stunden am PC. Sie wollen diese Arbeit aber unbedingt fertigstellen. Eine gute Körperwahrnehmung wäre jetzt der Garant dafür, dass Ihnen bei falscher oder belastender Kopf- und Schultergürtelhaltung Signale gegeben werden: Sie spüren die aufkommenden Verspannungen frühzeitig genug, um bewusst aufzustehen, sich zu bewegen und eine kleine Pause einzulegen. So können Sie nicht nur Verspannungen verhindern, sondern verbessern auch Ihre Konzentrations- und Leistungsfähigkeit.

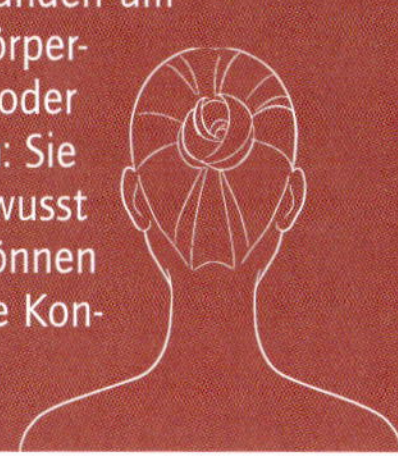

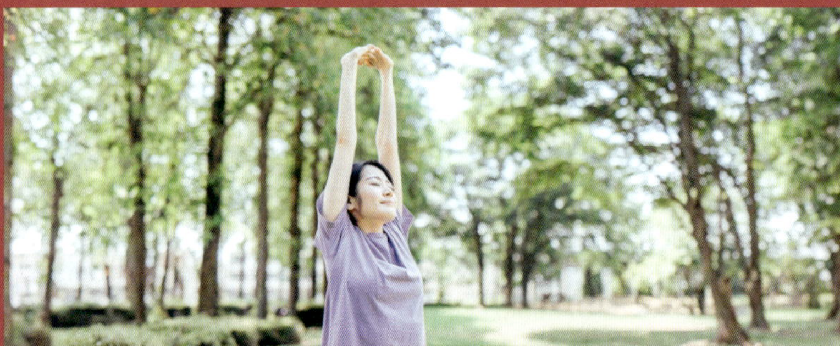

Abb. 56: Eine kurze Pause einlegen, kann die Lösung sein.

3. *Die Schulung des Körperwahrnehmungsvermögens hilft, sowohl schädliche Überforderungen als auch schwächende Unterforderungen bewusst zu registrieren.* Andernfalls werden die Bedürfnisse des Körpers nicht angemessen wahrgenommen und interpretiert. Ein Beispiel: Sie haben acht bis neun Stunden Büroarbeit hinter sich. Der Chef war stressig, die Mitarbeiter hatten schlechte Laune und Sie müssen heute Abend auch noch bügeln. Verständlich, dass Sie sich eher überfordert als motiviert fühlen, noch eine Runde zu walken. Bei einer guten Körperwahrnehmung würde aber genau das Ihr Körper von Ihnen fordern und: Sie hätten auch noch Lust dazu, weil Sie sich auf das Gefühl „danach" freuen. Anschließend würde Ihnen sogar das Bügeln leichter fallen.

4. *Eine gute Körperwahrnehmung hilft Ihnen, Gewohnheiten zu erkennen und schonende Alternativen zu finden.* Dadurch wird es Ihnen möglich, geschmeidigere und funktionellere Bewegungen von schweren, anstrengenden Bewegungen zu unterscheiden. Erst dann stellt sich ein Gefühl der Leichtigkeit ein, das verstärkend wirkt und ein positives Körpergefühl hinterlässt. Wir nutzen unsere Wahlmöglichkeiten zu wenig, weil wir nichts von ihnen wissen!

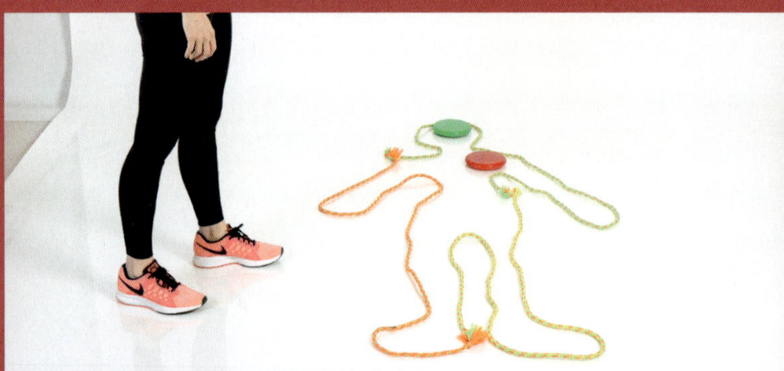

5. *Abb. 57: Die Übung „Seilkörper" im Embodiment-Seminar trägt zur besseren Körperwahrnehmung bei.*

Bei unzureichendem Körperwahrnehmungsvermögen kann die wesentliche psychische Gesundheitsressource „Selbstwirksamkeit" nicht entsprechend ausgeschöpft werden. Erst wenn Sie in sich hineinfühlen können, wird es Ihnen möglich sein, Veränderungen zu bewirken und diese dann auch wahrzunehmen. Dann werden Sie davon überzeugt sein, dass Sie Ihr Wohlbefinden auch selbst in die Hand nehmen können.

5.2 Die Sensibilitätsphase: Wie funktioniert Körperwahrnehmung?

Die Körperwahrnehmung bezieht sich auf die Fähigkeit einer Person, die Signale des eigenen Körpers wahrzunehmen, zu interpretieren und darauf zu reagieren. Sie spielt eine entscheidende Rolle in der Selbstregulation, im Körperbewusstsein und in der motorischen Kontrolle (Bewegungskontrolle). Sie umfasst eine Vielzahl von sensorischen Informationen, die aus verschiedenen Teilen des Körpers stammen, einschließlich des somatischen Nervensystems, das Empfindungen wie Berührung, Druck, Temperatur und Schmerz vermittelt. Wir wollen früher und differenzierter wahrnehmen können, was uns nicht guttut. Das müssen wir lernen. Dann sind wir auch in der Lage, frühzeitiger Anti-Schmerz-Maßnahmen einzuleiten.

Die Körperwahrnehmung erfolgt durch komplexe sensorische Mechanismen, die Signale von Nervenrezeptoren (Wahrnehmungsorganen) im Körper an das zentrale Nervensystem senden. Diese Signale werden dann im Gehirn verarbeitet und interpretiert, um ein Verständnis für den eigenen Körperzustand zu entwickeln.

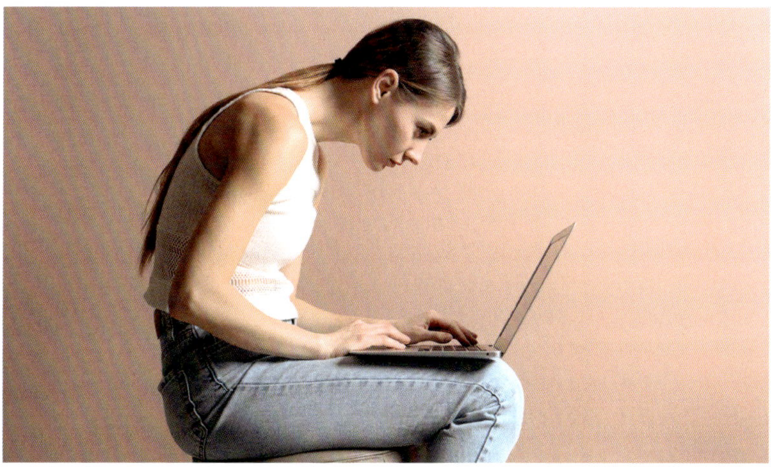

Abb. 58: Eine chronische Überforderung der Nackenmuskulatur führt zu chronischen Schmerzen.

Schauen wir uns ein Praxisbeispiel zur Körperwahrnehmung an: Sie sitzen weit vorne im Kino und müssen den Kopf stark anheben und die Halswirbelsäule überstrecken, um auf die Leinwand sehen zu können.

Diese Situation kennen Sie mit Sicherheit auch von langen Autofahrten oder andauernder PC-Arbeit. Bleiben wir bei dem Kinobeispiel. Bei einem guten Körperwahrnehmungsvermögen reagieren Sie jetzt folgendermaßen:

1. **Der Reiz** ➳ Sie halten Ihren Kopf über längere Zeit in einer ungünstigen Position.
2. **Die Rezeptoren (Sensoren)** ➳ Die Rezeptoren in der Halswirbelsäule und in den angrenzenden Muskeln registrieren frühzeitig eine hohe Biegespannung.
3. **Zum Gehirn leitende Nervenbahnen und Nervenzellen** ➳ Die „Telefonleitungen" und Schaltzentralen leiten den Reiz „Nackenbelastung" an das „Management" (Gehirn bzw. Rückenmark) jetzt viel schneller weiter. Entsprechend früher wird Ihnen Ihre Kopfhaltung unangenehm bewusst.
4. **Gehirn/Rückenmark** ➳ Das „Management" kann jetzt differenzierter entscheiden: Unproduktive und unnötige Muskelanstrengung wird aufgespürt und „ausgesiebt". Der Befehl für effektivere Bewegungen bzw. Haltungen wird ausgesendet. Sie reagieren intuitiv und meist unbewusst mit dem „Befehl" „Ich muss etwas ändern".
5. **Ausführende „Organe" (Muskeln, Gelenke, Bänder, Sehnen)** ➳ Sie korrigieren Ihre Sitzposition so, dass Ihre Halswirbelsäule und damit Ihr Nacken entlastet wird. Möglicherweise haben Sie auch das Bedürfnis, Ihrer Nackenmuskulatur eine kurze Bewegungspause zu gönnen und bewegen Kopf und Schultern, um wieder frisches Blut an die verspannte Muskulatur zu pumpen.
6. Auf alle Fälle ist das Resultat des Ablaufs 1 bis 5 ein ökonomischer und funktioneller Bewegungsvollzug bzw. eine ideale und vor allem frühzeitige Reaktion auf die belastende Situation. So sind Sie selbst nicht nur in der Lage, die Situation frühzeitig zu erspüren und zu bewerten, sondern auch angemessen darauf zu reagieren, um Schmerzen zu vermeiden.

Die unten angebotenen Übungen, die Ihre Körperwahrnehmung schulen und für den Nacken relevant sind, beziehen sich auf die drei Hauptkomponenten Propriozeption (Eigenwahrnehmung), Taktilität (Fühlbarkeit) und Nozizeption (Schmerzwahrnehmung). Im Kapitel der „Trainingsphase" finden Sie die praktischen Übungen, die mit dem Training dieser drei Komponenten einhergehen.

5.2.1 Testen Sie Ihre Körperwahrnehmung

Haben Sie Lust, Ihre Körperwahrnehmung einmal zu überprüfen? Dann fragen Sie Ihren Partner oder eine Kollegin, ob er oder sie Ihnen dabei behilflich ist. Es ist eine Aufgabe mit wenig Aufwand.

Experimentieren Sie: Sie stehen in aufrechter Körper- und Kopfhaltung und schließen die Augen. Ihre Kollegin liest Ihnen jetzt nacheinander die vier unten stehenden Fragen vor. Nach jeder Frage geben Sie ihr eine Antwort darauf, ohne die Augen dabei zu öffnen. Nach allen vier Fragen können Sie die Augen wieder öffnen und Ihre Kollegin wird Ihnen sagen, ob Ihre tatsächliche Kopfhaltung dem entsprach, wie Sie sie mit geschlossenen Augen gefühlt haben. Sie antworten also mit geschlossenen Augen auf die folgenden Fragen, während Ihre Kollegin die Antworten in der von außen sichtbaren „Richtigkeit" überprüft:

- *Zeigt dein Kinn eher zum Brustbein oder eher Richtung Decke nach oben oder ganz gerade nach vorne?*
- *Zeigt dein Kinn eher rechts oder eher links neben das Brustbein oder steht es gerade direkt über dem Brustbein?*
- *Ist das eine Ohr der einen Schulter näher als das andere Ohr der anderen Schulter? Ist der Kopf also zu einer Seite leicht geneigt und falls ja, zu welcher?*
- *Ist eine Schulter höher als die andere Schulter und falls ja, welche?*

Sie werden überrascht sein, dass die Beantwortung der Fragen gar nicht so leicht ist und man häufig genau „spiegelverkehrt" antwortet. Probieren Sie dieses Experiment ruhig einmal mit Ihren Kolleginnen aus. Ganz häufig wird festen Glaubens behauptet, der Kopf sei leicht nach rechts geneigt oder gedreht, dabei ist er tatsächlich genau zur anderen Seite geneigt oder gedreht. Wenn wir aber über unsere Kopfhaltung nicht optimale Rückmeldungen bekommen, haben wir auch keine Chance, uns frühzeitig vor Überlastungen zu schützen. Daher gilt es, die Wahrnehmung (Propriozeption) zu trainieren.

Warum spüren wir uns spiegelverkehrt? Wie sind diese „Falschaussagen" zu begründen? Oft ganz einfach: Es ist leider meist nicht unser Körperempfinden, das wir verbal wiedergeben, sondern unser visuelles Gedächtnis. Sind wir also der Meinung, der Kopf sei nach rechts geneigt, so ist es eher das Spiegelbild, das wir als Fehlinformation im Gedächtnis tragen. Denn sehen können wir uns nur im Spiegel und unsere Augen registrieren unsere Körperhaltung entsprechend spiegelverkehrt. Es sind also nicht unsere „Körperwahrnehmungsorgane", die uns die Information liefern, sondern der äußerst dominante visuelle, optische Sinn. Trainieren wir dagegen die Informationsquelle „Körperwahrnehmung", dann haben wir echte Chancen, uns von unseren Augen nicht dominieren zu lassen, sondern „wahre" Erfahrungen zu machen.

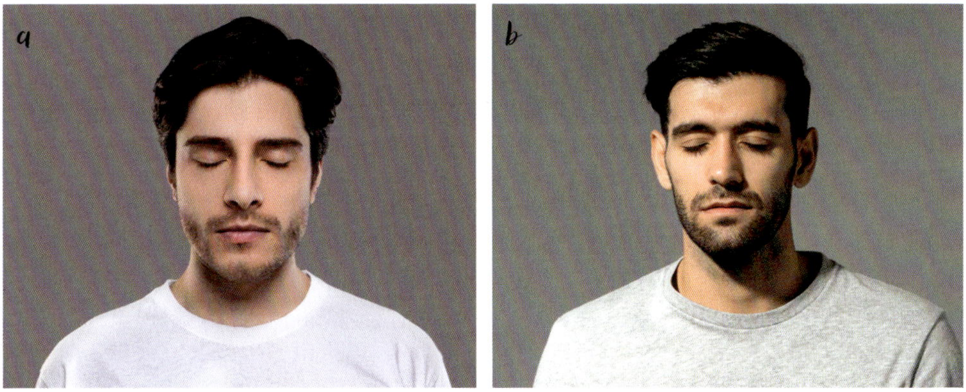

Abb. 59 a) u. b): Beide Männer haben subjektiv eine perfekt aufgerichtete Kopfhaltung. In Abb. b) allerdings sehen Sie, dass der Kopf leicht nach rechts geneigt ist. Die Person nimmt diese Seitneigung aber nicht wahr.

Körperwahrnehmung beruht also auf der Arbeit unserer Sinnesorgane, den sogenannten Rezeptoren. Die bekanntesten sind selbstverständlich unsere Augen, die Ohren oder auch unser Geschmackssinn. Weniger bekannt sind uns die Rezeptoren der Haut, der Sehnen, der Bänder und auch der Gelenke. Je nach Rezeptortyp melden sie uns die Temperatur an der Haut, den Druck auf das Gelenk, den Schmerz an den Bändern, die Spannung und auch die Dehnung am Muskel. Die Rezeptoren nehmen Reize auf, die im Gehirn oder im Rückenmark verarbeitet und dann mit Bewegung oder Haltung (Muskulatur) beantwortet werden. Der dominanteste Rezeptor ist der optische. Er ist auch einer der Gründe, warum unser Körperwahrnehmungsvermögen mit der Zeit verkümmert. Wir verlassen uns viel zu oft nur auf das, was wir sehen, und viel zu selten auf das, was wir fühlen. Stellen Sie sich noch einmal auf die Probe:

Experimentieren Sie: Lassen Sie sich von Ihrer Kollegin oder Ihren Kindern mit den Fingern unterschiedlich viele Druckpunkte gleichzeitig auf den Rücken setzen und raten Sie, wie viele Finger jetzt auf Ihrem Rücken Druck geben (Abb. 60). Wenn Sie von zehn Versuchen mindestens siebenmal richtig raten, ist es um Ihre Körperwahrnehmung im Rückenbereich gar nicht so schlecht bestellt.

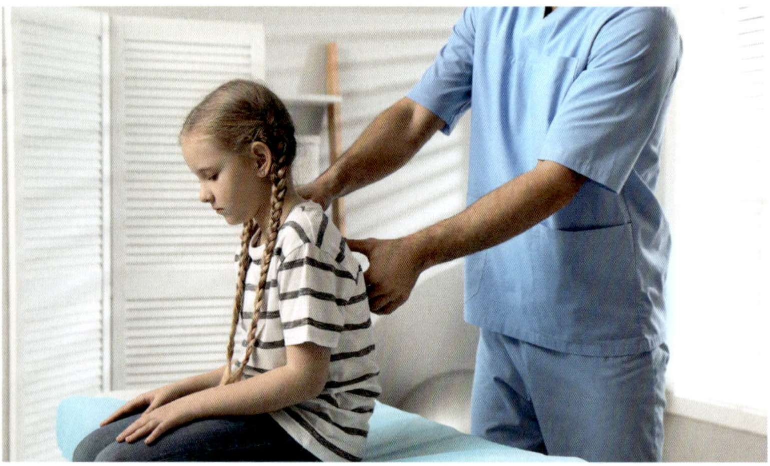

Abb. 60: Ein Experiment zu unseren verschütteten Sinneswahrnehmungen.

Haben Sie gemerkt, wie schwer es fällt, die genaue Fingeranzahl zu erspüren?

Wenn Sie die im Trainingskapitel angegebenen Übungen durchführen, dann werden diese „verschütteten" Sinneswahrnehmungen und Übermittlungswege zwischen Muskel und Gehirn (neuromuskuläre Verarbeitungsstrategien) wieder belebt und auch neu erlernt. Von diesen sensorischen und neuromuskulären „Ausfällen" – man könnte es auch „sensomotorische Amnesie" nennen – sind vor allem Körperteile betroffen, die von uns optisch nicht oder nur indirekt wahrgenommen werden. Dazu gehört unsere gesamte Körperrückseite, also vor allem der Rücken und der Nacken.

5.2.2 Spüren Sie Ihrer Haltung nach

Sie sitzen im Auto, im Büro oder auch zuhause vor dem Fernseher. Sie sitzen lange und je länger Sie so sitzen, desto mehr kippt Ihr Becken nach hinten ab und der Rücken wird rund. Die Kopfhaltung, die sich jetzt zwangsläufig ergibt, könnte man auch bildhaft als „Geierstellung" bezeichnen: Das Kinn wandert nach vorne und oben, die Halswirbelsäule ist überstreckt und die gesamte Gelenkbalance geht verloren (Abb. 61a). Aus dieser dauerhaften Haltearbeit von Muskeln, Knochen und Knorpeln der Halswirbelsäule ergeben sich Verspannungen, Abnutzungen, Blockaden und nervöse Störungen bis hin zu einer Balanceverschiebung des gesamten Schultergürtels. In der medizinischen Fachsprache spricht man dann von einem Cervicocranialsyndrom. Zuerst spürt man die Beschwerden am mittleren oberen Winkel des Schulterblatts. Später ziehen sie dann bis in den Nacken hoch und können ausgesprochen starke Kopfschmerzen auslösen.

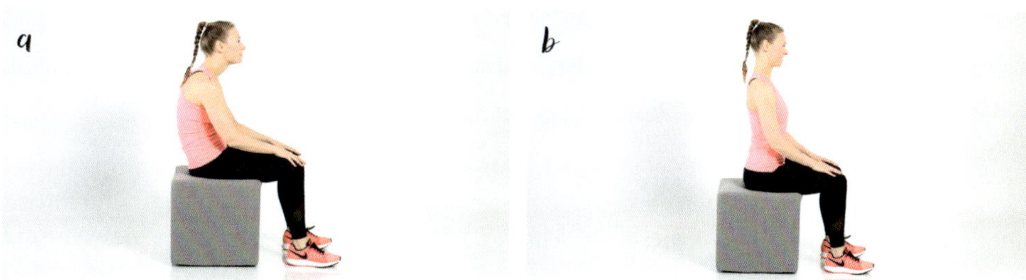

Abb. 61 a) und b): Eine unfunktionelle Körper- und Nackenposition gegenüber einer funktionellen und entlastenden Nackenhaltung.

Bevor wir in die Neuprogrammierung und Installation neuer funktioneller Bewegungsmuster starten, ist es ganz wichtig, zuerst einmal eine individuelle Bestandsaufnahme des Bewegungs- und (Ent)spannungsverhaltens der Kopf-Nacken-Schulterpartie zu machen. Hierbei sind uns kurioserweise unsere Falten hilfreich.

Beginnen wir bei der Kopfhaltung. Wie entstehen Falten? Falten entstehen sicherlich im Lauf des Alterungsprozesses und entsprechender Veränderungen der Haut. Falten entstehen aber auch dadurch, dass Sie eine ganz bestimmte Bewegung oder Haltung immer wieder durchführen bzw. einnehmen. Lachfalten beispielsweise zeugen von viel guter Laune. Jetzt betrachten Sie doch einmal rundherum Ihren Hals oder noch besser – lassen Sie ihn betrachten. Sie werden „Spuren" entdecken, die vielleicht nur auf einer Seite oder auf einer Seite tiefer als auf der anderen ausgeprägt sind. Jetzt bewegen Sie langsam Ihren Kopf in bestimmte Stellungen:

- Kippen Sie ihn etwas nach hinten oder lassen Sie ihn nach vorne fallen.
- Neigen Sie ihn einmal zur linken und dann zur rechten Seite.
- Drehen Sie ihn auch mal zur rechten, dann zur linken Seite.
- Zum Abschluss heben Sie die linke Schulter etwas nach oben und danach die rechte Schulter.

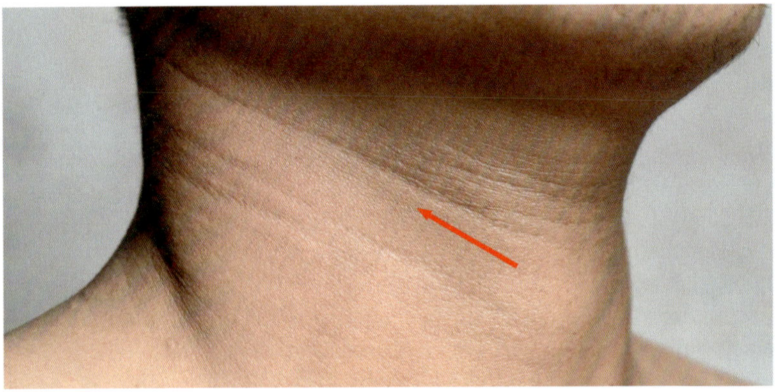

Abb. 62: Falten zeigen, wie wir den Kopf halten oder die Schultern hochziehen. Hier wird der Kopf möglicherweise gerne leicht nach rechts geneigt gehalten.

Beobachten Sie bei all diesen Bewegungen, wann die Falten sich verstärken. Das sind dann genau die Bewegungen oder Haltungen, die Sie immer wieder gewohnheitsmäßig durchführen bzw. einnehmen. Gut zu sehen sind solche gewohnheitsmäßigen Kopfhaltungen auch auf Fotos. Vielleicht entdecken Sie, dass Sie Ihren Kopf gewohnheitsmäßig leicht nach links gedreht oder geneigt halten – vielleicht weil Ihr Computer leicht schräg auf dem Schreibtisch steht und Sie immer wieder in dieselbe Richtung schauen müssen oder möglicherweise auf dieser Seite schlechter hören. Wenn Ihnen Ihre gewohnheitsmäßigen Bewegungsmuster jetzt etwas klarer sind, dann ist das Ihr erster Schritt zur Veränderung.

5.2.3 Schritte zu einer bewussteren und funktionelleren Kopfhaltung

Schritt 1: Machen Sie sich jeden Tag mindestens einmal bewusst, dass Sie die Kopf- bzw. die Schulterposition verändern sollten. Versuchen Sie Ihren Falten zu „entkommen".

Schritt 2: Schauen Sie sich Ihren Arbeitsplatz hinsichtlich besonderer „Haltungs- und Nackenfallen an. Dazu gebe ich Ihnen im Kapitel „Automatisationsphase – Der Alltag unter der Lupe" Hinweise.

Schritt 3: Um dieser Kettenreaktion „Beckenabkippung nach hinten – Rundrücken – Überstreckung der Halswirbelsäule" und damit Nackenverspannungen vorzubeugen, setzen Sie sich häufiger und mit zunehmender Dauer auf ein Dynair Ballkissen®. Dies ist ein mit Luft gefülltes Kissen, welches Ihre Rezeptoren immer wieder neuen Reizen aussetzt, die dazu führen, dass Sie Ihre Propriozeption trainieren und ihre Körperhaltung in Balance halten. Dadurch bleibt nicht nur Ihr Becken, sondern Ihre gesamte Wirbelsäule in Bewegung. Keine Position ist dauerhaft und somit kann auch Ihr Kopf auf der Wirbelsäule aktiv balancieren. Sie sitzen dann nicht mehr passiv und überlassen Ihre Haltung Ihren Bändern und Gelenken, sondern betreiben regelmäßiges Muskeltraining im Sitzen.

a

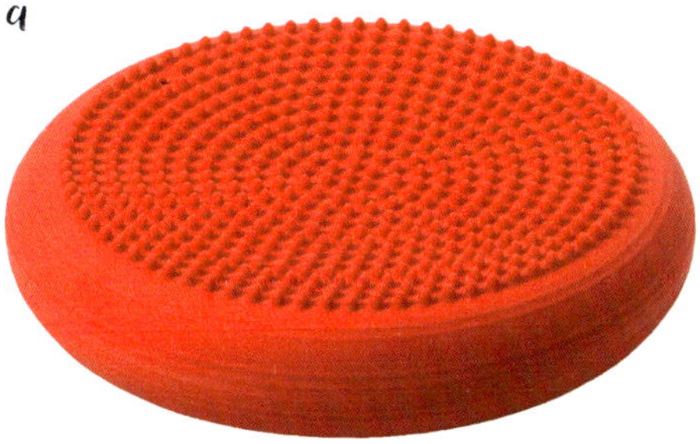

b

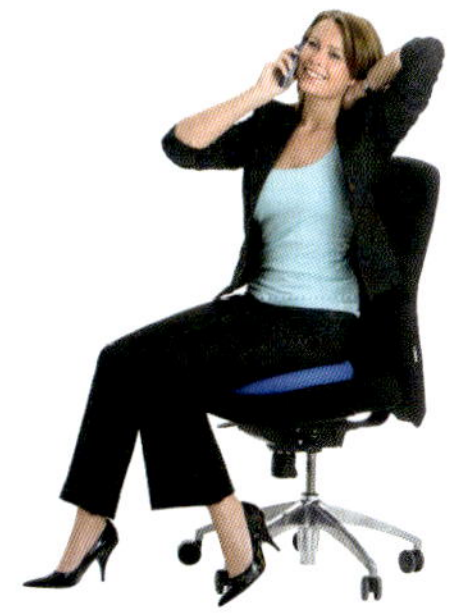

Abb. 63: Ein Ballkissen ist ein ideales Mittel, um das Sitzen dynamischer zu gestalten.

Aber Achtung! Sitzen Sie zu Anfang immer nur maximal 15 Minuten lang auf dem Dynair Ballkissen®. Machen Sie dann wieder eine längere Pause und wiederholen Sie Ihr aktives Sitzen etwa 4-mal pro Arbeitstag. Vielleicht werden Sie sogar eine Art Muskelkater feststellen, da die Beanspruchung für Sie ungewohnt ist. Lassen Sie aber nicht nach, sondern geben Sie sich 4 Wochen Zeit. Sie werden spüren, wie nicht nur der Nacken, sondern der gesamte Rücken davon profitiert und gleichzeitig Ihre Konzentrationsfähigkeit steigt.

Schritt 4: Mit zusätzlichen kleinen Übungen im Sitzen können Sie Ihre spezielle Nackenhygiene betreiben und unglaublich gute Effekte erzielen. Stellen Sie sich also Ihr individuelles kleines Nackenprogramm (3 bis 5 Übungen) für den Arbeitsplatz aus meinen Übungsvorschlägen zusammen. Kopieren Sie sich die Übungsbeschreibung und befestigen Sie diese so an Ihrem Arbeitsplatz, dass Ihr Blick bei aufrechter Rücken- und Kopfhaltung direkt darauf fällt. Sobald Sie den Eindruck haben, dass Sie den Kopf leicht anheben müssen, um die Ausführungen zu lesen, ist es höchste Zeit für die Übungen.

Zusammenfassung: Körperwahrnehmungsübungen bei Nacken-, Kopf- und Schulterbeschwerden …

- konkretisieren das Bild vom eigenen Körper durch Bewusstmachung der Oberflächen- und Tiefensensibilität;
- verbessern die Orientierung am Körper;
- fördern die Fähigkeit, muskuläre Spannungen auszugleichen;
- tragen zur psychosomatischen Entspannung und Regeneration bei;
- öffnen Wege zur Schmerzbewältigung;
- regulieren den bewussten Atemrhythmus;
- stimulieren die Gleichgewichtsreaktionen;
- aktivieren die Aufrichtekräfte;
- sensibilisieren das Gefühl für eine jeweils angepasste Haltung.

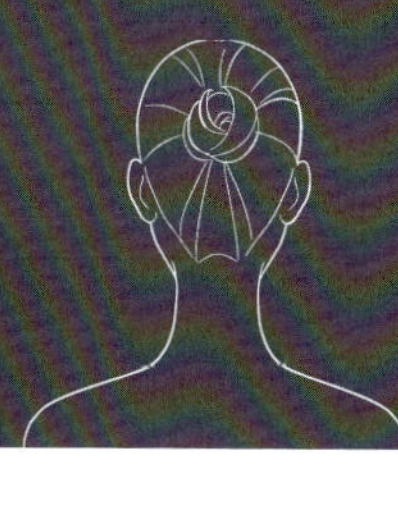

5.3 Die Programmierphase: Die Installation einer neuen Software

Ziel dieser Phase ist es, Nacken verspannende Bewegungsmuster zu löschen und gleichzeitig ein „Idealmuster" zu installieren. Diese neuen Bewegungsmuster für Ihre Kopfhaltung und Armarbeit werden Ihren Nacken entlasten und ungünstige in funktionelle Koordinationen umwandeln.

5.3.1 Das Cervicobrachialsyndrom

Nicht nur die Kopfhaltung kann den Nacken quälen. Auch Arm- und Schultergürtelbewegungen spielen eine große Rolle bei Nackenverspannungen und den daraus resultierenden Beschwerden. Das sogenannte Cervicobrachialsyndrom findet hier häufig seine Ursache. Abhängig davon, ob eher der obere Bereich der Halswirbelsäule oder der untere Bereich gereizt wird, ist die Schmerzlokalisation unterschiedlich. Eine Störung im sechsten Halssegment beispielsweise kann zu Sensibilitätsstörungen oder Schmerzen führen, die von der Schulter über den Ellbogen (Speichenseite) bis zu Daumen, Zeige- und Mittelfinger ziehen. Etwas weiter unten an der Halswirbelsäule werden dagegen Schmerzen ausgelöst, die über die Ellenseite des Ellbogens bis zum Ring- und Kleinfinger ausstrahlen. Wenn unvorhergesehen und plötzlich Schmerzen am Ellbogenrand beim Aufdrehen eines Marmeladenglases auftreten, könnte die Ursache dafür in diesem Abschnitt der Halswirbelsäule liegen.

5.3.2 Die Fehlansteuerung

Zwischen Hals, Nacken und Arm bestehen also enge Verbindungen. Und eine wesentliche Ursache für viele Beschwerden liegt in der falschen Handhabung der Arm- und Schulterblattbewegungen. Warum? Unsere dominierende Arbeitshaltung – sei es im Büro, bei der Hausarbeit oder auch beim Basteln oder Lesen – ist dadurch gekennzeichnet, dass wir mit den Armen vor dem Körper agieren. Wenn wir die Arme nach vorne bringen, passiert das aber nicht nur im Schultergelenk. Eine Fehlansteuerung bzw. -programmierung, die wir uns im Lauf der Zeit angeeignet haben, leistet diese Bewegung dadurch mit, dass das Schulterblatt nach vorne und außen wandert und meistens auch noch hochgezogen wird. Das aber bringt einen vermehrten Einsatz der Brust- und Nackenmuskeln mit sich.

Um das zu vermeiden, müssten jetzt diejenigen Muskeln zum Einsatz kommen, die die Schulterblätter während der Armbewegungen nach unten und zur Wirbelsäule ziehen. Dadurch würde die Nackenmuskulatur entlastet und die Aufrichtung des gesamten Oberkörpers gewährleistet. Diese Fehlprogrammierung oder auch muskuläre Fehlansteuerung, macht Ihnen die Schmerzen und den Therapeuten die Arbeit. Dieses unausgewogene Zusammenspiel zwischen Arm- bzw. Schultergelenkbewegung und Schulterblattmuskeln macht uns zu schaffen. Wenn Sie beispielsweise am PC sitzen, bräuchten die Schulterblätter nicht mitbewegt werden und doch ist es so, dass schon bei den kleinsten Arm- und Handbewegungen immer wieder die Nacken- und Brustmuskeln mitbeansprucht werden.

Fazit: Die Nackenmuskeln sind verspannt und die Schulterblattmuskeln zu schwach. Die Brustmuskeln werden zu dominant eingesetzt und die Muskeln zwischen den Schulterblättern fast überhaupt nicht. Wenn jetzt noch zusätzlich ein verstärktes Brustmuskeltraining (beispielsweise sogenannte Butterfly-Übungen im Fitnessstudio) betrieben wird und der gesamte Schultergürtel dadurch nicht nur nach vorne, sondern auch zwangsläufig über die Nackenmuskeln nach oben gezogen wird, bietet sich dem Therapeuten ein Bild der total gestörten „Nackenbalance".

Expertentipp

- Patienten mit Nackenverspannungen bekommen häufig den Rat, die Nacken-, Hals- und Brustmuskeln zu kräftigen. Dieser Tipp kommt in den meisten Fällen zu früh und was die Brustmuskeln anbelangt, wäre er auch falsch!
- Der erste und wichtigste Schritt ist die Korrektur der Bewegungsabläufe und das richtige funktionelle Zusammenspiel der Nacken-, Schultergelenks- und Schulterblattmuskeln.
- Denn wenn sich einmal unökonomische und unfunktionelle Bewegungsabläufe eingeschlichen haben und man trainiert in diesen Bewegungsmustern dann auch noch die Kraft, sind weitere Probleme vorprogrammiert. Letztendlich trainiert man so die Dysbalancen und Verspannungen und nicht das harmonische Zusammenspiel der Muskulatur.

5.3.3 Korrekte Haltungs- und Bewegungsmuster installieren

Wir müssen das Zusammenspiel von Nacken-, Schulterblatt- und Schultergelenksmuskeln neu programmieren. Das Idealmuster sieht folgendermaßen aus:

In dem Moment, in dem wir die Arme nach vorne anheben, versuchen die Schulterblattmuskeln, die Schulterblätter nach unten Richtung Becken und an die Wirbelsäule zu fixieren (siehe Abb. 64b). Gleichzeitig bleiben die Nackenmuskeln fast „arbeitslos". Erst wenn die Arme von Schulterhöhe an über den Kopf gehoben werden müssen, spielen die Nackenmuskeln eine wichtige Rolle.

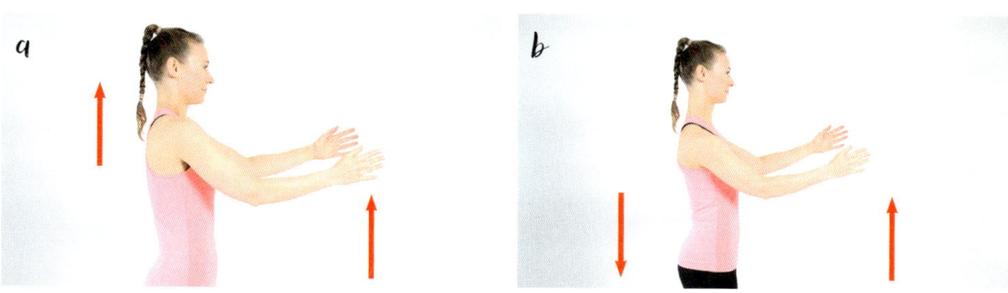

Abb. 64: Das falsche (a) und richtige (b) Bewegungsmuster beim Anheben der Arme.

Um neue Programmierungen vorzunehmen, sollten Sie mit der folgenden Körperwahrnehmungsübung beginnen. Gleichzeitig können Sie mit diesem „Spannungstest" die Muskelspannung herabsetzen. Erkennen können Sie das daran, dass sich Ihre Auflageflächen am Boden vergrößern bzw. Hohlräume abflachen (z. B. im Nackenbereich) oder örtlich verändern (z. B. im Bereich des Kopfes). Je größer und flächiger Ihre Auflageflächen und je kleiner und flacher Ihre Hohlräume, umso entspannter liegen Sie auf. Der Boden ist der beste Lehrmeister! Er sagt Ihnen immer objektiv, wie Ihr muskuläres Befinden ist. Der anzustrebende entspannte Zustand ist in der jeweiligen Fragestellung mit Rot gekennzeichnet.

Die Wahrnehmung meiner Auflageflächen

Legen Sie sich ausgestreckt und flach auf Ihren Rücken. Am besten auf den Teppich oder eine Isomatte. Die Fragen, die ich Ihnen jetzt stelle, können Sie sich entweder merken und Sie stellen sie sich selbst. Oder Sie können sie sich auch vorlesen lassen oder auf Ihr Handy zum Abspielen aufnehmen. Geben Sie sich die Antworten aufgrund Ihrer eigenen Wahrnehmung und merken Sie sich Ihre Antworten. Später, nach verschiedenen anderen Übungen, können Sie immer wieder diesen Test durchführen, um festzustellen, ob sich Ihre Auflageflächen und damit Ihr muskulärer Spannungszustand geändert hat.

a) Meine Schultern und Arme

- *Wie liegen Ihre Schulterblätter auf? Flach, geschmeidig, eckig, starr?*
- *Nehmen beide Schulterblätter gleich viel Kontakt mit dem Boden auf?*
- *Gibt es eine Schulter, die Sie besonders gerne für das Tragen von Lasten benutzen? Egal, ob beim Einkaufen oder auch nur beim Tragen der Handtasche?*

Expertentipp für Ihr persönliches Ziel:

Probieren Sie die nächsten Tage aus, Lasten, auch die Handtasche, einmal auf der anderen Seite zu tragen. Stellen Sie fest, ob Ihnen das gelingt und behagt. Wenn nicht, warum nicht? Ist es die reine Gewohnheit? Dann bleiben Sie dran und üben Sie! Treten hierbei Schmerzen auf, lassen Sie dies von einem Therapeuten abklären.

b) Mein Nacken

- *Wie viel Hohlraum spüren Sie im Nackenbereich zum Boden hin? Einen tischtennisballgroßen oder nur einen murmelgroßen Hohlraum (= anzustrebender entspannter Zustand)?*
- *Sind Sie „halsstarrig"?*
- *Sind Sie überlastet?*

c) Mein Kopf

- *Wo liegt er auf dem Boden auf? Gegenüber der Stirn, der Nase oder dem Kinn (= anzustrebender entspannter Zustand)?*
- *Wohin geht Ihr Blick: Schauen Sie eher gern wenige Meter vor sich nach unten oder eher weit nach vorne in den Horizont (= anzustrebender entspannter Zustand)?*

Sicher können Sie sich vorstellen, dass Nacken und Kopf in ihrer Stellung voneinander abhängig sind. Ihre Kopfhaltung hängt aber auch stark von Ihrer Blickrichtung ab. Schauen Sie eher gerne wenige Meter vor sich nach unten, werden auch Ihr Kopf und letztlich werden auch die Schultern nach vorne und unten tendieren. Für Ihren Nacken bedeutet das Schwerstarbeit.

Expertentipp für Ihr persönliches Ziel:

Verändern Sie im Alltag öfter Ihre Blickrichtung und nehmen Sie dabei bewusst Ihren Nacken wahr! Suchen Sie immer wieder nach Ihrer ausgewogenen Kopfhaltung.

5.3.4 Die Neuprogrammierung in 5 Schritten

Wir versuchen jetzt gemeinsam in mehreren aufeinander aufbauenden Schritten das neue richtige Bewegungsmuster zu installieren. Für die kommenden Übungen im Liegen benötigen Sie zwei „Reis- oder Sandsäckchen", also Waschlappen, die Sie mit ca. 200 Gramm Sand oder Reis oder am besten mit Bastelgranulat (dann ist das Säckchen waschbar!) füllen und oben zunähen.

Info-Kasten: Schon gewusst?

- Um eine neue Bewegung zu lernen oder auch um zu lernen, für die gleiche Bewegung andere Muskeln einzusetzen, braucht unser Nervensystem eine ganz bestimmte Aufforderung, eine ganz bestimmte Reizintensität.
- Wenn der Reizimpuls wirksam sein soll, muss er mindestens 1/40 der gesamten vom Nervensystem zu verarbeitenden Reizintensität betragen.
- Damit unsere Schaltzentrale weniger Grundreize verarbeiten und die Reizintensität daher geringer sein kann, erarbeiten wir neue Programme oft im Sitzen oder Liegen.

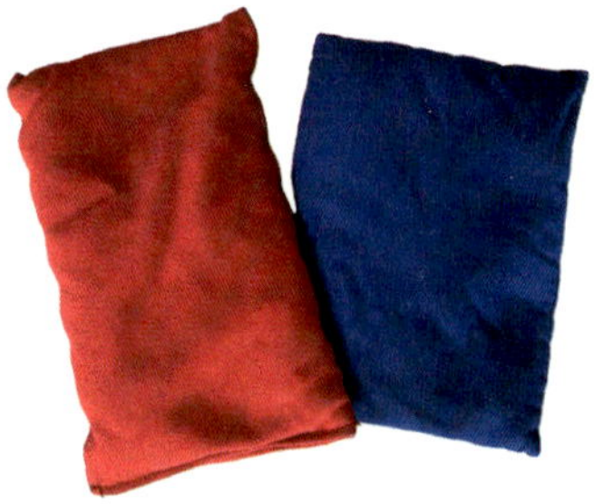

Abb. 65: Ein Reis- bzw. Sandsäckchen kann man sich ganz leicht selbst nähen oder günstig kaufen.

Das Nervensystem braucht zur Neuprogrammierung auf der Körperrückseite, die wir ja nicht sehen können, einen zusätzlichen ungewohnten Reiz. Die Reissäckchen können dabei helfen. Die gleichen Übungen könnten Sie auch im aufrechten Sitz, dann allerdings mit Partner ausführen, der seine Hände auf Ihre Schulterblätter legt. Legen Sie sich in Rückenlage auf eine Isomatte oder noch besser – falls es nicht zu kalt ist – auf den glatten Boden. Den Nacken können Sie mit einem zusammengerollten Handtuch oder einem Redondo® Ball unterlegen. Die Füße platzieren Sie am besten abgewinkelt auf einen Stuhl oder stellen Sie auf dem Boden auf. Ihre beiden Schulterblätter liegen direkt auf den beiden Reissäckchen oder zwei kleinen Dynair® Senso® Mini-Scheiben. (Abb. 66)

Führen Sie nun die folgenden Bewegungen durch und denken Sie dabei daran, dass Sie jetzt üben, bei allen Armbewegungen, die Sie später beim Sitzen oder Stehen vor dem Körper machen, die richtigen Muskeln auf der Körperrückseite anzusprechen, um dadurch den Nacken zu entlasten.

Schritt 1

Aufgabe 1: Die Arme liegen neben dem Körper und sollen jetzt ganz langsam am Boden entlang nach oben über den Kopf geschoben werden.

- *Auf welcher Höhe verlassen Ihre Schulterblätter die Reissäckchen?*
- *Spüren Sie, ab wann sich Ihr Nacken weiter vom Boden entfernt?*
- *Spüren Sie, dass sich der Auflagepunkt des Kopfes nach oben verschiebt?*
- *Spüren Sie, ab wann Ihre Nackenmuskeln mitarbeiten und sich anspannen?*

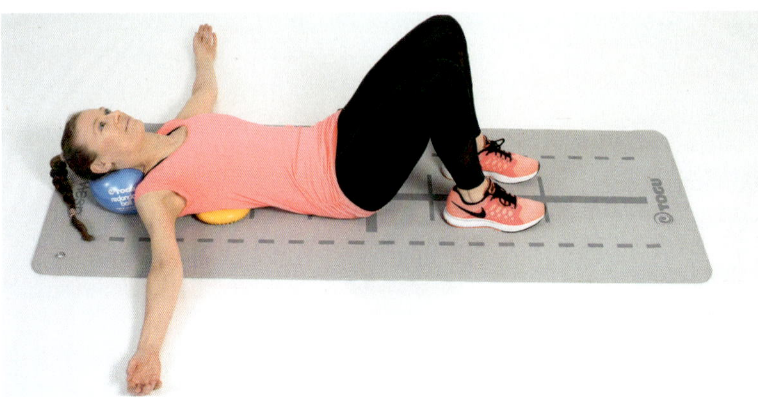

Abb. 66: Spüren sie nach, welche Konsequenzen das Hochführen der Arme hat.

Aufgabe 2: Führen Sie die gleiche Bewegung noch einmal durch, allerdings mit folgender Zusatzaufgabe: Versuchen Sie zusammen mit dem Hochschieben der Arme gleichzeitig mit Ihren Schulterblättern die Reissäckchen abwärts Richtung Becken zu bewegen. Also: Arme hoch und Schulterblätter abwärts.

- *Spüren Sie, dass Ihre Schulterblätter permanent Kontakt zu den Reissäckchen haben?*
- *Spüren Sie, dass Ihr Nacken dem Boden eher näherkommt, als dass er sich entfernt?*
- *Spüren Sie, dass sich der Auflagepunkt des Kopfes leicht nach unten Richtung Kinn verschiebt?*
- *Spüren Sie vielleicht eher eine Dehnung als eine Anspannung im Nacken? Das ist richtig!*

Wiederholen Sie diese Bewegung 5- bis 10-mal und entspannen Sie sich wieder. Alles, was für uns ungewohnt ist, benötigt mehr Konzentrationsleistung und ist auch muskulär sehr anstrengend.

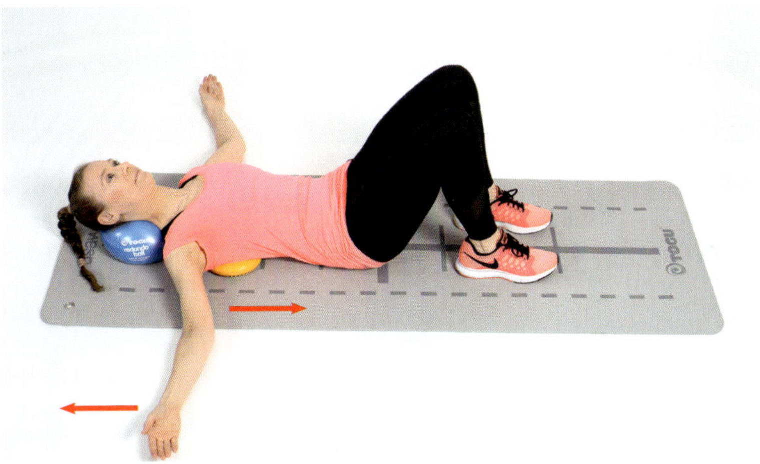

Abb. 67: Mit dem Hochschieben der Arme versuchen die Schulterblätter gleichzeitig die Reissäckchen abwärts Richtung Becken zu bewegen. Also: Arme hoch und Schulterblätter abwärts.

Die meisten Armbewegungen führen wir natürlich nicht an der Seite, sondern vor dem Körper aus. Also reproduzieren wir die Programmierung jetzt mit der Armbewegung vor dem Körper.

Schritt 2

Aufgabe 1: Die Arme liegen neben dem Körper und sollen jetzt ganz langsam gestreckt Richtung Decke angehoben werden.

- *Auf welcher Höhe wird der Druck Ihrer Schulterblätter auf die Sandsäckchen geringer bzw. verlassen Ihre Schulterblätter die Sandsäckchen?*

- *Spüren Sie, ab wann sich der Schultergürtel rundet und die Schultergelenke nicht mehr am Boden aufliegen?*
- *Spüren Sie, dass der untere Rücken ohne Probleme flach am Boden liegen bleibt?*
- *Spüren Sie, ab wann Ihre Nackenmuskeln mitarbeiten und sich anspannen?*

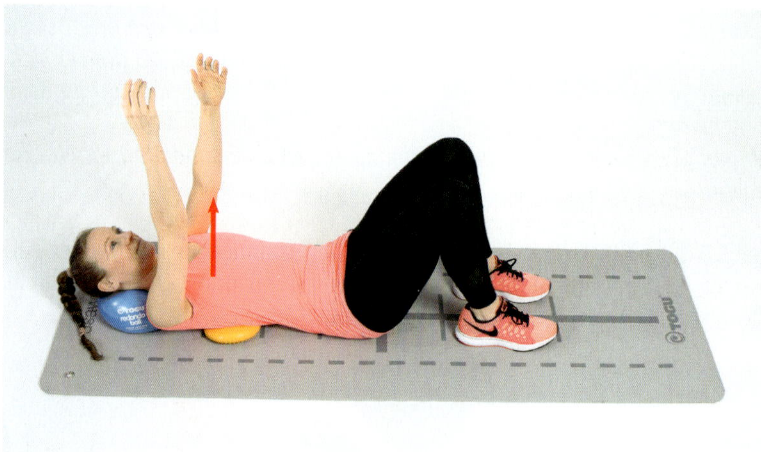

Abb. 68: Spüren sie nach, welche Konsequenzen das Hochführen der Arme hat.

Aufgabe 2: Führen Sie die gleiche Bewegung noch einmal durch, jedoch mit folgender Zusatzaufgabe: Versuchen Sie zusammen mit dem Anheben der Arme Richtung Decke gleichzeitig mit Ihren Schulterblättern die Reissäckchen wieder abwärts Richtung Becken zu schieben oder auch nur weiterhin mit den Schulterblättern auf die Säckchen bewusst Druck auszuüben. Also: Arme hoch und Schulterblätter abwärts.

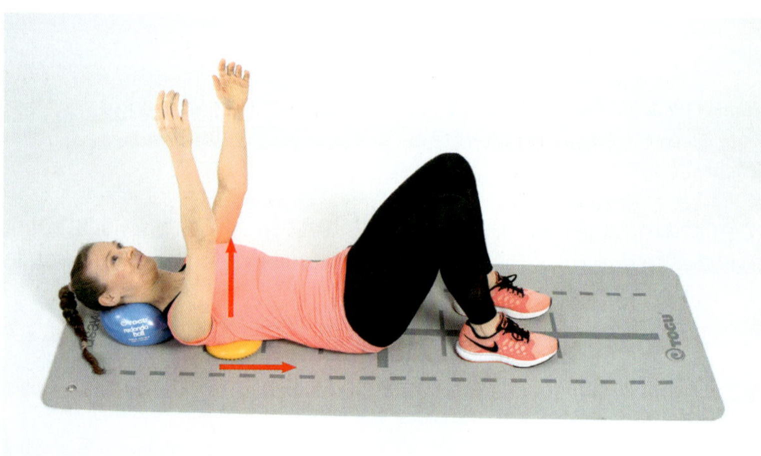

Abb. 69: Mit dem Hochheben der Arme versuchen die Schulterblätter gleichzeitig die Reissäckchen abwärts Richtung Becken zu bewegen. Also: Arme hoch und Schulterblätter abwärts.

- *Spüren Sie, dass Ihre Schulterblätter permanent Kontakt zu den Reissäckchen haben?*
- *Spüren Sie, dass sich Ihr Schultergürtel kaum rundet und die Schultergelenke nach wie vor auf dem Boden aufliegen?*
- *Spüren Sie, dass sich der untere Rücken abheben würde, wenn Sie die Reissäckchen mit den Schulterblättern fixieren? Das nennt man eine „Ausweichbewegung". Versuchen Sie also den unteren Rücken in der Normalposition zu halten.*
- *Spüren Sie vielleicht eher eine Dehnung als eine Anspannung im Nacken? Das ist richtig!*

Wiederholen Sie auch diese Bewegung 5- bis 10-mal und entspannen Sie sich wieder. Bleiben Sie ruhig noch einige Minuten in entspannter Rückenlage liegen. Atmen Sie tief in Ihren Bauchraum und im Wechsel auch in den Brustraum. Stellen Sie sich dabei vor, Sie würden mit jeder Ausatmung dem Boden etwas näherkommen. Für heute haben Sie Ihr Nervensystem genug „gequält". Gönnen Sie Ihrer Schaltzentrale, diese neuen Informationen erst einmal zu verarbeiten, und morgen starten Sie dann mit der Umsetzung dieser Neuansteuerung im Stehen.

Tipp!

Für eine schnelle Umsetzung der richtigen Muskelansteuerung im Alltag können Sie sich helfen, indem Sie sich vorstellen, dass bei allen Armbewegungen – ob nach vorne-oben oder zur Seite – zwei Hosenträger hinten an Ihrem Rücken nach unten in Richtung Hosenbund gezogen werden.

In der letzten Übung haben Sie versucht – bei möglichst wenig Grundreizen und deshalb im Liegen – bei Armbewegungen neben und vor dem Körper die Nackenmuskeln dadurch zu entlasten, dass Sie die richtigen Muskeln geweckt haben: Die Schulterblatt- und Armmuskeln mussten arbeiten, während die Brust- und Nackenmuskeln entlastet wurden. Vielleicht spüren Sie heute sogar einen kleinen Muskelkater im mittleren Rückenbereich? Keine Sorge! Im Gegenteil: Dann haben Sie richtig gearbeitet.

Heute wollen wir die gleiche richtige Ansteuerung im Stehen nachvollziehen. Stellen Sie sich hin oder setzen Sie sich aufrecht auf einen Hocker oder einen Stuhl. Ideal wäre, wenn Ihnen jetzt jemand seine Hände auf die Schulterblätter auflegen könnte, damit das Nervensystem wieder einen Zusatzreiz bekommt. Wenn das nicht möglich ist, setzen Sie sich seitlich vor einen Spiegel, damit Sie sich überprüfen können. Zusätzlich können Sie zwei Reissäckchen auf die Schultern legen.

Schritt 3

Aufgabe 1: Heben Sie beide Arme langsam gestreckt von unten nach oben bis auf die Schulterhöhe an. Die Daumen zeigen dabei nach oben.

- *Spüren Sie, dass Ihre Nackenmuskeln mitarbeiten?*
- *Können Sie im Spiegel beobachten, wie die Reissäckchen nach oben angehoben werden?*
- *Können Sie im Spiegel sehen, dass der Abstand zwischen Schultern und Ohren geringer wird?*

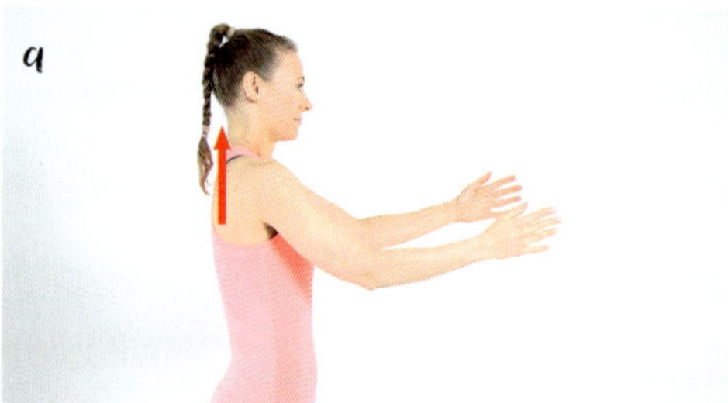

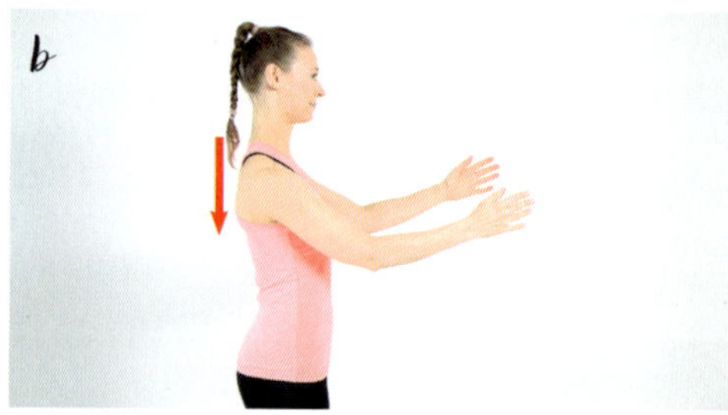

Abb. 70: Mit dem Hochheben der Arme werden häufig auch die Nackenmuskeln angespannt (a), während in (b) die Nackenmuskeln entlastet werden.

Versuchen Sie nun in der folgenden Aufgabe 2 Ihre Neuprogrammierung von gestern nachzuvollziehen.

Aufgabe 2: Führen Sie die gleiche Bewegung noch einmal durch, allerdings mit folgender Zusatzaufgabe: Versuchen Sie, zusammen mit dem Anheben der Arme gleichzeitig mit Ihren Schulterblättern abwärts Richtung Becken zu ziehen. Also: Arme hoch und Schulterblätter abwärts.

- *Spüren Sie, dass Ihre Nackenmuskeln eher gedehnt als angespannt werden?*
- *Können Sie im Spiegel beobachten, wie die Reissäckchen auf Ihren Schultern eher etwas gesenkt als angehoben werden?*
- *Können Sie im Spiegel sehen, dass der Abstand zwischen Schultern und Ohren eher größer als kleiner wird?*

Achtung! Sie dürfen bei dieser Neuprogrammierung die Muskeln des unteren Rückens vermehrt spüren. Allerdings sollten Sie nicht ins Hohlkreuz ausweichen. Überprüfen Sie das bitte im Spiegel. Mit der Zeit und der Übung wird sich der Rücken dazu nicht mehr melden und die richtige Ansteuerung der Schulterblattmuskeln wird wie selbstverständlich zu Ihnen gehören.

Wiederholen Sie diese Bewegung 5- bis 10-mal und entspannen Sie sich wieder. Stehen Sie kurz auf, gehen Sie einige Minuten und schütteln Sie Ihren Schultergürtel und die Arme etwas aus.

Info-Kasten: Schon gewusst?

Untersuchungen auf dem Gebiet der Neurophysiologie haben gezeigt:

- Für unser Gehirn ist es unmöglich, sensorische Unterscheidungen zu treffen, die für eine Verbesserung unserer neuromuskulären Organisation nötig sind, wenn unsere Muskulatur zu stark beansprucht wird.
- Die konventionelle Kräftigungs- und auch Ausdauergymnastik schränkt die Fähigkeit unseres Gehirns ein, im Sinne unseres Körpers „funktionell" zu arbeiten. In diesem Falle wird trainiert (mit hoffentlich qualitativ guten Bewegungsmustern) und nicht gelernt.
- Wird ohne größere Anstrengung und bewusst gearbeitet, ist unser Gehirn frei, wichtige sensorische Unterscheidungen zu treffen. Das ermöglicht neues Lernen und in unserem Falle auch ökonomischere Bewegungen.

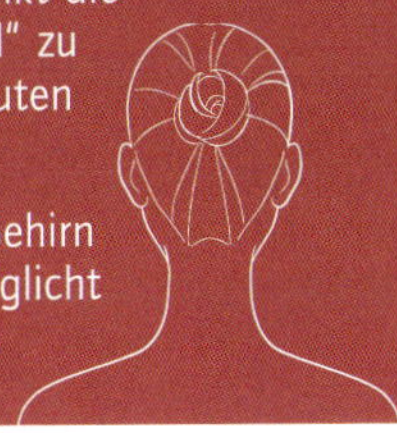

Schritt 4

Versuchen Sie sich jetzt noch einmal an der gleichen Programmierung, aber unter erschwerten Bedingungen.

Sie wiederholen die letzte Übung, allerdings halten Sie zwischen Ihren Händen einen schweren Gegenstand (z. B. ein Laptop, ein dickes Lexikon oder einen halb gefüllten Eimer), den Sie jetzt bis auf Schulterhöhe anheben und wieder senken. Denken Sie daran: Mit dem Anheben der Arme gehen die Schulterblätter nach unten Richtung Becken. Kontrollieren Sie im Spiegel, dass die Säckchen nicht nach oben angehoben werden und der Abstand zwischen Ohren und Schultern eher größer als kleiner wird.

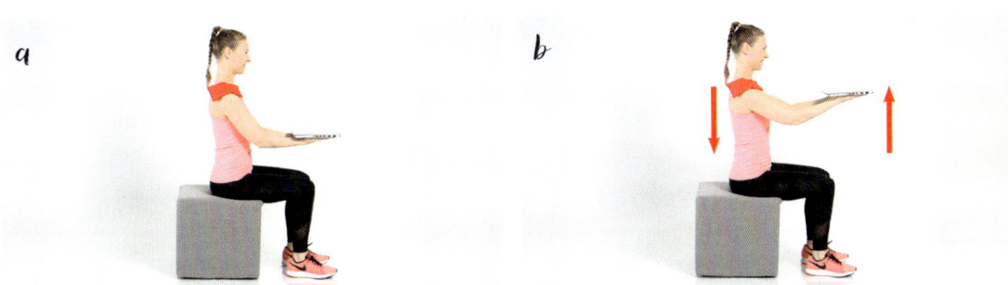

Abb. 71: So sind Ihre Nacken- und Halsmuskeln beim Anheben eines Gegenstands eher entlastet.

Schritt 5

Jetzt üben Sie noch alltagsnäher. Sie arbeiten ja nicht immer mit beiden Armen gleichzeitig und auch nicht immer in die gleiche Richtung. Wiederholen Sie die vorherige Übung. Sie haben nun eine alte Strumpfhose oder ein Theragym Band unter Ihre Füße gespannt und halten dieses an den Enden fest.

Info-Kasten: Das Theragym Band

Ein Theragym Band ist ein in verschiedenen Stärken erhältliches Latexband. Sie bekommen es recht preisgünstig im Sportfachhandel oder im Internet. Als kleinstes Fitnesscenter der Welt bietet es sehr vielfältige Möglichkeiten effektiv zu trainieren. Ungeübten empfehlen wir die Stärke „grün“, wenn Sie sich fit und leistungsfähig fühlen, eignet sich „blau“.

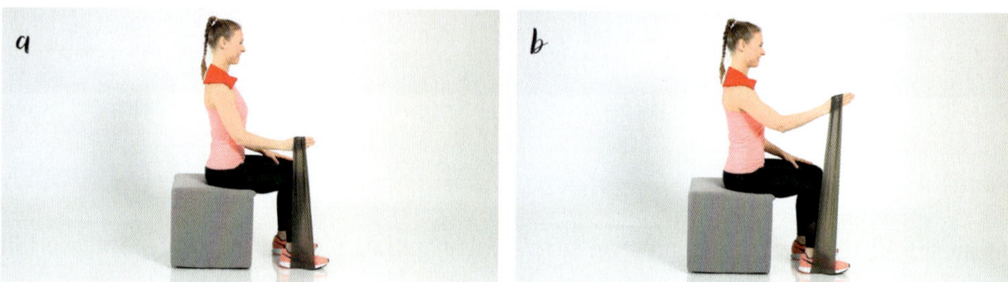

Abb. 72: Funktionell und ohne die Nacken- und Halsmuskeln überzustrapazieren: Der Weg von unten nach oben.

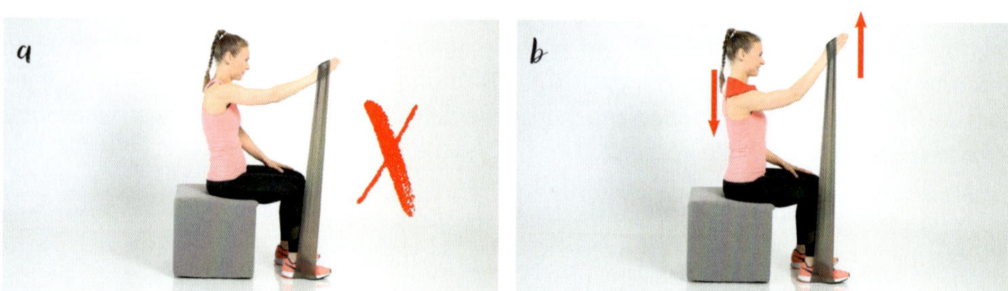

Abb. 73: Unfunktionelles (links) und funktionelles (rechts) Ziehen des Theragym Bands von unten nach oben.

Ziehen Sie jetzt das rechte Band einmal mit dem rechten Arm langsam bis auf Schulterhöhe nach oben, senken Sie es wieder und anschließend wiederholen Sie diese Bewegung mit dem linken Arm. Achtung: Achten Sie darauf, dass Ihre Hand immer höher als der Ellbogen platziert ist.

Denken Sie daran: Mit dem Anheben des Armes senkt sich das gleichseitige Schulterblatt nach unten in Richtung Becken. Kontrollieren Sie im Spiegel, dass das Säckchen auf der entsprechenden Schulterseite nicht nach oben angehoben und der Abstand zwischen Ohren und Schultern eher größer als kleiner wird.

Wiederholen Sie diese umgekehrte „Melkbewegung" 10-mal mit jedem Arm. Anschließend stehen Sie auf und schwingen Ihre Arme locker um Ihren Oberkörper herum. So kommt es zu sanften Traktionen (Ziehungen) an Ihren Schultergelenken und die Muskulatur wird gelockert.

Wenn Sie die richtige Ausführung dieser bisher beschriebenen Übungen beherrschen, können Sie diese später auch bei den Kräftigungs- und Stabilisationsübungen in Kapitel 6 nutzen. Werden diese Übungen allerdings falsch ausgeführt – wie man dies im Fitnessbereich häufig beobachten kann – wird der Druck auf die Halswirbelsäule erhöht, Verspannungen nehmen zu und Schmerzausstrahlungen sind die Folge.

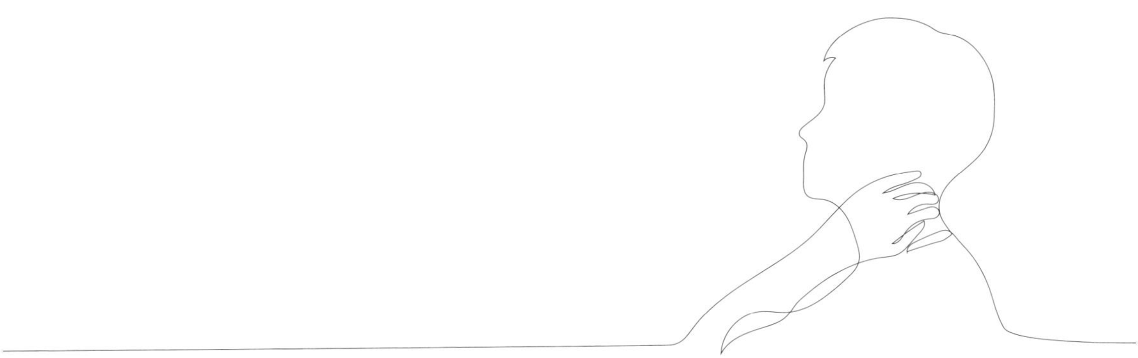

6

Vierter Schritt: Trainieren Sie schmerzfrei und schonend! Die Trainingsphase

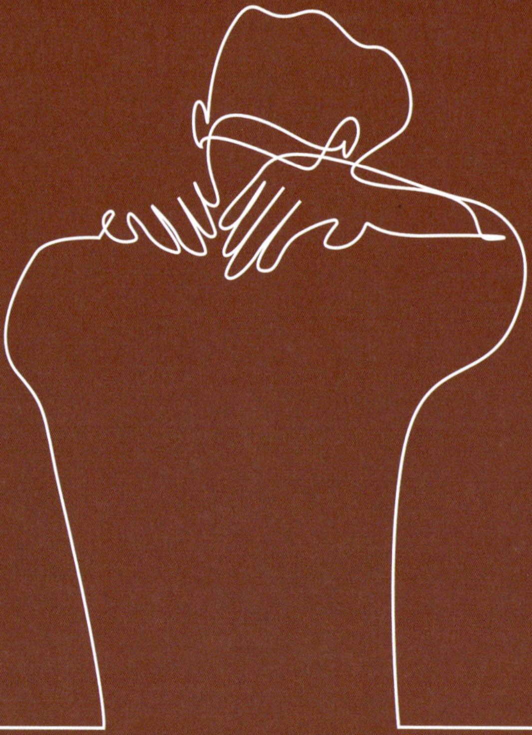

Bevor Sie ins Training gehen, spüren Sie Ihren Schmerzen nach! Sind es wieder die üblichen Verspannungen, der immerwährende Kopfdruck oder die stechende Schulter, die nerven? Schmerzen, die spontan, quälend und stechend auftreten und an Intensität zunehmen, sollten selbstverständlich immer vom Arzt abgeklärt werden. Häufig kennen wir aber „unseren" Schmerz schon. Wir können ihn einordnen und finden ihn lästig. Trotzdem ist es interessant und hilfreich ein bisschen mehr über das Thema „Schmerz" zu wissen.

6.1 Schmerzen verstehen

Schmerzen können qualvoll sein, mindern die Lebensqualität und beeinträchtigen die psychische Verfassung. Kurzum: Der Schmerz muss weg. Dennoch ist er sinnvoll, hilft uns sogar zu überleben und sollte uns in jedem Falle aufmerksam machen für unseren Körper.

Leider ist der Umgang mit dem Schmerz und auch die Therapie häufig zu wenig an dem orientiert, was wir heutzutage über Schmerzen wissen bzw. wissen sollten. Noch immer beruft man sich auf das seit 1664 (!) bestehende Schmerzentstehungsmodell von René Descartes: In diesem Modell leitet eine Schmerzfaser einen Schmerzreiz in das Schmerzzentrum des Zentralnervensystems (Gehirn und Rückenmark) und es tut weh. Schmerzverursacher ist nach diesem uralten Denkkonzept also der Ort, an dem in der Regel ein Gewebeschaden entsteht. Gehirn und Rückenmark sind einfach Empfänger des Schmerzes.

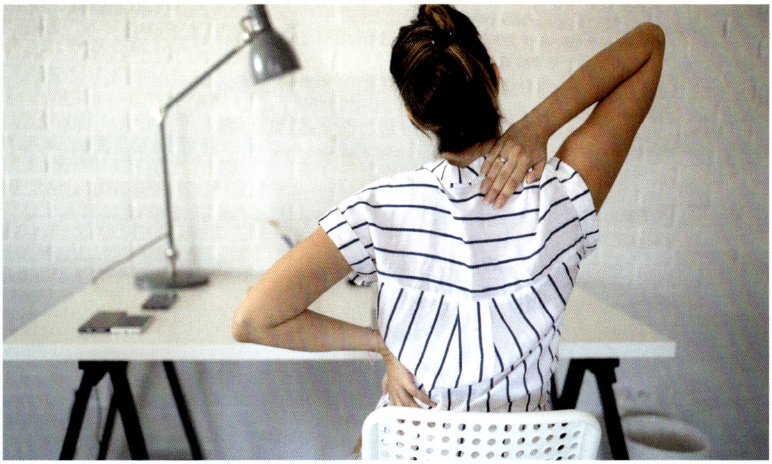

Abb. 74: Schmerz macht sich bemerkbar – manchmal zu spät!

Dieses Modell wurde ursprünglich von dem Philosophen René Descartes entwickelt und findet bis heute Anhänger in bestimmten Disziplinen des chronischen Schmerzmanagements, insbesondere in vielen konventionellen Schmerztherapien, die weiterhin nach „Schmerzerzeugern" für mutmaßliche Gewebeschäden suchen (z. B. degenerative Veränderungen der Wirbelsäule) und des umgebenden peripheren Nervensystems. Dieses alte Modell des Schmerzes scheint nach gesundem Menschenverstand auch logisch:

Wir verletzen uns beispielsweise, indem wir bei einem Sturz aufs Knie fallen. Das Knie als Schmerzstelle kann somit leicht mit der Schmerzursache gleichgesetzt werden. Was den Schmerz erzeugt, ist der kurzfristige hohe Druck auf die Kniestrukturen. Die peripheren Nerven um das Knie nehmen den Gewebeschaden auf und senden diese Information in Form von Schmerzsignalen über das Rückenmark an das Gehirn. Das Zentralnervensystem (Rückenmark und Gehirn) dient als sekundärer Empfänger des Schmerzes. Seine Aufgabe ist es, den Schmerz als eine bewusste Erfahrung zu registrieren – wir werden uns des Schmerzes im Knie bewusst. Aus dieser Sicht kommt es in erster Linie auf den Schmerzerreger der Gewebeschädigung und der umgebenden peripheren Nerven im Bereich der Gewebeschädigung am Knie an.

Info-Kasten: Das traditionelle biomedizinische Schmerzmodell

- Im traditionellen biomedizinischen Modell wird Schmerz primär als eine rein physiologische Reaktion auf Gewebeschäden oder körperliche Verletzungen betrachtet.
- Schmerz wird als ein direktes Signal interpretiert, das von Schmerzrezeptoren im Körper an das Gehirn gesendet wird, um auf eine Schädigung oder Verletzung hinzuweisen.
- Die Behandlung konzentriert sich hauptsächlich auf die Identifizierung und Behandlung der zugrunde liegenden körperlichen Ursachen des Schmerzes, wie z. B. Gewebeschäden oder Entzündungen.
- Psychologische und soziale Faktoren werden oft vernachlässigt oder als weniger relevant für die Entstehung und Behandlung von Schmerz angesehen.

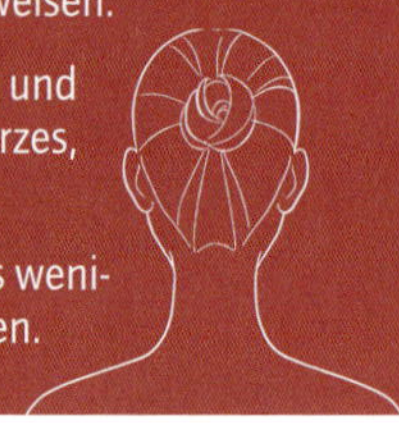

Im Laufe der Zeit bemerkten die Wissenschaftler aber, dass dieses alte Schmerzmodell nur für wenige Fälle zur Erklärung geeignet ist. Bahnbrechende Erkenntnisse brachten daraufhin Studien mit Phantomschmerz-Patienten. Phantomschmerzen sind Schmerzen in einer amputierten Extremität wie beispielsweise in einem Arm, der schon vor Jahren amputiert wurde. Der Schmerzauslöser – der Arm – ist also gar nicht mehr vorhanden. Der Schmerz im „Phantomarm" ist dennoch echt, schmerzhaft und zermürbend. Dieses Phänomen führte dazu, zu erkennen, dass das zentrale Nervensystem (Gehirn und Rückenmark) mehr sein musste als ein passiver Empfänger von Schmerzsignalen von der Verletzungsstelle.

Der tatsächliche Auslöser von Schmerz musste sich also im intakten zentralen Nervensystem (Gehirn) befinden. Darüber hinaus zeigten Studien, dass die Intensität eines Schmerzes nichts mit der Intensität der Gewebeschädigung zu tun hatte. Also eine schlimme Verletzung muss nicht unbedingt mit mehr Schmerzen einhergehen als eine weniger schlimme Verletzung. Schaden ist nicht gleich Schmerz und Schmerz ist nicht gleich Schaden. Schmerzen korrelieren kaum oder gar nicht mit dem Ausmaß der Gewebeschädigung.

In einer Studie (W. Brinjikji et al., 2015) mit 3110 schmerzfreien Patienten konnten

- *60 % der über 50- Jährigen mit einer Bandscheibenvorwölbung,*
- *80 % der über 50-Jährigen mit Bandscheibendegenerationen und*
- *36 % der über 50-Jährigen mit einem Bandscheibenvorfall identifiziert werden.*

Alle hatten KEINE Schmerzen!!

Ein anderes Beispiel ist die Fibromyalgie. Ein Fibromyalgie-Patient hat unzweifelhaft Schmerzen, ohne dass erkennbare Gewebeschäden dafür der Grund sein könnten. Ich selbst habe seit Jahrzehnten eine hochgradige Arthrose in meinem rechten Schultergelenk aufgrund einer spinalen Lähmung. Trotzdem habe ich keine Schmerzen. Das alte Schmerzmodell berücksichtigt also nicht die entscheidenden Mechanismen, die einen Schmerz im Gehirn und Rückenmark erst zum Schmerz machen.

6.1.1 Das neue Verständnis von Schmerz

Seit den 1990er-Jahren gibt es inzwischen fabelhafte Studien, die die Schmerzentstehung und -wahrnehmung in ganz anderer Richtung interpretieren. Das neue Verständnis von Schmerz ist:

1. Nicht der Gewebeschaden, sondern das Gehirn und das Rückenmark verursachen Schmerz.
2. Verschiedene Teile des Zentralen Nervensystems arbeiten zusammen, um Schmerzen zu erzeugen.

Der Ort dessen, was Schmerzen verursacht, verlagert sich von Gewebeschäden im Körper und dem peripheren Nervensystem (Gewebe, Knochen), das ihn umgibt, zum zentralen Nervensystem (Gehirn und Rückenmark). Dieses neue biopsychosoziale Schmerzmodell steht im Gegensatz zum alten traditionellen, leider immer noch häufig verwendeten Schmerzmodell.

Im biopsychosozialen Modell wird Schmerz als komplexes Phänomen betrachtet, das durch die Wechselwirkung von biologischen, psychologischen und sozialen Faktoren beeinflusst wird. Die Hauptkomponenten dieses Modells sind:

1. **Biologische Faktoren:** Diese umfassen die physiologischen Prozesse im Körper, die mit Schmerz verbunden sind, wie Gewebeschädigungen, Entzündungen, neurologische Aktivität und genetische Veranlagungen. Biologische Faktoren können die Empfindlichkeit für Schmerz beeinflussen und das Schmerzerleben modulieren.
2. **Psychologische Faktoren:** Psychologische Aspekte spielen eine wichtige Rolle bei der Entstehung und Aufrechterhaltung von Schmerz. Dazu gehören Emotionen wie Angst, Depression, Stress und Hoffnungslosigkeit, aber auch kognitive Prozesse wie Schmerzbewertung, Schmerzbewältigung und Erwartungen bezüglich des Schmerzverlaufs.

3. **Soziale Faktoren:** Die sozialen Kontexte, in denen eine Person lebt, arbeitet und Beziehungen pflegt, können ebenfalls einen erheblichen Einfluss auf Schmerz haben. Dies umfasst soziale Unterstützung, familiäre Dynamiken, berufliche Belastungen, kulturelle Normen und die Verfügbarkeit von Ressourcen für die Schmerzbewältigung.

Das biopsychosoziale Modell betont die komplexen Wechselwirkungen zwischen diesen drei Faktoren und wie sie gemeinsam das Schmerzerleben formen können. Es wird angenommen, dass eine ganzheitliche Behandlung von Schmerz am effektivsten ist, wenn sie alle diese Aspekte berücksichtigt und eine multidisziplinäre Herangehensweise umfasst, die medizinische, psychologische und soziale Interventionen kombiniert.

Info-Kasten: Das neue biopsychosoziale Schmerzmodell

- Im biopsychosozialen Modell wird Schmerz als ein komplexes Phänomen betrachtet, das durch eine Vielzahl von biologischen, psychologischen und sozialen Faktoren beeinflusst wird.
- Schmerz wird nicht nur als eine direkte Reaktion auf Gewebeschäden betrachtet, sondern auch als ein subjektives Erlebnis, das durch individuelle Wahrnehmungen, Emotionen, Erwartungen und soziale Kontexte geprägt ist.
- Das Modell betont die Wechselwirkungen zwischen biologischen, psychologischen und sozialen Faktoren bei der Entstehung und Aufrechterhaltung von Schmerz.
- Die Behandlung zielt darauf ab, nicht nur die körperlichen Symptome des Schmerzes zu lindern, sondern auch die psychologischen und sozialen Faktoren zu berücksichtigen, die dazu beitragen können.
- Interventionen können eine breite Palette von Ansätzen umfassen, einschließlich medizinischer Behandlungen, physiotherapeutischer oder sportwissenschaftlicher Maßnahmen, psychologischer Therapien, Verhaltensänderungen, sozialer Unterstützung und Informationen über Schmerz.

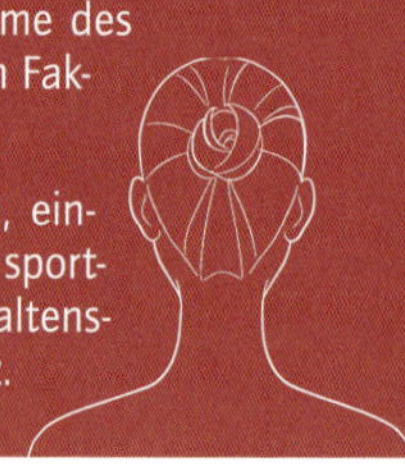

6.2 Schmerzselbstmanagement

Was also produziert Schmerz? Was kann man vielleicht auch selbst tun gegen den Schmerz? Wir müssen uns also von der Vorstellung verabschieden, dass Schmerz immer mit einem Gewebeschaden einhergehen muss. Dagegen müssen wir uns der inzwischen wissenschaftlich begründeten These zuwenden, dass das zentrale Nervensystem der Ort ist, an dem Schmerzen erzeugt werden. Hier kommt der Begriff der Neuromatrix des Gehirns ins Spiel, einer Idee, die Schmerzen aller Art erklärt – Schmerzen, die durch entsprechende Gewebeschäden veranlasst sind oder auch nicht. Mit Neuromatrix ist gemeint, dass mehrere Teile des Zentralnervensystems zusammenarbeiten, um Schmerz zu erzeugen. Die Teile des Zentralnervensystems, die diese Matrix bilden, sind u. a. das Rückenmark, der Hippocampus (eine Art Zwischenspeicher des Gehirns), der Motorkortex, der unsere Bewegungen reguliert oder auch das limbische System, das für die Verarbeitung von Emotionen und für die Speicherung und Abrufung von Erinnerungen zuständig ist.

Aus dieser Idee der Neuromatrix heraus belegen inzwischen fundierte Studien, dass Schmerz nicht mehr allein aus biomechanischer oder physiologischer Sicht zu betrachten ist. Das moderne Schmerzverständnis zeigt, dass ebenso emotionale, kognitive, neurophysiologische und periphere Mechanismen zu beachten sind.

Info-Kasten: Wussten Sie schon etwas von der Spiegeltherapie?

Innerhalb einer Schmerztherapie für Patienten mit einem Schulter-Arm-Syndrom – also schmerzhaften Problemen im Bereich „Schulter-Arm" – wurden die Patienten in einer amerikanischen Universitätsklinik folgendermaßen behandelt: Man setzte sie jeweils so vor einen Spiegel, dass sie nur die gesunde Hälfte Ihres Körpers im Spiegel sehen konnten. Mit dem gesunden Arm und der gesunden Schulter wurden dann verschiedene Mobilisations- und Kräftigungsübungen ausgeführt. Aufgrund der spiegelverkehrten Wahrnehmung wurde dem Gehirn sozusagen vorgespielt, dass die Gegenseite ohne Schmerzen und Probleme diese Übungen ausführen kann. Die Erfolgsquote bei der Schmerzreduktion der Patienten lag bei über 80 Prozent.

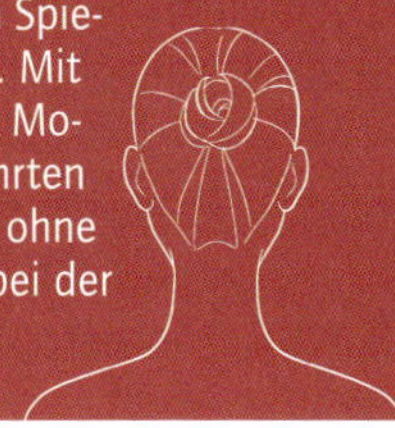

6.2.1 Schmerzedukation – Schmerzen verstehen

Hochinteressant ist dabei, dass inzwischen sehr gut belegt ist, dass ein wesentlicher Erfolg in der Schmerztherapie darin besteht, dass der Patient über den Schmerz, seine Entstehung und seine Bekämpfung informiert wird. Dafür wurde das Konzept der „Schmerzedukation – Schmerzen verstehen" entwickelt, eine kognitiv-edukative Intervention mit dem Ziel, Patienten wissenschaftlich fundiert über die zugrunde liegenden neurophysiologischen Prozesse der Schmerzentstehung mit einfachen Worten und Erklärungen zu informieren. Diese Informationen wurden Ihnen im Kapitel 3 innerhalb der „Informationsphase" und werden Ihnen auch in diesem Kapitel von mir vermittelt. Dadurch wird die Schmerzmatrix nachweislich in erheblichem Ausmaß beeinflusst. Der Patient kann so verstehen, dass Schmerz vor allem durch eine verstärkte neuronale Aktivität (Nervenaktivität) im zentralen Nervensystem begründet ist (Zentrale Sensibilisierung). Diese erhöhte Aktivität führt zu einer erhöhten Schmerzempfindlichkeit und gleichzeitig zu einer Unterdrückung der Schmerzhemmung. Das eigene Schmerzmanagement im Körper versagt.

Dagegen kann der Patient selbst durch verschiedene angeleitete Maßnahmen aktiv werden. Schmerzlosigkeit gelingt also nicht mehr allein passiv, indem sich der Patient „behandeln" lässt, sondern in ganz erheblichem Maße hat es der Patient selbst in der Hand, seine Schmerzen in den Griff zu bekommen. Sein eigenes Gehirn macht es möglich. Zu dieser neuen Schmerzbewältigungsstrategie gehören dann eben nicht nur passive (physio)therapeutische Maßnahmen, sondern auch eigene aktive (Körperwahrnehmungs-)Übungen – beispielsweise in dreidimensionaler Ausführung auf einem Dynair Ballkissen®, stehend oder liegend auf einem Redondo® Ball oder Dynair Ballkissen® unter dem Nacken – Focussierungen auf Bewegungsabläufe und auch verhaltenstherapeutische Interventionen, die zu einem anderen Selbstverständnis des Schmerzes führen.

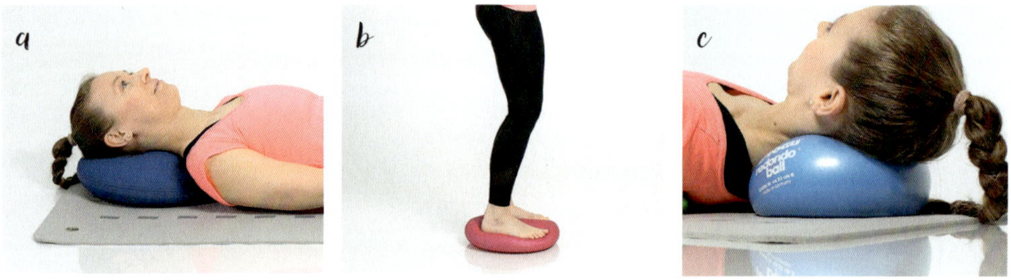

Abb. 75: Aktive Körperwahrnehmungsübungen helfen gegen den Schmerz.

Das neue Schmerzverständnis, wie es auch von mir vermittelt wird, verfolgt also einen fundierten biopsychosozialen Ansatz, der periphere und zentrale Komponenten der Schmerzentstehung berücksichtigt und ist damit viel erfolgversprechender und effektiver als die üblichen Schmerztherapien.

Info-Kasten: Schmerzedukation

Das Ziel der Schmerzedukation ist es, dem Patienten Werkzeuge und Strategien zur Verfügung zu stellen, um mit Schmerzen umzugehen, die Schmerzempfindung zu modulieren und die Lebensqualität zu verbessern. Dazu gehören unter anderem:

1. **Verständnis der Schmerzmechanismen:** Patienten lernen die komplexen Mechanismen von akuten und chronischen Schmerzen kennen, einschließlich der Rolle des Nervensystems, der Neuroplastizität und der Schmerzverarbeitung im Gehirn. Durch das Verständnis dieser Mechanismen können Patienten besser nachvollziehen, warum sie Schmerzen haben und wie sie beeinflusst werden können.

2. **Identifikation von Schmerzverstärkern und -hemmern:** Patienten lernen, verschiedene Faktoren zu identifizieren, die Schmerzen verstärken oder lindern können, einschließlich körperlicher Aktivität, Stress, Emotionen, Schlaf und sozialer Unterstützung. Sie werden ermutigt, positive Verstärker zu nutzen und negative Verstärker zu reduzieren, um ihre Schmerzen besser zu bewältigen.

3. **Schmerzbewältigungsstrategien:** Patienten werden verschiedene Bewältigungsstrategien vermittelt, um mit Schmerzen umzugehen, darunter Entspannungstechniken, Atemübungen, progressive Muskelentspannung, Meditation, Achtsamkeit und kognitive Umstrukturierung. Diese Techniken können dazu beitragen, die Schmerzempfindung zu reduzieren, Stress abzubauen und die Selbstwirksamkeit zu stärken.

4. **Förderung von Selbstmanagement und Aktivität:** Patienten werden ermutigt, selbst aktiv zu werden und Verantwortung für ihre Schmerzbewältigung zu übernehmen. Dies kann die Entwicklung von individuellen Bewegungsplänen, die schmerzfreundliche Aktivitäten und regelmäßige Bewegung beinhalten sowie die Integration von Selbstmanagementtechniken in den täglichen Lebensstil umfassen.

5. **Förderung eines ganzheitlichen Ansatzes:** Schmerzedukation betrachtet Schmerzen als ein komplexes Zusammenspiel von körperlichen, emotionalen, sozialen und psychologischen Faktoren.

Daher beinhaltet sie einen ganzheitlichen Ansatz zur Schmerzbehandlung, der die Bedeutung einer umfassenden Betreuung und Unterstützung durch ein multidisziplinäres Team hervorhebt.

6. **Schmerzeduktion in verschiedenen Settings:** Schmerzedukation kann in verschiedenen Settings stattfinden, einschließlich klinischer Einzelgespräche, Gruppensitzungen, Schulungen und Workshops. Sie wird oft in Kombination mit anderen Behandlungsmethoden wie Physiotherapie, Ergotherapie, Psychologie und medikamentöser Therapie eingesetzt, um eine umfassende Schmerzbehandlung zu gewährleisten.

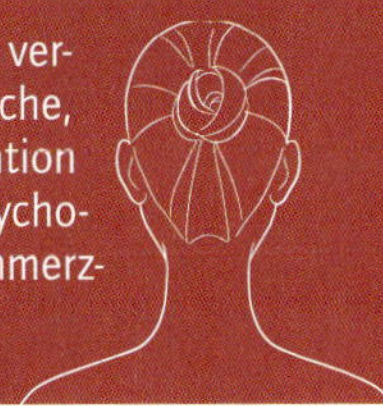

6.3 Das Übungsprogramm gegen den Schmerz

Jetzt ist Selbstmanagement gefragt. Sie haben die richtigen Bewegungsabläufe gelernt und können in die Anwendung gehen.

6.3.1 Die Anti-Schmerz-Übungen

Sie haben wieder diesen bekannten Schmerz – egal, ob im Nacken, an den Schulterblättern oder eher in der Lendenwirbelsäule. Dann sind die folgenden Übungsphasen angesagt.

Übung 1: Roll-over:

Sie liegen ausgestreckt in Rückenlage auf einer Isomatte. Schließen Sie die Augen und nehmen Sie zuerst bewusst Ihre Auflageflächen am Boden wahr:

- *Wo liegen die Füße auf?*
- *Wo berühren die Beine den Boden?*
- *Wie viel Auflage spüre ich am Gesäß?*
- *Wo beginnt mein Rücken, auf dem Boden aufzuliegen?*
- *An welcher Stelle des Kopfes liege ich auf?*

Nachdem Sie diese kurze mentale Einstimmung vollzogen haben, stellen Sie sich die wichtigste Frage:

- Wo genau spüre ich Schmerz?

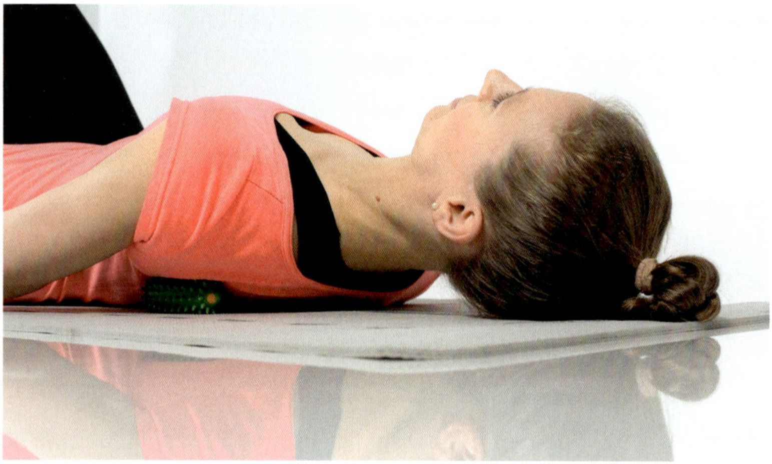

Abb. 76: Eine Bestandsaufnahme: Wo genau spüre ich Schmerz oder Verspannung?

Nach der Beantwortung auch dieser letzten Frage nehmen Sie sich Ihr Reissäckchen, einen Strumpfball (2 Strümpfe zu einem Ball ineinandergelegt) oder sogar (falls Sie es vertragen) einen tennisballgroßen Ball oder eine stachlige Brasil® -Rolle. Dieses legen Sie genau unter Ihre Schmerzregion. Sie legen Ihren Schmerzpunkt also auf dem Reissäckchen, Strumpfball oder Tennisball ab. Zusätzlich zu Ihrer Schmerzregion füllen Sie den Hohlraum zwischen Nacken und dem Boden mit einem zusammengerollten Handtuch oder dem Redondo® Ball aus. Im Folgenden nenne ich nur noch beispielhaft das Reissäckchen als untergelegten Gegenstand.

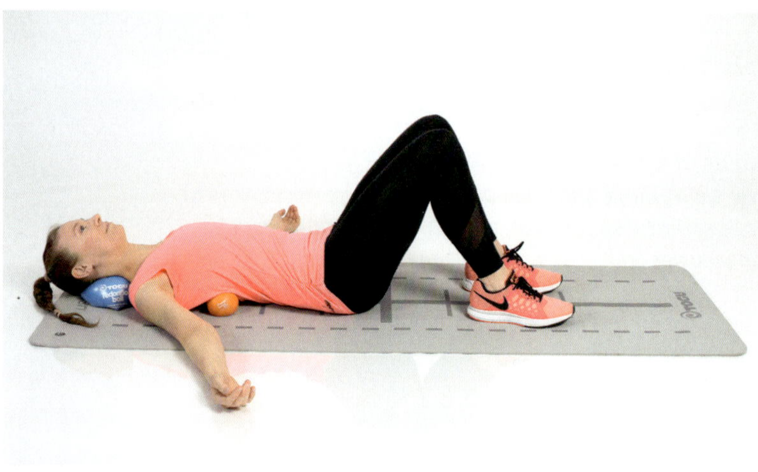

Abb. 77: Roll-over mit Fokussierung auf den Schmerzort.

Achtung! Sie legen also nicht den Kopf, sondern Ihren Nacken auf das Handtuch! Entsprechend liegt der Kopf ganz gerade in Verlängerung der Wirbelsäule.

Ausgangsstellung: Stellen Sie Ihre Füße auf, ihr Reissäckchen oder Ball liegt unter Ihrem Schmerzbereich (Abb. 78).

Bewegung: Rollen Sie nun Ihr Becken langsam im Wechsel kopfwärts und fußwärts. Ihr Nacken wird diese Bewegung nachvollziehen. Spielen Sie mit dieser Rollbewegung: Liegt die Lendenwirbelsäule flach auf dem Boden auf, ist der Nacken eher etwas hohl. Spüren Sie dagegen eher ein Hohlkreuz im unteren Rückenbereich, dann wird der Nacken näher an das zusammengerollte Handtuch gepresst.

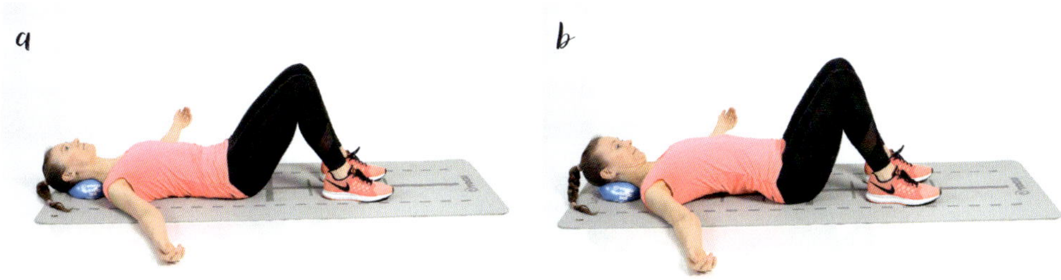

Abb. 78: Roll-over 1 (a): Wenig Hohlraum an der LWS und viel Hohlraum am Nacken und Roll-over 2 (b): Viel Hohlraum an der LWS und wenig Hohlraum am Nacken.

Atmung und Fokussierung: Versuchen Sie während dieser Rollbewegung genau dann auszuatmen, wenn der Druck auf die Schmerzregion am stärksten wird. Stellen Sie sich vor, wie der Schmerz in diesem Augenblick regelrecht in das Reissäckchen hinein ausgepresst wird und Sie beim Ausatmen den Schmerz wegblasen.

Wiederholen Sie diese Rollbewegung mehrere Male ohne Anstrengung. Ruhen Sie sich aus, ziehen Sie ohne viel Bewegung das Reissäckchen unter sich heraus und spüren Sie nach:

- *Wie liegen die Füße auf?*
- *Wo berühren die Beine den Boden?*
- *Wie viel Auflage spüre ich am Gesäß?*
- *Wo beginnt mein Rücken, auf dem Boden aufzuliegen?*
- *An welcher Stelle des Kopfes liege ich auf und …*
- *Wie fühlt sich nun die Schmerzstelle an?*

Sie konzentrieren sich nun auf eine weitere Bewegung mit gleicher Ausgangsstellung wie vorher: Wenn Sie mögen, dürfen Sie das Reissäckchen gerne wieder an den Schmerzort (möglicherweise hat sich dieser verändert) legen, können aber auch ohne Reissäckchen weiterarbeiten.

Übung 2: Die Spirale

Ausgangsstellung: Falten Sie jetzt Ihre Hände und legen Sie sie mit den Handrücken auf Ihre Stirn.

Bewegung:

- Drehen Sie mithilfe Ihrer Hände Ihren Kopf langsam von links nach rechts und wieder zurück. Versuchen Sie, im Kopf- und Nackenbereich passiv zu sein und die „Arbeit" den Händen zu überlassen. Genießen Sie es, bewegt zu werden.
- Ruhen Sie sich aus. Legen Sie Arme und Beine flach auf den Boden. Nehmen Sie auch jetzt Ihre Auflageflächen am Boden bewusst wahr.

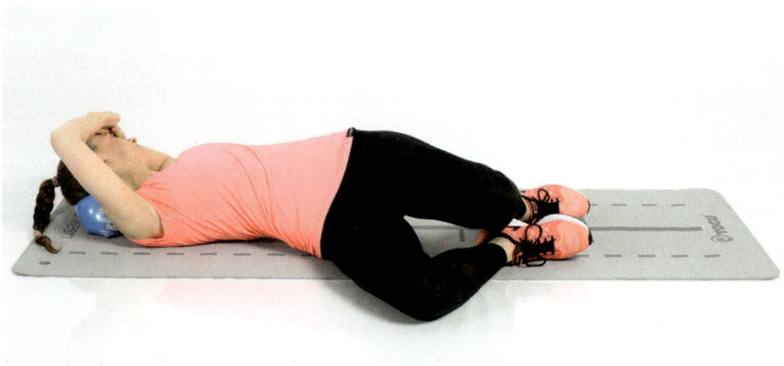

Abb. 79: Beine links und Kopf rechts: Eine lösende Spirale.

Ausgangsstellung: Dann stellen Sie die Füße wieder auf und legen die Knie aneinander. (Abb. 79)

Bewegung (Abb. 79):

- Wenn Sie jetzt Ihren Kopf wie vorher mithilfe Ihrer Handrücken nach links bewegen, spüren Sie dem Bedürfnis nach, Ihre Knie ganz leicht und wenig in die Gegenrichtung, also nach rechts, zu bewegen. Gefällt Ihnen diese Gegenbewegung, dann schaukeln Sie mit Kopf und Knien ganz minimal und ohne Kraft gegengleich hin und her. Stellen Sie sich dabei vor, wie sich Ihre Wirbelsäule bis hoch in den Kopf hinein geschmeidig schlängelt.

Atmung:

- Versuchen Sie über den Weg hinweg einzuatmen und in den jeweiligen Endpositionen (Kopf liegt rechts, Knie links und umgekehrt) auszuatmen. Sie können auch erst wieder in derselben Endposition ausatmen und wechseln mit der Zeit die „Ausatem-Seite".
- Jetzt ziehen Sie, ohne den Kopf stark anzuheben, das Reissäckchen vorsichtig unter Ihrer Schmerzregion und das Handtuch unter Ihrem Nacken hervor. Widmen Sie Ihre Aufmerksamkeit wiederum der Becken-, Schulter- und Nackenregion, aber ganz besonders dem Bereich, unter dem das Reissäckchen lag.

Den Erfolg der Übung spüren

Wenn Sie nach dieser Übung das Gefühl haben, Sie liegen dichter und breiter am Boden auf und auch der Auflagepunkt des Kopfes ist nach unten Richtung Kinn gerutscht, dann haben sich Ihre Muskeln entspannen können. Und vielleicht spüren Sie auch, dass Ihr persönlicher Schmerzbereich nicht mehr so offensiv, sondern mehr in den Hintergrund getreten ist. Dann wissen Sie, dass Sie dem Schmerz nicht hilflos ausgeliefert sind. Sie selbst können Ihrem Schmerz Paroli bieten!

6.3.2 Die Anti-Schmerz- und Mobilisations-Übungen

Mobilisation heißt:

- flüssig machen: Wir produzieren Gelenkschmiere und betreiben Knorpelaufbau;
- beweglich machen: Wir nutzen das Gelenk in seinem individuell möglichen Bewegungsausmaß;
- verfügbar machen: Wir können unsere Gelenke wieder (be)nutzen und den Abnutzungsprozess verlangsamen.

Dazu möchte ich Ihnen ein paar wesentliche Übungen anbieten. Da die Halswirbel von Haus aus äußerst beweglich wären – wenn wir sie ließen – reichen häufig schon ganz kleine Bewegungen aus, um ihnen diese Beweglichkeit wieder zurückzugeben. Auch hier nutzen wir wieder das Dynair Ballkissen®. Durch die Luftfüllung im Kissen können minimale Bewegungen – fast Vibrationen – zum gewünschten Effekt führen.

Übung 3: Wippen

Ausgangsstellung: Sie liegen in Rückenlage und haben Ihr Dynair Ballkissen® unter den Schulterblättern. Der Kopf wird bequem mit einer Nackenrolle, einem kleinen Kissen oder Redondo® Ball unterlagert. Die Füße sind aufgestellt.

Bewegung 1 (Abb. 80):

- Heben und senken (= wippen) Sie Ihr Becken nur wenige Zentimeter vom Boden.

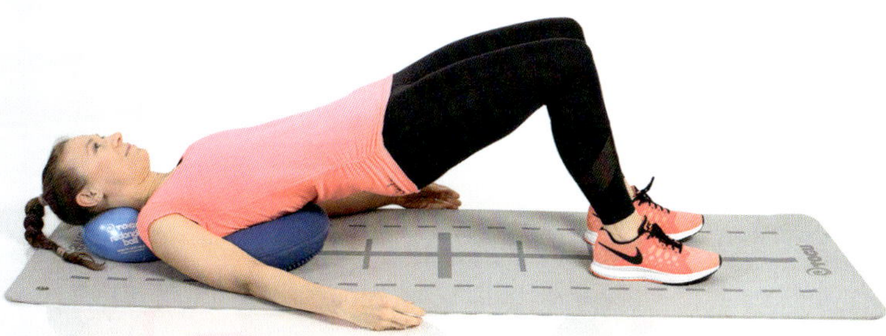

Abb. 80: Wippen Sie sich locker! Unangestrengt auf und nieder – immer wieder.

Atmung:

- Während Sie wippen, atmen Sie tief aus. Während des Einatmens legen Sie das Becken ab und ruhen sich einen kurzen Moment aus.

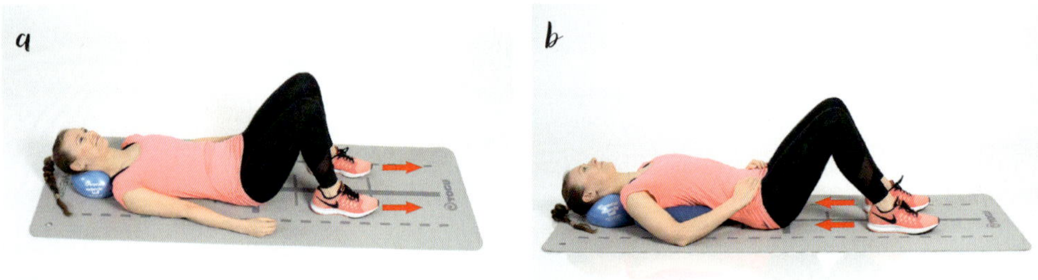

Abb. 81: Wippen Sie sich locker! Unangestrengt Zug und Druck – immer wieder.

Bewegung 2 (Abb. 81):

- Ihr Becken bleibt nun am Boden liegen. Beide Füße sind am Boden aufgestellt. Mit den Fußsohlen geben Sie leicht und kurz Druck auf den Boden nach vorne, als wenn Sie sich kopfwärts wegschieben wollten und wieder Zug nach hinten in Richtung Becken. Dadurch kommt es ebenfalls zu einer leichten Wippbewegung im Halswirbelsäulenbereich. Auch diese Bewegung darf immer kürzer und schneller werden. Führen Sie die Übung so durch, dass Sie Ihnen im Nackenbereich angenehm und erholsam spürbar wird.

Atmung:

- Bitte folgen Sie bei dieser und den kommenden Übungen Ihrem normalen Atemrhythmus: Unangestrengt und harmonisch.

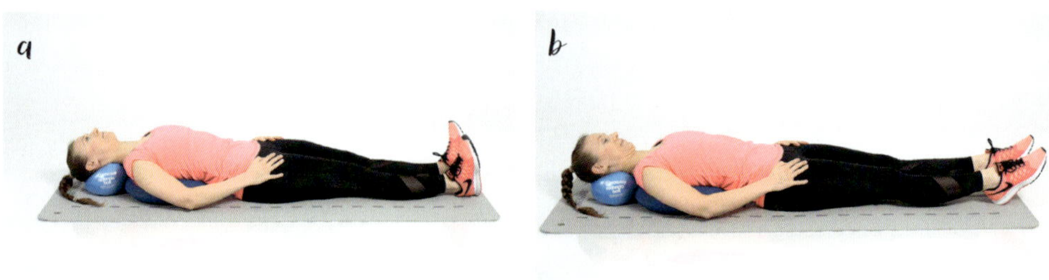

Abb. 82: Wippen Sie sich locker! Unangestrengtes „JA – Sagen".

Bewegung 3 (Abb. 82):

- Eine andere Möglichkeit in eine wunderbar entspannende und lösende Wippbewegung des Nackens zu kommen, ist die folgende: Versuchen Sie aus den Sprunggelenken heraus eine leichte Wippbewegung durch den ganzen Körper zu initiieren.

Dazu ziehen Sie die Zehen im Wechsel hoch zum Schienbein und abwärts weg vom Schienbein und lassen diese Bewegung immer kürzer und schneller werden bis Sie ein leichtes Vibrieren im Nacken spüren und Sie sozusagen kleine Nickbewegungen (Ja-Sagen) mit dem Kopf machen.

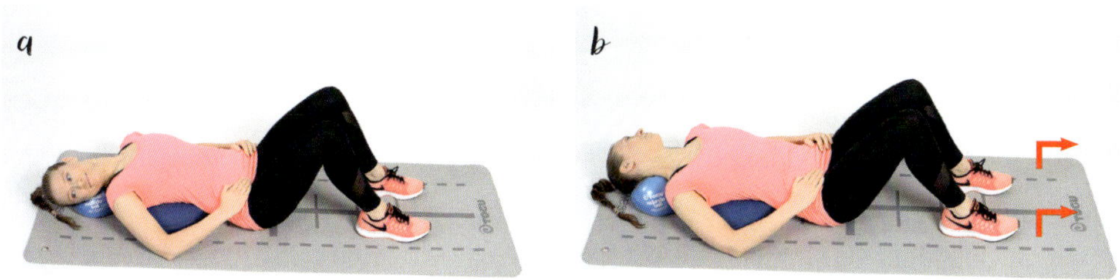

Abb. 83: Wippen Sie sich locker! Unangestrengtes „NEIN - Sagen".

Bewegung 4 (Abb. 83):

- Beide Beine sind wieder aufgestellt. Jetzt drücken Sie im Wechsel mit der linken Fußsohle, danach mit der rechten Fußsohle stärker in den Boden nach unten-vorne. Es kommt zu einer horizontalen Schaukelbewegung im Schulter- und Halswirbelsäulenbereich (NEIN-Sagen). Je flotter dieser abwechselnde Fußdruck passiert, umso mehr kommen Sie in eine Schaukelbewegung und umso größer kann der Lockerungsprozess in der Halswirbelsäule sein.
- Die folgende Übung ist auch ohne Dynair Ballkissen® möglich. Mit dem Kissen ist sie allerdings noch angenehmer.

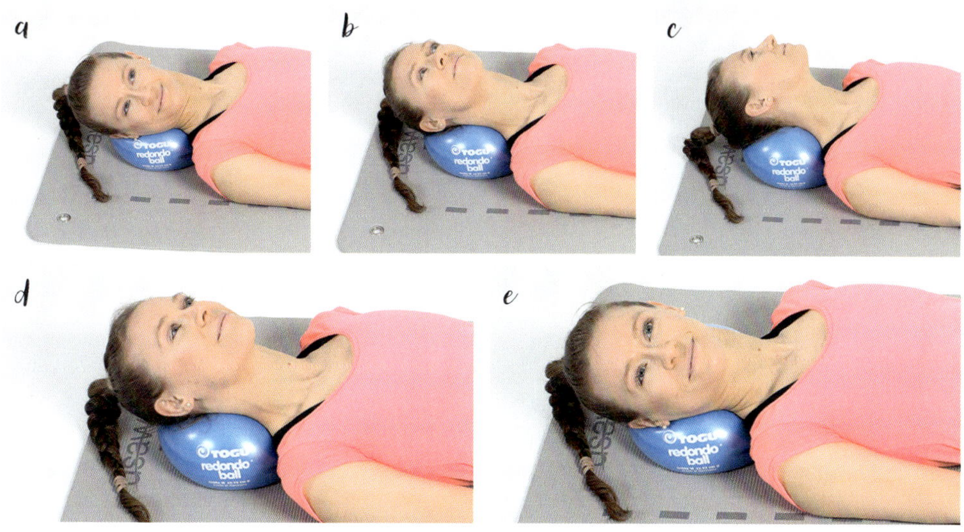

Abb. 84: Die Becken-Uhr für eine sachte Rotationsbewegung im Nacken.

Bewegung 6 (Abb.84):

- Auch hier sind beide Beine aufgestellt. Jetzt kreisen Sie das Becken, welches Sie sich wie eine große Uhr vorstellen, zuerst mit und dann auch gegen den Uhrzeigersinn. Sie werden spüren, wie es automatisch zu einer kleinen und sachten Rotationsbewegung im Nackenbereich kommt.

Übung 4: Rattern

Wenn Sie nicht so viel Zeit haben, können Sie auch in aller Kürze und trotzdem effektiv mit dieser Übung im Stand etwas für sich tun. Sie basiert auf derselben Idee wie die vorangegangenen Übungen: Es geht um kleine Vibrationen am Nacken, die über propriozeptive Mechanismen die Mobilisation und auch Stabilisation des Nackens trainieren.

Ausgangsstellung: Sie stehen mit dem Rücken an einer Wand. Halten Sie das Dynair Ballkissen® mit dem unteren Teil des Hinterkopfs und dem oberen Schulterbereich zwischen Wand und Körper fest.

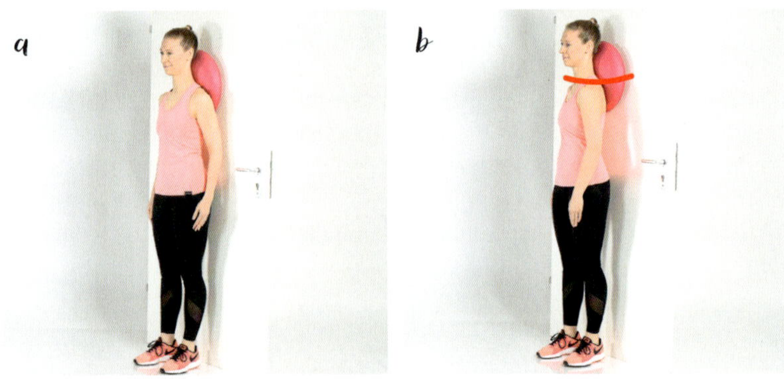

Abb. 85: Der Kopf bleibt angelehnt am Ballkissen. Das Ziel ist ein beinahe unkontrolliertes „Rattern", was zur Mobilisation und leichten Erwärmung des Schulter-Nacken-Bereichs beiträgt.

Bewegung (Abb.85):

- Langsam beginnend drücken Sie im Wechsel einmal die rechte, dann die linke Schulter nach hinten in das Kissen hinein. Dabei werden Sie immer schneller. Das Ziel ist ein beinahe unkontrolliertes „Rattern", was zur Mobilisation und leichten Erwärmung des Schulter-Nacken-Bereichs beiträgt. Sie schütteln Ihre Schultern aus. Die Arme bleiben während dieser Übung immer passiv, sie werden nur durch die Schulterschüttelungen mitbewegt. Der Kopf bleibt angelehnt am Ballkissen®. Diese Übung hat nichts mit Kraft zu tun, sondern im Gegenteil: Werden Sie locker und vielleicht gelingt Ihnen bei dieser Übung sogar ein leichtes Lächeln: Locker in Kopf und Nacken!

Atmung:

- Achten Sie darauf, den Atem fließen zu lassen und nicht anzuhalten.

Übung 5: „Huhn und Giraffe"

Dies ist eine Übung, die der Alltagsbewegung entgegensteuern und ein funktionales Bewegungsmuster stimulieren soll. Wenn Sie Ihren Kopf in der „Huhn-Giraffen-Position" drehen, nehmen Ihnen Atlas und Axis diese Rotation nicht übel. Im Gegenteil: Sie schonen Ihre Wirbelgelenke. Versuchen Sie es selbst: Drehen Sie Ihren Kopf einmal in Ihrer gewohnten Kopfhaltung und einmal in der „Huhn-Giraffen-Position". Möglicherweise können Sie den Kopf so nicht nur weiter drehen, sondern es knirscht auch weniger.

Ausgangsstellung: Sie stehen aufrecht an einer Wand und halten das Ballkissen® mit dem Hinterkopf und dem oberen Schulterbereich an der Wand fest.

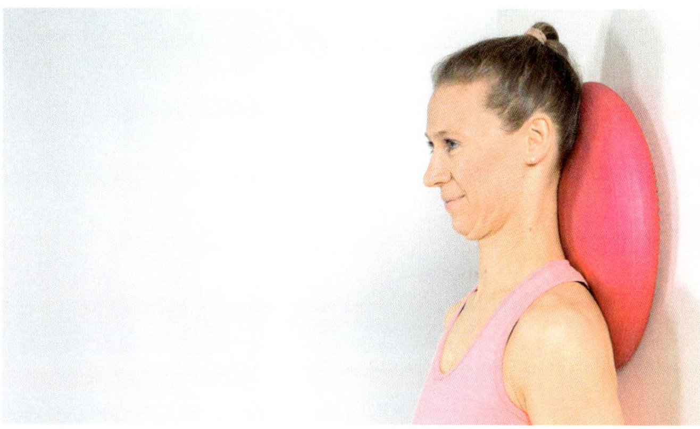

Abb. 86: Die Huhn-Giraffen-Position entlastet den Nacken und die Wirbelgelenke bei der Kopfrotation.

Bewegung:

- Jetzt nehmen Sie den Kopf gerade zurück in eine Doppelkinnposition („das Huhn") und schieben ihn anschließend weit nach oben, sodass der Nacken lang wird („die Giraffe"). Die Schulterblätter ziehen dabei leicht nach unten und Sie spüren eine leichte Dehnung im Nacken. Kommen Sie dann wieder in Ihre vorherige eher „normale" Position Ihres Kopfes zurück. Diese Bewegung nach vorne und oben wiederholen Sie 6- bis 10-mal.

Tipp: Das Dynair Ballkissen® dient bei dieser Übung dazu, Ihrem Gehirn Rückmeldung zum Nacken zu geben, da es den gesamten Nackenbereich ausfüllt. Wenn Ihnen die „Huhn-Giraffen-Position" geläufig geworden ist, dann brauchen Sie das Kissen nicht mehr. Nutzen sie diese Bewegung auch bei Ihrer normalen Schreibtischarbeit immer wieder zwischendurch.

Übung 6: Die Kopf-Augen-Übung

Wie ein Mosaik setzen wir jetzt Bewegungen zusammen, die das Nervensystem stimulieren, Ihre Bewegungsweite vergrößern und die Durchblutung fördern. Diese Bewegungen werden Ihnen vielleicht nicht ganz leichtfallen, weil sie Ihnen unharmonisch vorkommen. Trotzdem haben sie einen immensen Effekt: Der Radius Ihrer Kopfbewegungen wird wesentlich erweitert, da die Spannungen der tiefliegenden Muskulatur nachlassen. Um diese Erfahrung zu machen, erlauben Sie sich einen kleinen „Vorher-Nachher-Test".

Vorher-Nachher-Test: Markieren Sie eine Stelle am Boden, an der Sie sich aufrecht hinstellen und die Sie nach der Übung wieder aufsuchen können. Drehen Sie sich jetzt soweit Sie können mit Rumpf und Kopf einmal nach links und einmal nach rechts und merken Sie sich, welchen Punkt im Raum Sie gerade noch so sehen können. Schauen Sie nun noch so weit Sie können über sich zur Decke. Auch hier merken Sie sich den Punkt, den Sie mit den Augen noch erhaschen können. Seien Sie gespannt, wie viel mehr Sie nach den Übungen sehen können.

Ausgangsstellung: Sie stehen auch hier mit dem Rücken an einer Wand. Halten Sie das Ballkissen® mit dem unteren Teil des Hinterkopfs und dem oberen Schulterbereich zwischen Wand und Körper fest. Drücken Sie jetzt den Kopf ganz leicht und gerade („Doppelkinn") nach hinten in das Dynair Ballkissen® hinein. Machen Sie den Nacken lang und ziehen Sie die Schulterblätter nach unten Richtung Becken. Beginnen Sie jetzt mit der Bewegung.

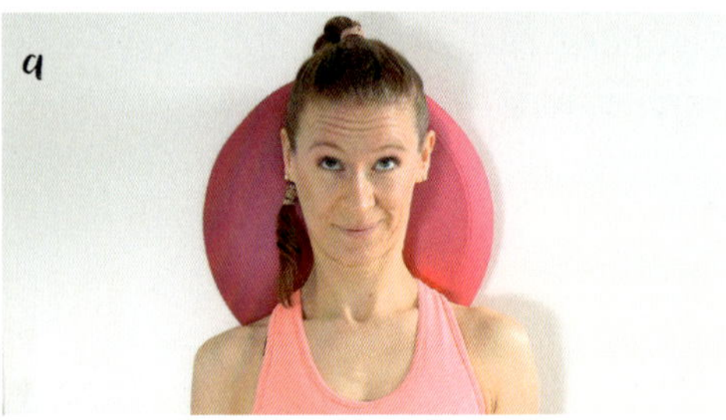

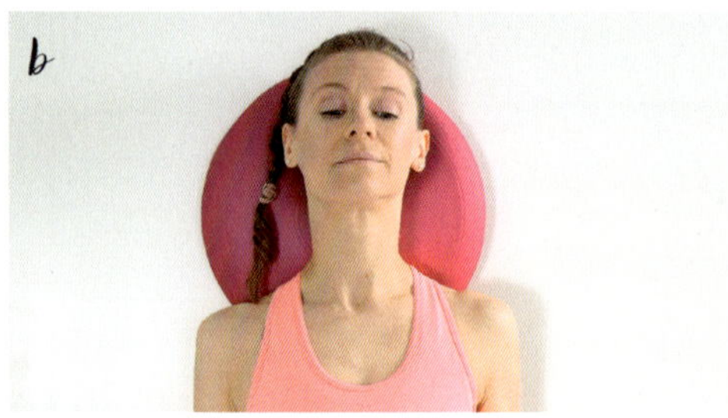

Abb. 87: Augen und Nacken sind eng miteinander verbunden. Nutzen Sie diese Synergie, indem Sie die Augen- von der Kopfbewegung bewusst trennen. Das ist ungewohnt, aber effektiv.

Bewegung (Abb.87):

- Bewegen Sie das Kinn langsam abwärts Richtung Brustbein – die Augen dagegen nach oben Richtung Zimmerdecke. Dann drehen Sie die Richtung um: Das Kinn wird langsam Richtung Decke und die Augen Richtung Boden bewegt. Wiederholen Sie diese Kombination nur 2- bis 3-mal. Dann schließen Sie die Augen und machen eine ganz kleine und schnelle unangestrengte Nickbewegung mit dem Kopf – also wieder ganz locker wippen und der Nackenbewegung nachspüren.

Re-Test: Gehen Sie nun wieder zu Ihrer Stelle im Raum und prüfen Sie, ob sich Ihre Drehbeweglichkeit verbessert hat. Sehen Sie nun weiter, mehr, klarer?

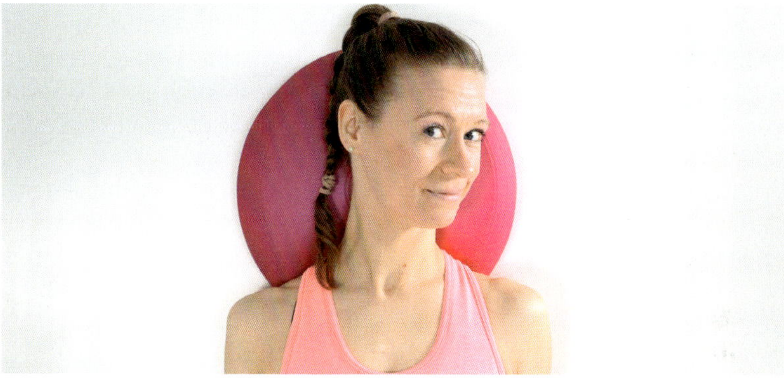

Abb. 88: Augen und Nacken sind eng miteinander verbunden. Nutzen Sie diese Synergie, indem Sie die Augen- von der Kopfbewegung bewusst trennen.

Bewegung (Abb. 88):

- Jetzt drehen Sie den Kopf ganz langsam nach links, während Sie die Augen nach rechts bewegen (und anschließend umgekehrt). Also: Kopf rechts und Augen links, dann Kopf links und Augen rechts. Auch diese Bewegung wiederholen Sie nur 2- bis 3-mal zu jeder Seite. Danach schließen Sie die Augen und machen eine ganz kleine, aber schnelle „Nein-Bewegung" mit dem Kopf. Hierbei ist es wichtig, dass die Bewegung wirklich fast unsichtbar, kurz und klein ist.

Übung 7: Eine erholsame Mobilisationsübung

Zum Abschluss dieser anstrengenden Augen-Kopf-Übungen folgt nun noch eine erholsame Mobilisationsübung.

Ausgangsstellung: Setzen Sie sich aufrecht hin. Legen Sie ein zusammengerolltes Handtuch leicht über den Haaransatz in den Nacken und halten Sie es an beiden Enden mit den Händen fest.

a b

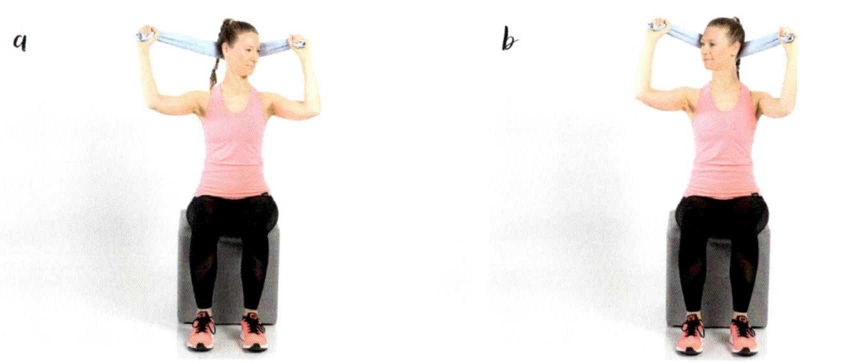

Abb. 89: Angenehm wohltuend und Ihre Kopfgelenke lösend.

Bewegung (Abb. 89):

- Ziehen Sie nun mit der rechten Hand das rechte Handtuchende etwas nach vorne. Dabei wird sich der Kopf wie von selbst mitdrehen. Drücken Sie den Kopf und das Kinn (Doppelkinn) gleichzeitig leicht nach hinten. Dabei wird der Nacken leicht gedehnt und die Kopfgelenke gelöst. Halten Sie diese Position etwa 10 Sekunden lang, bevor Sie wieder in die Ausgangsstellung gehen. Wiederholen Sie das Gleiche zur anderen Seite.
- Anschließend können Sie die „minimalinvasiven" Zugbewegungen mit dem Handtuch kurz und flott hintereinander folgen lassen, sodass Sie auch dann wieder in eine schwingende und lockere Rotationsbewegung des Kopfes und damit des Nackens kommen.

Übung 8: Kamel reiten

In der folgenden Übung „Kamel reiten" wird die gesamte Wirbelsäule einbezogen. Denn das Becken beeinflusst die Kopfsteuerung und die Kopfsteuerung beeinflusst die Körperhaltung des oberen Rumpfes. Auch diese Übung besteht aus nacheinander aufbauenden Bewegungsphasen.

Um Ihnen den Erfolg der Übung gleich zu demonstrieren, sollten Sie zu Beginn den Ihnen bereits bekannten kleinen Beweglichkeitstest durchführen.

Vorher-Nachher-Test: Setzen Sie sich aufrecht hin und lassen Sie die Füße am Boden beckenbreit feststehen.

- Drehen Sie sich mit Ihrem Oberkörper und dem Kopf so weit wie möglich nach links und rechts und merken Sie sich, was Sie gerade noch so aus den Augenwinkeln heraus sehen können.
- Nun versuchen Sie aus der aufgerichteten Position so weit wie möglich über sich an die Decke zu schauen und merken Sie sich wie weit Sie hinter sich schauen können. Achtung: Führen Sie Ihren Kopf und Rücken langsam in diese Position.
- Nach der Kamelübung wiederholen Sie diese zwei Bewegungen und überprüfen, ob sich Ihre Dreh- und Streckbeweglichkeit vergrößert hat.

Ausgangsstellung: Sie sitzen aufrecht auf Ihrem Dynair Ballkissen® auf einem Stuhl.

Bewegung 1:

- Bewegen Sie Ihr Becken vor und zurück, sodass Sie einmal rund und einmal sehr aufrecht sitzen. Wiederholen Sie diese Bewegung 6- bis 10-mal.

Bewegung 2 (Abb. 90):

- Wenn Sie das Becken jetzt nach hinten abrollen, heben Sie gleichzeitig den Kopf an, und wenn das Becken nach vorne kippt, senken Sie den Kopf zur Brust. Bitte wiederholen Sie die Übung 6- bis 10-mal.

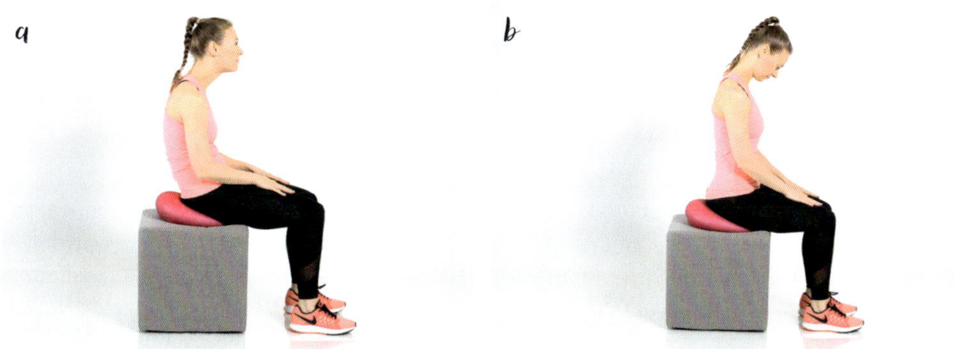

Abb. 90: Kopf und Becken in Bewegung: Bewegung 2 beim „Kamel reiten".

Bewegung 3:

- Kippen Sie das Becken nun nach links und rechts ab, als wenn Sie beim Kamel reiten nach rechts und links geschaukelt werden. Wiederholen Sie auch diese Bewegung 6- bis 10-mal.

Bewegung 4 (Abb. 91):

- Wenn Sie das Becken nach links abkippen lassen, drehen Sie den Kopf nach rechts – und nach links, wenn das Becken nach rechts abkippt. Auch diese Bewegung wiederholen Sie bitte 6- bis 10-mal.

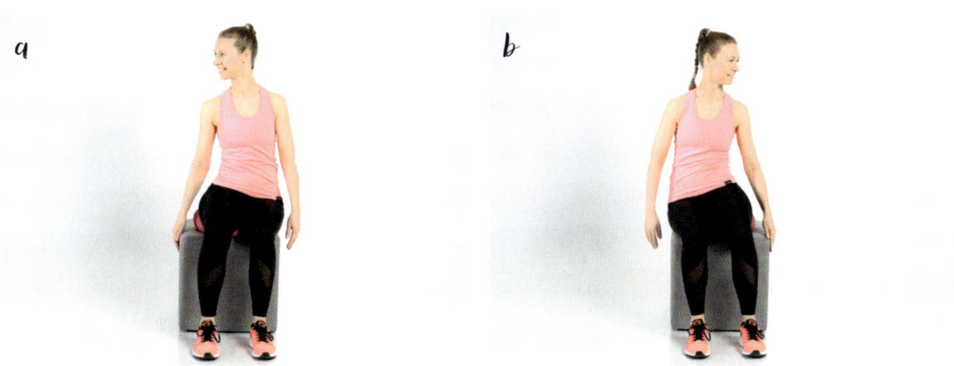

Abb. 91: Kopf und Becken in Bewegung: Bewegung 4 beim „Kamel reiten".

Bewegung 5:

- Führen Sie die Bewegung 4 erneut aus und bewegen Sie dabei zusätzlich die Augen nach rechts, wenn der Kopf nach links dreht – und umgekehrt. Achtung: Hier führen Sie bitte nur maximal 4 Wiederholungen pro Seite aus.

- Wiederholen Sie jetzt den Test vom Anfang und überprüfen Sie, ob sich Ihre Dreh- und Streckbeweglichkeit vergrößert hat.

Übung 9: Die Eule

Zum Schluss dieser mobilisierenden und schmerzlösenden Übungsfolgen in diesem Kapitel möchte ich Ihnen noch eine Übung an die Hand geben, die Sie jederzeit im Alltag anwenden können. Die „Eule" ist, wie auch die vorangegangenen Übungen, eine Bewegungskonstellation, die über eine spezielle neuronale Verschaltung zu einer erhöhten Drehbeweglichkeit beiträgt. Sie können sie zu jeder Zeit und an jedem Ort anwenden, wenn Sie ein Gefühl der Steifigkeit im Nacken- und Halswirbelsäulenbereich verspüren.

Vorher-Nachher-Test: Bitte nehmen Sie sich auch hier noch einmal Zeit für den *Vorher-Nachher-Test* aus der Übung 6. Sie werden überrascht sein über die Veränderungen Ihrer Beweglichkeit!

Ausgangsstellung: Sie stehen aufrecht. Die linke Hand liegt auf der rechten Schulter. Die Übung besteht aus drei einzelnen Bewegungsphasen und jede Phase wird etwa 3-mal wiederholt. Zwischen jeder Phase kehren Sie zur Ausgangsposition zurück. Die Hand bleibt die ganze Zeit über auf der rechten Schulter liegen.

Abb. 92: Die „Eule" in der Bewegung 1 und 2.

Bewegung 1:

- Drehen Sie sich so weit wie möglich langsam nach rechts auf und anschließend wieder zurück. Bitte wiederholen Sie diese Übung 3-mal.

Bewegung 2:

- Drehen Sie sich so weit wie möglich nach rechts auf, bleiben Sie in dieser Position und bewegen Sie jetzt nur Ihren Kopf wieder in die Ausgangsstellung zurück. Führen Sie 3 Drehbewegungen mit dem Kopf durch.

Bewegung 3:

- Drehen Sie sich so weit wie möglich nach rechts auf und nehmen Sie den Kopf dazu mit. Bleiben Sie in dieser Position und bewegen Sie dann nur Ihre Augen von links nach rechts ohne den Kopf dabei zu bewegen. Bewegen Sie die Augen 3-mal nach links und rechts.

Re-Test: Wiederholen Sie jetzt noch einmal den Test, den Sie vor der „Eule" durchgeführt haben und beurteilen Sie selbst, ob sich etwas an Ihrer Drehbeweglichkeit getan hat. Wie weit können Sie jetzt drehen und sehen?

Übung 10: Eine Kurzentspannung durch Atmung

Um Ihnen nach diesen mental doch eher anstrengenden Übungen etwas Erholung zu gönnen, biete ich Ihnen die folgende Übung an: Legen Sie etliche Zeit vor der Durchführung ein Handtuch auf einen warmen Heizkörper oder erwärmen Sie das Tuch in heißem Wasser und wringen Sie es dann aus. Anschließend legen Sie es sich während der Übung zusammengerollt hinten in den Nacken.

Ausgangsstellung: Sie sitzen aufrecht auf dem Dynair Ballkissen® mit dem zusammengerollten Handtuch im Nacken

Abb. 93: Atmen und entspannen.

Bewegung:

- Recken Sie nun den Kopf gerade in „Giraffenposition" nach oben zur Decke. Gleichzeitig ziehen Sie die Schultern gerade nach unten in Richtung Becken und atmen Sie dabei ein.
- Lassen Sie die Schultern jetzt wieder locker – allerdings ohne dabei zusammenzusacken, der Rücken bleibt gerade –, senken Sie den Kopf, bewegen Sie das Kinn zum Brustbein und atmen Sie dabei tief aus.
- Anschließend gehen Sie zum Einatmen wieder in die Giraffenposition.
- Wiederholen Sie diesen Atemzyklus so oft, wie er Ihnen guttut.

6.4 Das Übungsprogramm für mehr Stabilität und Kraft

Nachdem Sie nun viel zur Beweglichkeit und auch Schmerzfreiheit Ihrer Nackenregion getan haben, können Sie mit der Stabilisation Ihrer Halswirbelsäule und Kräftigung Ihrer Nackenmuskeln fortfahren. Eine besondere Trainingsform eines solchen Stabilisationstrainings ist das „propriozeptive" Training: Durch das Sitzen, Stehen oder Liegen auf einem instabilen Untergrund (wie zum Beispiel einem Dynair Ballkissen®) oder das Lehnen an der Wand an einem solchen, wird unser tiefliegendes stabilisierendes Muskelkorsett angesprochen. Das propriozeptive Training trägt so auf sehr schonende Art und Weise zur Stabilität des empfindlichen Halswirbelsäulenbereichs bei. Um die Halswirbelsäule zu schützen und in ihrer Funktion zu unterstützen, ist die regelmäßige Durchführung von stabilisierenden Übungen wichtig und sinnvoll. Bei den Übungen sollte jedoch weder Schwindel noch Übelkeit auftreten.

Info-Kasten: Priopriozeptives Training

Propriozeption bezieht sich auf die Fähigkeit, die Position, Bewegung und Ausrichtung des eigenen Körpers und damit auch die des Kopfes im Raum wahrzunehmen, ohne auf visuelle Hinweise angewiesen zu sein. Propriozeptive Rezeptoren in Muskeln, Sehnen und Gelenken senden kontinuierlich Informationen an das Nervensystem über die Position und Bewegung des Körpers und Kopfes. Sie sagen uns, ob unser Kopf schief oder gedreht, aufrecht oder geneigt ist.

Beim propriozeptiven Training geht es darum, dass die „Muskelteams" um die entsprechenden Gelenke herum besser miteinander kooperieren. Damit erreichen wir nicht nur ein ökonomischeres Zusammenspiel aller Muskeln, sondern auch eine stabilere Haltung. Wir können uns Bewegungen in der Halswirbelsäule unter diesen abgesicherten Bedingungen viel eher leisten. Es geht jetzt also um die Stabilisation und Kräftigung im Nacken- und Schulterblattbereich. Werden die richtigen Muskeln, d.h. die Schulterblattfixatoren, angesprochen und gekräftigt, ist damit eine Entlastung des Nackens verbunden.

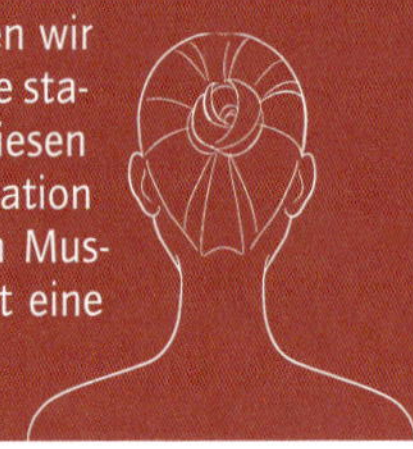

Um diese Form des propriozeptiven Trainings mit dem speziellen Kräftigungstraining zu verbinden, nutzen Sie bei bestimmten Übungen auch wieder das Dynair Ballkissen®. Zusätzlich benötigen Sie ein Theragym Band oder eine alte, noch elastische Strumpfhose. Die Verwendung dieser speziellen Geräte, wie zum Beispiel solcher instabilen Unterlagen wie das Dynair Ballkissen®, trägt deal zur Verbesserung der propriozeptiven Fähigkeiten bei. Dennoch können Sie alle nun aufgeführten Übungen auch ohne eine instabile Unterlage durchführen oder auf einer zusammengerollten Matte.

Beginnen werden Sie mit einer Stabilisations- und Kräftigungsübung, die Sie immer und überall „auf die Schnelle" einsetzen können. Sie dient der Kräftigung der Schulterblattmuskeln, die bei funktionellem Einsatz Ihre Nackenmuskeln entlasten.

Übung 1: Der Türklinkenzug

Ausgangsstellung: Sie stehen dicht vor einer Tür und umfassen mit der rechten Hand die Türklinke. Ober- und Unterarm bilden dabei einen rechten Winkel.

Bewegung:

- Ganz wichtig: Spannen Sie Ihre Schulterblätter aktiv nach unten Richtung Becken. Ziehen Sie nun, langsam Spannung aufbauend, die Türklinke etwa 5 Sekunden lang nach rechts. Geben Sie die Spannung genauso langsam wieder auf. Wiederholen Sie diese Übung auf jeder Seite 2- bis 3-mal. Die Türklinke kann auch sehr gut durch eine Kollegin oder Kollegen ersetzt werden oder durch einen anderen fest installierten Gegenstand.

Übung 2: Kissendruck

Diese Übung vereint Dehnung und Kräftigung der Halsmuskulatur gleichermaßen.

Ausgangsstellung: Für diese Übung stehen Sie seitlich und aufrecht an einer Wand. Zwischen Ihrer linken Schulter, dem Kopf und der Wand befindet sich ein Dynair Ballkissen®. Lehnen Sie jetzt Ihren Kopf seitlich gegen das Kissen. Dabei werden Sie gleichzeitig eine leichte Dehnung an der rechten Halsseite spüren. Sie können diese Übung auch mithilfe eines dicken zusammengerollten Handtuchs machen.

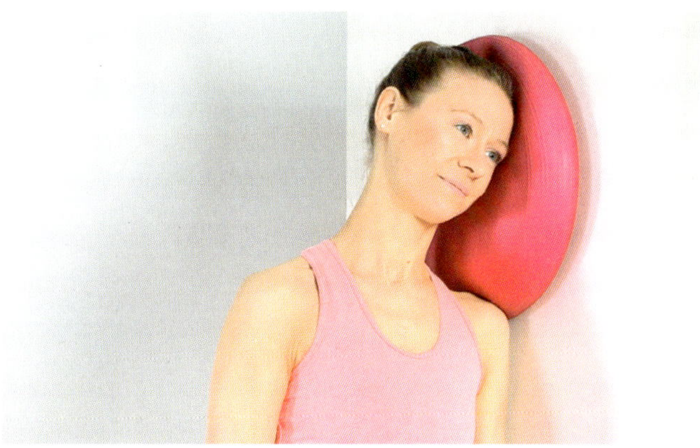

Abb 94: Stabilisation und Dehnung in einer Übung gleichzeitig

Bewegung (Abb. 94):

- Spannen Sie beide Schultern bewusst nach unten Richtung Boden. Beginnen Sie nun, das Kissen mit Ihrer linken Kopfseite so fest wie möglich gegen die Wand zu pressen. Halten Sie die Spannung nur etwa 5 Sekunden lang. Achtung! Atmen Sie währenddessen normal weiter und halten Sie nicht die Luft an.
- Wiederholen Sie diese Kräftigung auf jeder Seite 2- bis 3-mal.

Tipp: Besonders effektiv ist es, wenn Sie sich beim Drücken an das Dynair Ballkissen® vorstellen, dass Sie auf der anderen, gedehnten Halsseite ein schweres Gewicht zu tragen hätten und dieses nach oben stemmen wollten. Versuchen Sie also gleichzeitig auf der gedehnten Halsseite ebenfalls eine leichte Spannung (in der Dehnung) aufzubauen.

Übung 3: Nackenpower

In der folgenden Übung trainieren Sie nun mit Ihrer Nackenmuskulatur dynamisch stabilisierend und kräftigend.

Ausgangsstellung: Sie stehen in Schrittstellung frontal vor einer Wand. Um den Hinterkopf haben Sie, breit ausgelegt, ein Theragym Band oder eine elastische Strumpfhose gelegt und halten das Band mit beiden Händen schulterbreit an der Wand fixiert. Der Kopf ist in der ersten Bewegung so weit nach vorne geneigt (Kinn Richtung Brust gezogen), dass Sie eine leichte Dehnung im Nacken spüren, das Theragym Band ist gespannt. Gleichzeitig achten Sie bitte darauf, dass Sie Ihre Schulterblätter abwärts Richtung Becken fixieren.

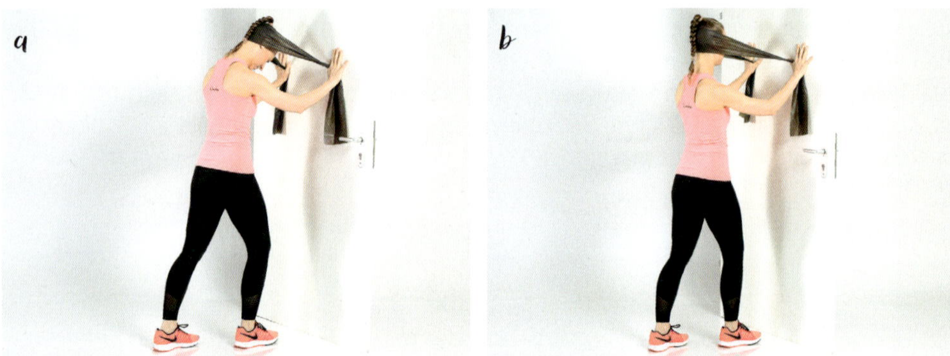

Abb. 95: Power für den Nacken: Aus der Vordehnung trainiert ist es besonders effektiv

Bewegung 1 (Abb. 95 von a nach b):

- Aus dieser Vordehnung heraus richten Sie den Kopf langsam gegen den Zug des Bandes bis in die aufrechte Kopfhaltung hinein auf (konzentrisches Training).

Bewegung 2 (Abb. 95 von b nach a):

- Gehen Sie nun aus dieser aufgerichteten Position ganz langsam (exzentrisches Training) wieder in die Vordehnung mit abwärts geneigtem Kopf. Das exzentrische Training ist mindestens genauso wirksam wie das konzentrische Training, daher nehmen Sie sich für diese 2. Bewegung genauso viel Zeit.
- Wiederholen Sie diese Bewegung 6- bis 10-mal.

Atmung:

- Atmen Sie aus, wenn Sie den Kopf gegen den Zug des Theragym Bands anheben bzw. senken.

Tipp: Bitte beachten Sie: Je straffer Sie das Band um den Hinterkopf halten, umso mehr Kraft muss die Nackenmuskulatur aufwenden. Beginnen Sie mit wenig Zug und steigern Sie diesen, bis Sie sich nach 10 Wiederholungen etwas angestrengt fühlen.

Info-Kasten: Konzentrisches und exzentrisches Training

Konzentrisches und exzentrisches Training sind zwei verschiedene Arten von Muskelkontraktionen, die im Rahmen von kräftigendem Training eingesetzt werden. Diese Kontraktionen spielen eine wichtige Rolle bei der Entwicklung von Muskelkraft und -ausdauer sowie bei der Rehabilitation von Verletzungen.

1. **Konzentrisches Training:**

- Konzentrische Muskelkontraktionen treten auf, wenn sich ein Muskel aktiv verkürzt, um gegen einen Widerstand anzukämpfen.
- Während des konzentrischen Trainings zieht sich der Muskel zusammen, um eine Bewegung auszuführen. Zum Beispiel beim Anheben eines Gewichts wie einem Eimer oder eines Koffers.
- In dieser Phase konzentrischer Kontraktionen arbeitet der Muskel aktiv und erzeugt die Kraft, um den Widerstand zu überwinden.
- Beim konzentrischen Training wird in der Regel ein Widerstand überwunden: Ein Sprung über ein Hindernis, ein Zug gegen einen Widerstand, ein Hochheben eines Geräts usw.

2. **Exzentrisches Training:**

- Exzentrische Muskelkontraktionen treten auf, wenn sich ein Muskel verlängert, während er gegen einen Widerstand arbeitet.
- Während des exzentrischen Trainings kontrolliert der Muskel aktiv das Abbremsen oder Senken eines Gewichts.
- Zum Beispiel während der Abwärtsbewegung eines Eimers, wenn der Arm langsam und kontrolliert gesenkt wird.
- Obwohl der Muskel sich während der exzentrischen Kontraktion verlängert, erzeugt er dennoch Kraft, um den Widerstand zu kontrollieren.
- Exzentrisches Training hilft ebenso, die Muskelkraft zu verbessern, das Verletzungsrisiko zu verringern und die muskuläre Regeneration zu fördern.

Beide Arten von Muskelkontraktionen sind wichtig für die Entwicklung von Muskelkraft, -ausdauer und -masse sowie für die Verbesserung der sportlichen Leistungsfähigkeit. Ein ausgewogenes Krafttrainingsprogramm umfasst oft sowohl konzentrische als auch exzentrische Übungen, um die Muskelentwicklung und -funktion ganzheitlich zu fördern. Treppen zu steigen, ist dafür ein typisches Beispiel: Treppauf ist es ein konzentrisches Training und Treppab ein exzentrisches Training. Beides ist sinnvoll.

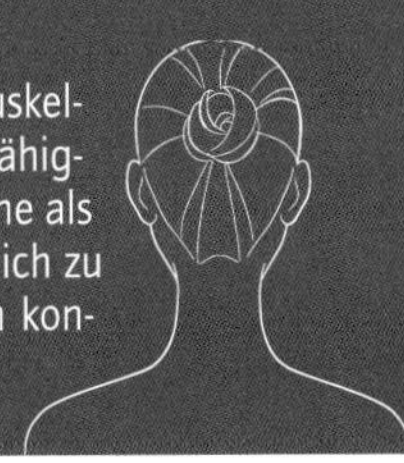

Übung 4: Aufrecht und stabil 1

Mithilfe dieser Übung trainieren Sie nicht nur Ihre Arm- und Schulterblattmuskeln, sondern schulen außerdem Ihre Kopfhaltung. Die Nackenmuskulatur muss hier stabilisierend einsetzen und wird entsprechend gekräftigt. Sollten Sie kein Dynair Ballkissen® haben, legen Sie sich ein zusammengerolltes Handtuch längs an der Wirbelsäule entlang bis zum Hinterkopf.

Ausgangsstellung: Sie stehen aufrecht an einer Wand. Das Theragym Band haben Sie an einem feststehenden Gegenstand fixiert (zum Beispiel einem Tischbein o. ä.) und greifen die Enden jeweils so, dass Ihre Handflächen nach vorne zeigen können. Ihre Arme sind in der Ausgangsposition nach vorne gestreckt und die Schultern sogar nach vorne eingerollt. Hier zeigen Ihre Handrücken zueinander. Das Theragym Band hat eine leichte Spannung.

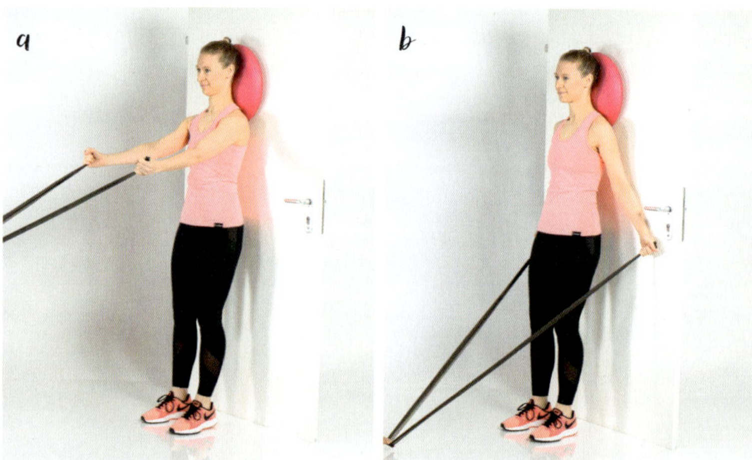

Abb. 96: Mit Kraft in die Aufrichtung

Bewegung (Abb. 96):

- Zuerst fixieren Sie das Kissen zwischen Kopf, Schulter und Wand mithilfe der „Huhn-Giraffen-Position". Dann ziehen Sie beide Enden des fixierten Theragym Bands langsam mit gestreckten Armen nach hinten-unten zu sich her bis Sie die Wand mit Ihren Händen berühren. Ihre Schultern rotieren dabei aus einer Innenrotation in der Ausgangsposition in eine Außenrotation am Ende der Bewegung, sodass zum Schluss die Handflächen nach vorne zeigen. Achtung: Beide Schulterblätter werden während des Bandzugs in Richtung Becken nach unten gespannt.

Atmung:

- Atmen Sie über den langen Weg des Theragymbandzugs von vorne nach hinten aus.

Tipp: Ideal schonend und ein zusätzliches Training wäre es, wenn Sie beim Lockerlassen des Zugs sehr langsam vorgehen würden (exzentrisches Training). Lassen Sie also genau so langsam los, wie Sie vorher das Band zu sich hergezogen haben.

Übung 5: Bogenschießen

Auch in der kommenden Übung geht es um die Kräftigung der Schulterblattmuskeln und die Stabilisation der Nackenmuskeln, nur diesmal bekommen Kopf und Nacken keine Resonanz von der Wand und dem Kissen, sondern müssen sich selbst stabilisieren. Diese Übung ist auch ohne Kissen machbar.

Ausgangsstellung: Sie stehen diesmal seitlich zu einer Wand und haben mit der linken Hand ein Dynair Ballkissen® und ein Theragym Band Ende auf Schulterhöhe an der Wand fixiert. Rücken und Nacken sind aufgerichtet, die Schultern bleiben locker, die Schulterblätter werden wieder nach unten Richtung Becken fixiert.

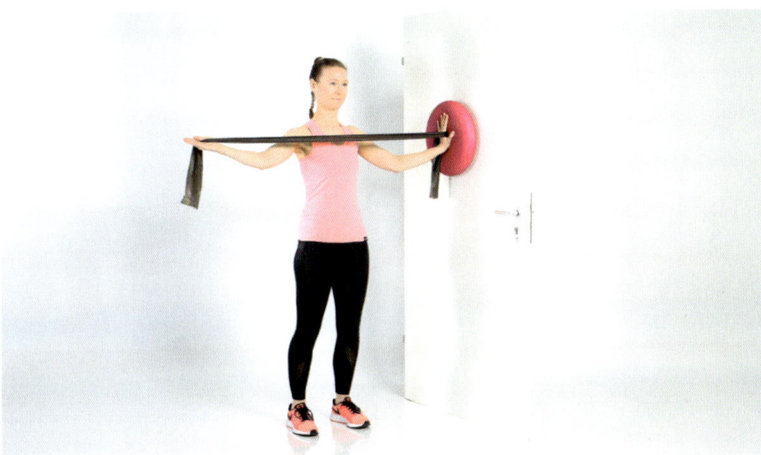

Abb. 97: Bogenschießen einmal anders

Bewegung:

- Ziehen Sie nun mit der anderen Hand das schulterbreit gefasste Band in Schulterhöhe nach rechts auf, so als wenn Sie einen Bogen spannen würden (konzentrisches Training). Dann geben Sie genauso langsam dem Zug wieder nach (exzentrisches Training). Wiederholen Sie diese Übung pro Arm 10- bis 15-mal.

Atmung:

- Spüren Sie einmal nach: Fällt Ihnen der Armzug während der Ausatmung leichter oder während der Einatmung? Versuchen Sie in jedem Fall während des Theragymbandzugs auszuatmen.

Übung 6: Stabzug und -hub

Nun kehren wir noch mal zu unserem funktionellen Bewegungsmuster „Arme hoch – Schulterblätter abwärts ziehen" zurück. Versuchen Sie in den nun kommenden Übungen besonders dieses Zusammenspiel zwischen Arm-, Schulter-, Nacken- und Schulterblattmuskulatur zu fokussieren. Dann erst spüren Sie, dass die Übungen nicht so leicht sind, wie sie vielleicht aussehen, dafür aber werden Sie wirkungsvoll im Gehirn abgespeichert und können bei alltäglichen Handhabungen wieder abgerufen werden: So wird Ihr Nacken nachhaltig geschont.

Mit der Übung „Stabzug und -hub" kräftigen Sie Ihre Schulterblattmuskeln und festigen Ihr funktionelles Bewegungsmuster „Arme hoch – Schulterblätter abwärts".

Ausgangsstellung: Sie sitzen auf einem Stuhl oder Hocker und auf einem Dynair Ballkissen®, falls Sie dieses zur Verfügung haben. Außerdem haben Sie einen Stab (beispielsweise einen Besenstiel oder Nordic Walking-Stock oder einen Kochlöffel) schulterbreit gefasst. Die Handflächen zeigen dabei zu Ihnen hin.

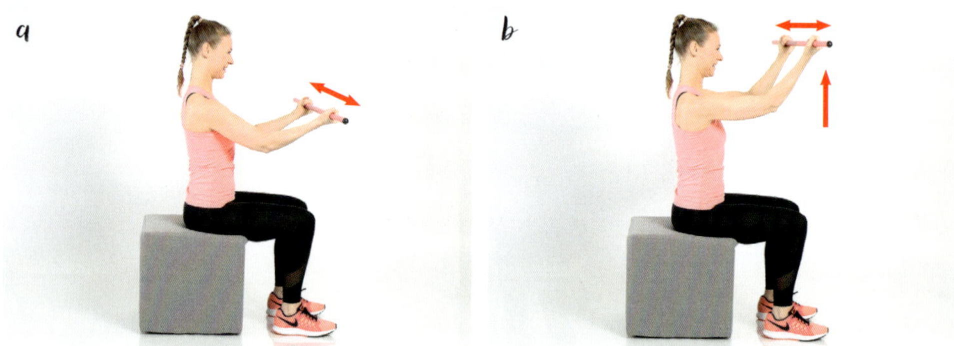

Abb. 98: Das richtige Bewegungsmuster festigen bei gleichzeitigem Stabilisations- und Krafttraining für Arm-, Schulter-, Schulterblatt- und Nackenmuskulatur

Bewegung 1:

- Ziehen Sie nun den Stab mit fast gestreckten Armen leicht auseinander (ohne dabei die Hände am Stab zu bewegen). Dabei spüren Sie Ihre Schulterblattmuskeln, die Sie in dem Moment nach unten Richtung Becken spannen, wenn Sie den Stab unter Spannung bis auf Kopfhöhe anheben. Wiederholen Sie diese Bewegung 20-mal.
- Danach umwickeln Sie den Stab einmal mit Ihrem Theragym Band, welches Sie am Boden mit Ihren Füßen aktiv festhalten.

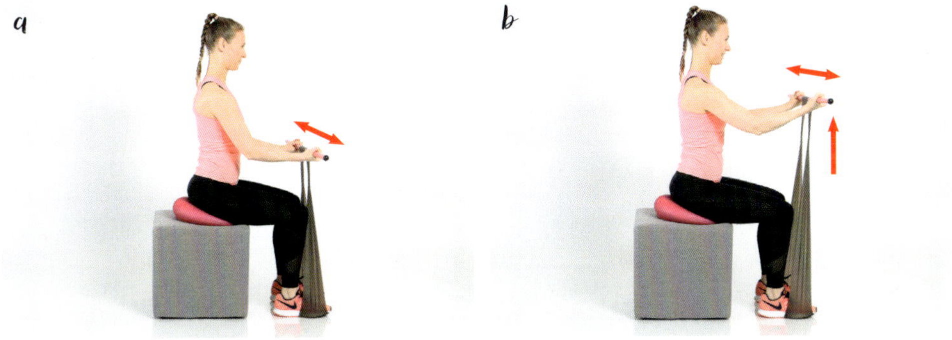

Abb. 99: Das richtige Bewegungsmuster festigen bei gleichzeitigem Stabilisations- und Krafttraining für Arm-, Schulter-, Schulterblatt- und Nackenmuskulatur

Bewegung 2 (Abb. 99):

- Führen Sie nun die gleiche Bewegung aus wie in der vorherigen Übung beschrieben, allerdings jetzt gegen den Widerstand des Theragym Bands. Ziehen Sie also das Theragym Band unter gleichzeitigem Zug Ihrer Hände am Stab bis auf Schulterhöhe hoch (konzentrisches Training) und genauso langsam wieder abwärts (exzentrisches Training). Wiederholen Sie diese Bewegung 10-mal.

Tipp: Atmen Sie während der Zugphase nach oben aus und während der langsamen Abwärtsbewegung wieder ein. Denken Sie beim Anheben der Arme an das Abwärtsziehen Ihrer Schulterblätter Richtung Becken.

Übung 7: Der Diagonalzug

Jetzt trainieren Sie nicht mehr beidseitig, sondern haben die Herausforderung, dass Sie trotz einseitigem Zug sowohl Ihre (Kopf)Position stabilisieren als auch die richtige Ansteuerung Ihrer Schulterblattmuskeln beim einseitigen Armheben koordinieren müssen.

Ausgangsstellung: Sie sitzen aufrecht auf einem Stuhl/Hocker und dem Dynair Ballkissen®. Sie können statt der Ballscheibe auch auf einer zusammengerollten Isomatte sitzen. Ihre Hände umwickeln das Theragym Band schulterbreit und Ihre rechte Hand fixiert es an Ihrem rechten Oberschenkel außen.

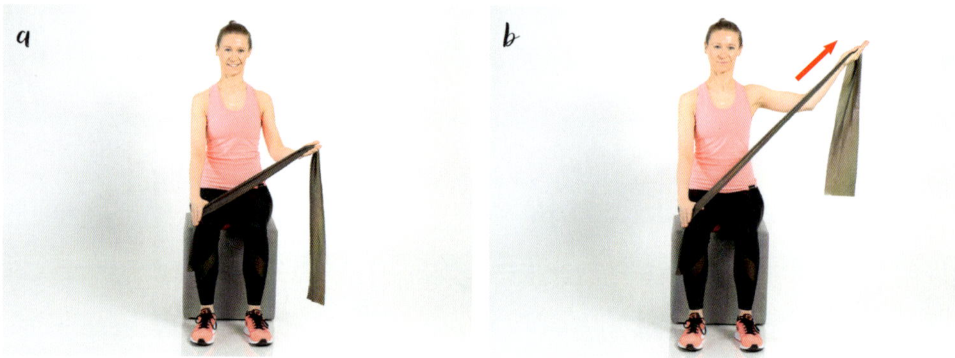

Abb. 100: Aufrecht und stabil bei gleichzeitig richtiger Ansteuerung der Schulterblattmuskeln zur Entlastung des Nackens

Bewegung (Abb. 100):

- Ziehen Sie nun mit geöffneter linker Hand das Band von unten rechts diagonal nach oben links bis auf Schulterhöhe. Auch hier: Das Band sowohl langsam in die Höhe ziehen und genauso langsam wieder abwärts führen. Denken Sie beim Hochführen des Arms an das gleichzeitige Abwärtsziehen Ihrer Schulterblätter. Wechseln Sie den Arm nach 10 Wiederholungen.

Atmung:

- Atmen Sie während des Zugs aus und mit dem langsamen Abwärtsführen des Arms wieder ein.

Übung 8: Lift abwärts

Sie bleiben noch einmal bei der einseitigen Durchführung einer Kräftigung der Schulterblatt-, Arm- und Nackenmuskulatur; diesmal allerdings im Stand, welches eine noch größere Körperkontrolle erfordert als im Sitzen. Für diese Übung brauchen Sie wieder Ihr Theragym Band, welches Sie möglichst weit oben, vielleicht in die Türzargen einhängen oder in eine geschlossene Tür einklemmen.

Ausgangsstellung: Sie befinden sich in einer leichten Schrittstellung. Ihr linker Arm ist bis auf Kopfhöhe gestreckt angehoben und hat das Theragym Band umwickelt. Sie spüren schon in der Ausgangsposition eine leichte Spannung im Theragym Band.

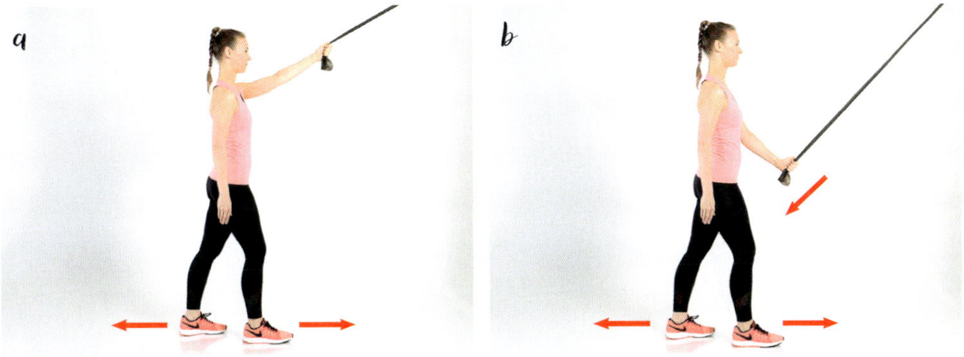

Abb. 101: Stabil und aufgerichtet die richtige Muskelkoordination einsetzen

Bewegung 1 (Abb. 101):

- Fixieren Sie Ihren Kopf in der „Huhn-Giraffen-Position" und Ihre Schulterblätter Richtung Becken. Ziehen Sie nun das Band mit fast gestrecktem Arm von weit vorne-oben geradlinig an Ihrer linken Körperseite vorbei nach hinten-unten. Dabei werden Sie auch Ihre Bauch- und gesamte Rückenmuskulatur spüren. Achten Sie darauf, dass Sie im Rumpf stabil bleiben und auch den Kopf aufgerichtet halten und nicht zur Seite kippen.

Atmung:

- Ausatmen beim Zug nach unten und Einatmen beim langsamen Lösen der Spannung.

Tipp: Um sich die Stabilität zu erleichtern, stellen Sie sich vor, Sie würden mit den Füßen ein Handtuch längs auseinanderziehen. Sie spannen also den Boden unter sich nach vorne und hinten. Sie werden sehen, dass sich diese Spannung – initiiert durch die Füße – über den gesamten Körper ausbreitet und Sie viel stabiler stehen können (siehe Pfeilrichtung in Abb. 101).

Eine Steigerung dieser Übung realisieren Sie dadurch, dass Sie sich auf ein Dynair Ballkissen® oder eine eng zusammengerollte Gymnastikmatte stellen. Sie werden feststellen, dass alleine das Stehen auf einer solchen Scheibe schon eine echte propriozeptive Herausforderung ist. Das Ziel dabei ist es, den Boden, wenn möglich, nicht zu berühren, sondern immer wieder die Mitte des Kissens zu finden und die Balance zu halten. Dadurch werden die tiefliegenden Muskelschichten rund um die Wirbelsäule und auch die Halswirbelsäule trainiert, die die Stabilisation der Wirbelkörper und Bandscheiben gewährleisten.

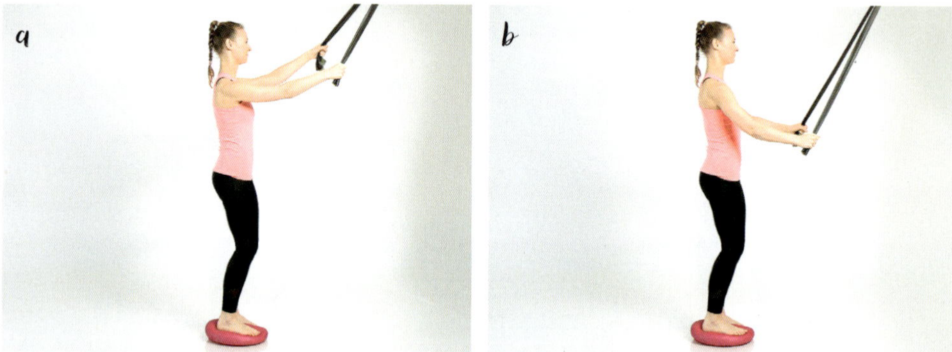

Abb. 102: Eine Herausforderung: Stabil stehen und stabil ziehen

Tipp: Beginnen Sie mit wirklich geringem Zugwiderstand. Ihr erstes Ziel muss sein, auf dem Kissen stehen bleiben zu können, während die Arme von oben nach unten bewegt werden.

Bewegung 2 (Abb. 102):

- Auf dem Dynair Ballkissen® balancierend, versuchen Sie beide Theragym Band-Enden gleichzeitig von oben nach unten zu ziehen, ohne die Position auf dem Kissen aufgeben zu müssen. Fangen Sie mit einem leichten Zug an und steigern sie ihn, indem Sie sich weiter von der Tür entfernen. 10 bis 15 Wiederholungen wären sehr gut.

Übung 9: Schütteln auf Brasilianisch

Auf eine etwas andere Art trainieren Sie jetzt auch wieder die tiefliegenden Muskelschichten rund um die Wirbelsäule und im Besonderen auch um die Halswirbelsäule. Über ein besonderes Hilfsmittel – die Brasil®s – bekommen Sie kleine, erstaunlich wirksame Inputs. Warum? Weil die Brasil®s mit einer Metallsandmischung gefüllt sind, die sich beim Schütteln bewegt und immer am Umkehrpunkt der Bewegung die Stabilität im Rücken, in der Schulter und im Nacken fordert und fördert.

Nehmen Sie sich täglich nur eine der brasilianischen Schüttelbewegungen vor und machen Sie kleine Lockerungspausen zwischen den Übungseinheiten.

Ausgangsstellung:

- Sie stehen aufrecht in leichter beckenbreiter Schrittstellung.
- Das Besondere: Ihre Füße versuchen statisch den Boden nach vorne und hinten in die Länge zu ziehen. So stehen Sie sehr stabil und sicher.
- Die Arme hängen bei aufgerichteter Schulterposition neben dem Körper nach unten.

- Ihren Bauchnabel ziehen Sie bitte nach innen Richtung Wirbelsäule, um die tiefe Bauchmuskulatur (M. Transversus) zur Stabilisationsarbeit zu motivieren.

Bewegung 1:

- Schütteln Sie nun die Brasil®s, indem Sie aus den Schultern heraus – und nicht aus den Ellbogen heraus – beide Arme im Wechsel schnell vor- und zurückschwingen.

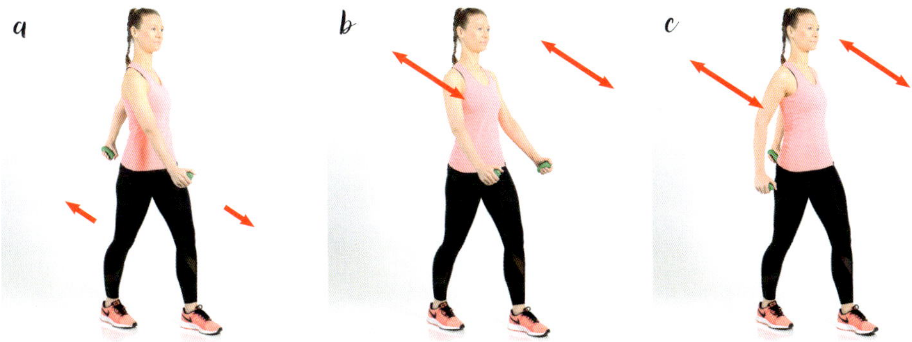

Abb. 103 a, b und c: Schütteln auf brasilianisch: Bewegung 1 (Abb. 103a): Schütteln im Wechsel vor und zurück und Bewegung 2 (Abb. 103b und c): Beide Arme schütteln in dieselbe Richtung.

Die Armbewegung darf kurz und prägnant sein und immer flotter werden. Das gelingt Ihnen nur, wenn Sie den ganzen Körper von den Füßen bis zum Kopf stabil und fest halten. Achtung! Bitte unbedingt harmonisch atmen und nicht die Luft anhalten! Schütteln Sie 3 x 20 Sekunden mit jeweils 1 Minute Pause dazwischen.

Spüren:

- Spüren Sie die Kraft in Bauch und Rücken? Achten Sie auf das Abwärtsziehen der Schulterblätter und Schultern oder verführt Sie die Bewegung dazu die Schultern hochzuziehen? Korrigieren Sie sich!

Ausgangsstellung: Bei der folgenden Übung stehen beide Beine beckenbreit nebeneinander. Stellen Sie sich dabei vor, den Boden unter sich auseinanderzuziehen.

Bewegung 3 (Abb. 104a):

- Sie strecken die Arme bis auf Schulterhöhe zur Seite aus und schütteln die Brasil®s dann gleichzeitig vor und zurück. Achtung! Ihre Handflächen zeigen dabei nach oben, um den Schulterblättern die Abwärtsbewegung zu erleichtern und um die Brustmuskulatur zu umgehen.

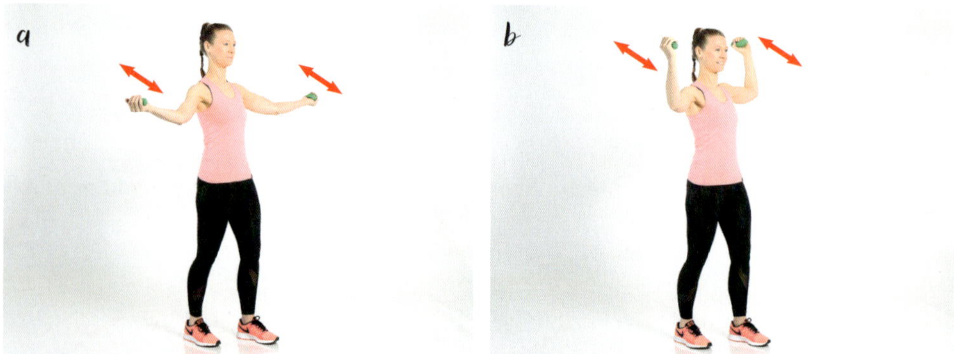

Abb. 104 a und b: Schütteln auf brasilianisch: Bewegung 3 und 4 im Stand

Bewegung 4 (Abb. 104b):

- Nun ändern Sie zwei Dinge: Sie nehmen einen Ellbogenwinkel von etwa 90 Grad ein und schütteln die Brasil®s diesmal im Wechsel vor und zurück.
- Nun wird es angenehm: Nutzen Sie die Noppen der Brasil®s für eine kleine angenehme Schulterblatt-Massage:

Ausgangsstellung: Sie können diese Übung im Liegen oder im Stand an der Wand machen. Legen Sie die Brasil®s unterhalb Ihrer Schulterblätter auf den Boden oder zwischen sich und die Wand. Sie können Sie sowohl einmal längs (a) als auch einmal quer (b) anlegen. Probieren Sie beides aus und entscheiden Sie sich dann für das Angenehmere. Den Nacken unterstützen Sie wieder mit einer Handtuchrolle oder einem Redondo® Ball.

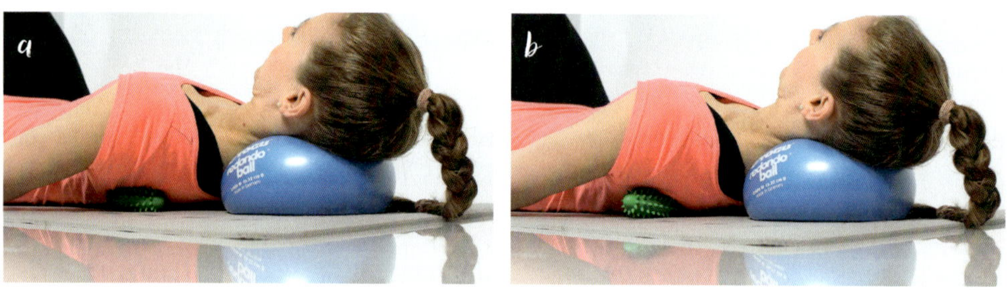

Abb. 105: Eine kleine wohltuende Massage: Einmal mit quergelegtem und einmal mit längsgelegtem Brasil®

Bewegung 5:

- Jetzt ist Ihre Intuition gefragt. Massieren Sie sich mit den Brasil®s an den Stellen, an denen Sie sich verspannt fühlen. Geben Sie dort etwas provokativer Druck, halten Sie den Druck für 10 bis 20 Sekunden und atmen Sie bewusst in diese Stelle hinein ein. Stellen Sie sich vor, wie Sie mit jeder Ausatmung einen kleinen Teil dieser Verspannung aus dem Körper ziehen.

Spüren:

- Spüren Sie nach, ob der Druckschmerz an genau dieser Stelle innerhalb der 20 Sekunden weniger oder sogar angenehmer wird. Dann sind Sie auf dem richtigen Weg und können sich einer nächsten verspannten Körperstelle annehmen.
- Wie ich Ihnen bereits erklärt habe, spielt die verspannte Brustmuskulatur nicht selten eine entscheidende Rolle bei Nackenverspannungen. Versuchen Sie sich deshalb nun mit den Brasil®s an der gefächerten Brustmuskulatur.

Ausgangsstellung: Diesmal liegen Sie bauchwärts auf dem Boden. Legen Sie ein Brasil® unterhalb Ihres Schlüsselbeins (eine knöcherne Erhebung von der linken bis zur rechten Schulter, die Sie gut mit den Fingern ertasten können) in Richtung Schulter innen, zwischen sich und Boden (Achtung: Nicht unter das Brustgewebe legen!).

Bewegung 6:

- Gehen Sie genauso vor wie eben bei der Übung unterhalb Ihrer Schulterblätter. Auch hier suchen Sie sich die für Sie unangenehmste Stelle und lassen Ihr Körpergewicht auf das Brasil® wirken. Bleiben Sie auf jeden Fall dicht am Schlüsselbein und legen Sie das Brasil® nicht in Richtung Brust.
- Zum Abschluss dieser anstrengenden Übungen gönnen Sie sich noch eine vermeintlich einfachere, aber auch propriozeptive Übung, die zur Stabilisierung von Schultergelenk und Nacken dient.

Übung 10: Der Tennisringkreisel

Ausgangsstellung: Sie stehen aufrecht mit leicht gebeugten Knien und spannen die Füße mit leichtem Druck am Boden nach außen, als wenn Sie unter sich eine Spalte am Boden öffnen wollten. Ziehen Sie zusätzlich Ihre Bauchdecke nach innen zur Wirbelsäule, aber halten Sie den Atem nicht an, sondern atmen Sie ganz normal weiter.

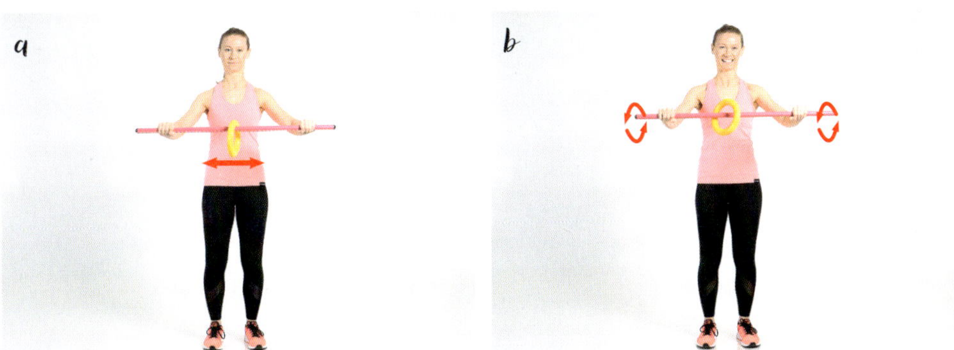

Abb. 106: Der Tennisringkreisel als effektive propriozeptive Übung zur Stabilisation von Schultergelenken und Nacken

Bewegung (Abb.106):

- Sie haben wieder einen Stab gefasst, auf dem diesmal ein Tennisring aufgefädelt ist und ziehen diesen auch wieder auseinander. Versuchen Sie nun, den Tennisring um Ihren Stab herum so schnell wie möglich ca. 10 Sekunden lang einmal vorwärts und weitere 10 Sekunden rückwärts kreisen zu lassen. Wiederholen Sie die Übung 3- bis 4-mal hintereinander und gehen Sie dann ins Dehn- und Entspannungsprogramm über.

Denken Sie daran: Füße auseinanderspannen - Bauchdecke nach innen spannen - Stab nach außen spannen - Schulterblätter nach unten spannen.

6.5 Das Übungsprogramm für Dehnung und Entspannung der Nackenmuskulatur

Selbstmanagement ist gefragt. Sie haben mittlerweile die richtigen Bewegungsabläufe gespeichert und sich im Stabilisations- und Krafttraining geübt. Nun vervollständigen Sie Ihr Nackentraining durch wiederum körperwahrnehmungsorientierte Übungen, die auf unterschiedliche Art und Weise zur Lösung Ihrer Verspannungen beitragen werden.

6.5.1 Dehnen – schonend und effektiv!

Dieses Dehnprogramm hilft Ihnen nicht nur, die Verspannungen loszuwerden, sondern auch Ihre Bewegungsmöglichkeiten zu erweitern. Der Grund dafür ist, dass die folgenden Dehnübungen auch unter neurophysiologischen Gesichtspunkten, das heißt unter Einbezug des Nervensystems und des Gehirns konzipiert sind. Es werden dabei unter anderem die Reaktion des Nervensystems auf bestimmte Reize oder auch das Zusammenspiel verschiedener Gehirnstrukturen betrachtet. So spielen im Besonderen für Dehnübungen des Nackens die Atmung und auch die Blickrichtung eine große Rolle.

Info-Kasten: Die Verbindung zwischen Nacken, Atmung und den Augen

Die Verbindung zwischen Augen- und Atembewegungen und der Dehnung der Nackenmuskulatur kann auf die komplexe Organisation des menschlichen Nervensystems zurückgeführt werden. Diese Bewegungen beeinflussen verschiedene Aspekte der Muskelspannung und der sensorischen Wahrnehmung; das kann sich auf die Flexibilität und den Tonus der Nackenmuskulatur auswirken. Hier sind einige mögliche Mechanismen:

1. **Visuelles Feedback:** Die Bewegung der Augen kann dazu beitragen, dass bestimmte Muskeln und Muskelgruppen im Nackenbereich aktiviert oder entspannt werden. So können Augenbewegungen, die von der Kopfbewegung abgekoppelt sind, zu spannungslösenden Effekten in der Nackenmuskulatur führen.

2. **Atmung und Entspannung:** Eine bewusste und tiefe Atmung – vor allem auch eine tiefe Ausatmung – hat einen muskelentspannenden Effekt. Zusammen mit entsprechenden Augenbewegungen können diese Effekte verstärkt werden, um Muskelverspannungen im Nackenbereich zu reduzieren.

3. **Neurophysiologische Mechanismen:** Die Augen- und Atembewegungen können über komplexe neurophysiologische Mechanismen mit dem autonomen Nervensystem und dem muskulären Regelkreislauf verbunden sein. Zum Beispiel können bestimmte Augenbewegungen oder Atemtechniken das parasympathische Nervensystem aktivieren; das kann zu einer Entspannungsreaktion führen.

4. **Integration von Bewegungsmustern:** Die Bewegungen von Augen und Atem sind eng mit anderen Bewegungsmustern des Körpers verbunden. Durch die Integration von Augen- und Atembewegungen in bestimmte Übungen oder Dehntechniken können verschiedene Muskelgruppen synchronisiert und koordiniert werden, was zu einer effektiveren Dehnung und Entspannung der Nackenmuskulatur führen kann.

Tipp: Es ist wichtig zu beachten, dass die individuelle Reaktion auf Augen- und Atembewegungen je nach Person unterschiedlich sein kann. So profitieren viele Menschen von diesen Techniken, um die Nackenmuskulatur zu dehnen und zu entspannen, während andere möglicherweise andere Ansätze bevorzugen. Es kann hilfreich sein, verschiedene Dehntechniken auszuprobieren und herauszufinden, welche am besten für die eigenen individuellen Bedürfnisse geeignet sind.

Wichtig: Die Halswirbelsäule ist einer der empfindlichsten Teile unserer Wirbelsäule. Ungewohnte Reize können daher auch Übelkeit und Schwindel hervorrufen. Gehen Sie sorgsam und vorsichtig mit den Übungen um.

Übung 1: Die Dehnung des Kapuzenmuskels und Schulterblatthebers

Eine klassische Dehnübung für den Hals-Nacken-Bereich ist die des großen Kapuzenmuskels (Musculus trapezius pars descendens) und des Schulterblatthebers (Musculus levator scapulae), die in Kombination mit der Augenkoordination noch effektiver ist. Mit zusätzlicher Hilfe durch die Methode der sogenannten Postisometrischen Relaxation senken Sie die Spannung in zwei der wichtigsten Muskeln bei Nackenbeschwerden.

Info-Kasten: Postisometrische Relaxation

Postisometrische Relaxation ist eine Form des sehr schonenden Dehnens, um die Muskelspannung zu reduzieren und die Flexibilität zu verbessern. Diese Methode zielt darauf ab, Muskelverspannungen zu lösen, indem sie eine Kombination aus isometrischer Kontraktion und anschließender Entspannung der Muskulatur verwendet.

Eine isometrische Kontraktion ist eine Art von Muskelkontraktion, bei der sich die Länge des Muskels nicht ändert, während gleichzeitig Spannung auf den Muskel ausgeübt wird. Anders ausgedrückt bedeutet dies, dass der Muskel gegen einen festen Widerstand arbeitet oder man sich vorstellt, gegen einen solchen Widerstand zu arbeiten, ohne dass eine sichtbare Bewegung oder Verkürzung des Muskels stattfindet. Bei einer isometrischen Kontraktion bleiben die Gelenke während der Muskelaktivität in einer stabilen Position.

Ausgangsstellung: Sie stehen oder sitzen aufrecht und gehen Schritt für Schritt folgendermaßen vor. Neigen Sie den Kopf zur linken Seite und suchen Sie dann durch minimale Veränderungen der Kopfposition (zum Beispiel nach unten oder in die Drehung gehend) die für Sie spürbar provokanteste Dehnposition. Möglicherweise neigen Sie dazu den Kopf auch etwas nach vorne.

Dehnung durch postisometrische Relaxation:

- Ziehen Sie nun bewusst beide Schultern weit nach unten in Richtung Becken. Dadurch verstärkt sich die Dehnspannung etwas. Stellen Sie sich nun vor, Sie hätten ein Gewicht, wie zum Beispiel einen kleinen Sandsack, auf der rechten, jetzt gedehnten Halsseite liegen. Stemmen Sie in der Vorstellung dieses Gewicht bewusst nach oben Richtung Decke (isometrische Kontraktion) (Abb.107a). Halten Sie diese Dehnung für 10 Sekunden und wechseln Sie dann zur anderen Seite, bevor Sie entspannt den Kopf fallen lassen.
- Nun ergänzen Sie diese Dehnposition mit einer Kombination aus Atem- und Blickmuster, um in eine schonende und tiefe Entspannung dieser Muskeln zu kommen.

Abb. 107: Eine postisometrische Relaxation des Kapuzenmuskels

Dehnung mit Atmung und Augenbewegung:

- Gehen Sie noch einmal in die oben beschriebene „Dehnspannung" und kombinieren Sie jetzt Ihre Augenbewegung mit der Atmung: Ohne den Kopf zu bewegen, wandern die Augen nach links oben zur Decke und dabei atmen Sie ein, dann wandern die Augen nach rechts unten in Richtung Boden und Sie atmen aus. Wiederholen Sie diesen Vorgang 3-mal und lassen Sie dann den Kopf langsam nach unten fallen und in die aufrechte Position zurückpendeln.
- Auch bei der kommenden Übung nutzen wir diese Kombination aus Atem- und Blickmustern in einer Dehnposition, um so zu einer schonenden und tiefen Entspannung des Kapuzenmuskels und der kurzen Nackenmuskeln beizutragen:

Übung 2: Die Dehnung des Kapuzenmuskels und der kurzen Nackenmuskeln

Mit dieser Übung dehnen Sie zusätzlich die Muskeln der Kopfgelenke. Anschließend wird es Ihnen leichter fallen, den Kopf nach vorne und nach hinten zu bewegen.

Ausgangsstellung: Sie sitzen in aufrechter Position. Gehen Sie wieder in die bekannte „Huhn-Giraffen-Position. Sie haben die Vorstellung, der Kehlkopf wandert nach hinten und Sie drücken Ihren Nacken gegen eine Wand (postisometrische Relaxation). So entsteht eine Vorspannung in der „Nickstellung".

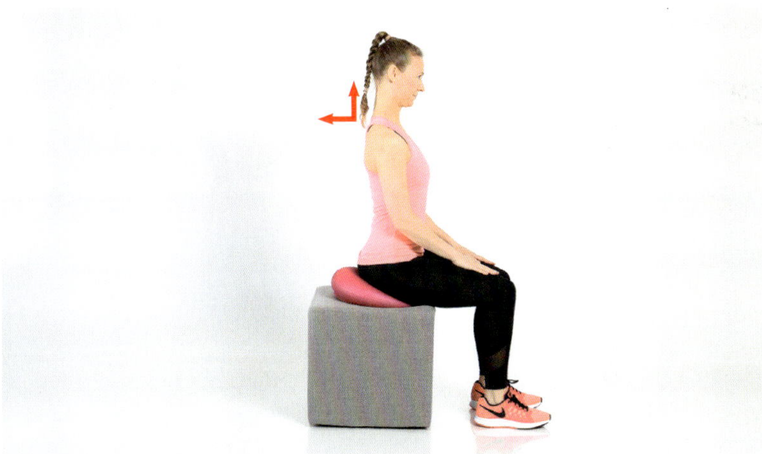

Abb. 108: Die Vorspannung in der „Nickstellung"

Dehnung mit Atmung und Augenbewegung: Bei der Einatmung bewegen Sie die Augen nach oben, bei der Ausatmung blicken Sie nach unten. Wiederholen Sie diese Bewegung der Augen nur wenige Male und kommen Sie dann wieder in die entspannte aufrechte Kopfhaltung zurück.

Übung 3: Der Drehwurm – dynamisch wohltuend

Nach diesen beiden statischen, eher anstrengenden Übungen wird Ihnen diese mobilisierende und dynamische Übung möglicherweise ein Aha-Erlebnis bringen. Dafür sollten Sie den „Vorher-Nachher-Test" noch mal wiederholen:

Vorher-Nachher-Test: Markieren Sie eine Stelle am Boden, an der Sie sich aufrecht hinstellen und die Sie nach der Übung wieder aufsuchen können. Drehen Sie sich jetzt soweit Sie können mit Rumpf und Kopf einmal nach links und einmal nach rechts auf und merken Sie sich, welchen Punkt im Raum Sie gerade noch so sehen können. Schauen Sie nun noch so weit Sie können über sich zur Decke. Auch hier merken Sie sich den Punkt, den Sie mit den Augen noch erhaschen können. Seien Sie gespannt, wie viel mehr Sie nach den Übungen sehen können.

Ausgangsstellung: Diese Übung wird im Gehen ausgeführt. Dazu legen Sie das Theragym Band oder ein Seil am Boden aus oder denken Sie sich eine Linie, die Sie jetzt bitte übersteigen werden.

Bewegung der Beine (Abb. 109):

- Sie stehen mit beiden Beinen rechts von der Linie. Übersteigen Sie mit dem rechten Bein die Linie nach links und anschließend mit dem linken Bein die Linie nach rechts usw. Sie gehen also über Kreuz über diese Linie.

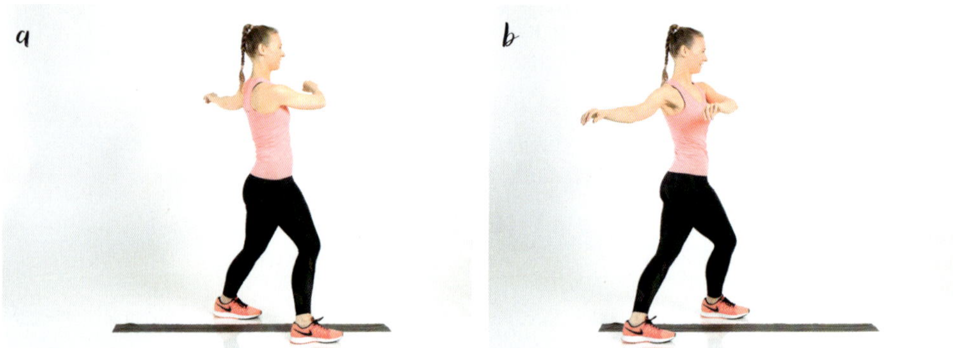

Abb. 109: Der Drehwurm – lösend und erstaunlich effektiv

Bewegung der Arme:

- Überkreuzen Sie mit dem rechten Bein die (fiktive) Linie und schwingen Sie beide Arme gleichzeitig schwungvoll nach rechts um Ihren Rumpf herum. Dann kreuzen Sie die Linie mit dem linken Bein und die Arme schwingen nach links. Machen Sie diese Übung anfangs bewusst langsam. Versuchen Sie diese Bein- und Armkombination eine Minute lang zu verinnerlichen und so durch den Raum zu gehen.
- Dann vervollständigen Sie diese Übung mit dem Einsatz der Nackenmuskulatur, die jetzt kräftig Sauerstoff tanken kann: In dem Moment, in dem Sie die Arme nach rechts schwingen, dreht Ihr Kopf nach links und umgekehrt. Kopf und Arme drehen also gegeneinander und Becken- und Schulterachse ebenso – gleich einem Drehwurm. Auch hier dürfen Sie sich Zeit lassen und jede Bewegung bewusst einsteuern.

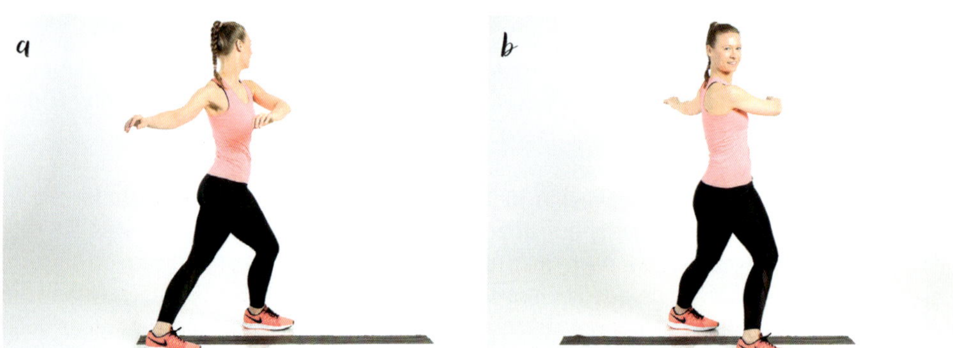

Abb. 110: Der Drehwurm mit Kopfdrehung – lösend und erstaunlich effektiv

Sollten Sie noch zusätzliche Konzentrationskapazitäten haben, dann versuchen Sie am Endpunkt der Kopfdrehung jeweils auszuatmen und während der Kopfdrehung wieder einzuatmen. Führen Sie diese Bewegung eine Minute durch und machen Sie anschließend Ihren *„Vorher-Nachher-Test"*. Sie werden überrascht sein, wie sich Ihr Blickwinkel geweitet und Ihre Drehbeweglichkeit verbessert hat.

Übung 4: Die Speerwurfübung zur Dehnung der Brustmuskulatur

Dies ist eine besonders wichtige Übung, um den Nacken-Schulter-Bereich zu entlasten. Vor allem, wenn Sie viel und lange sitzend tätig sind, leidet die Nackenmuskulatur unter der zunehmenden Brustmuskelverkürzung, da der Einsatz der Brustmuskulatur leider häufig mit dem Anheben und Beugen des Schultergürtels verbunden ist und damit Verspannungen im Nackenbereich provoziert.

Ausgangsstellung: Stellen Sie sich seitlich an eine Wand und stellen Sie das wandnahe Bein einen Schritt nach hinten. Legen Sie die wandnahe Hand auf Schulterhöhe flach an die Wand. Der Arm kann gestreckt, aber auch leicht gebeugt sein.

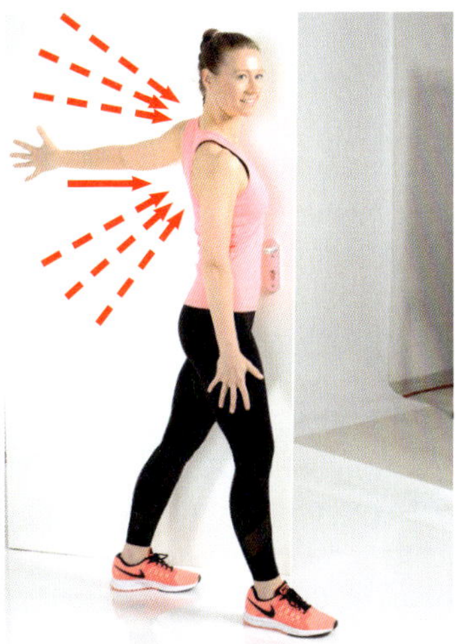

Abb. 111: Ihre tägliche Brustmuskeldehnung an der Wand.

Dehnung mit postisometrischer Relaxation:

- Drehen Sie Ihren Oberkörper nach vorne in den Raum, sodass die Dehnung im Arm- und Brustbereich spürbar wird. Tun Sie jetzt so, als wenn Sie einen Speer werfen wollten (die Wand fiktiv nach vorne ziehen). Dadurch ergibt sich eine höhere „Dehnspannung". Halten Sie den Zug etwa 10 Sekunden lang. Danach wechseln Sie die Seite.

Variation 1:

- Legen Sie den Arm in verschiedenen Winkeln (von ganz unten bis ganz oben) an die Wand. Da der Brustmuskel fächerförmig gestaltet ist, können Sie so verschiedene Anteile dieses Muskels gut erreichen.

Variation 2:

- Drehen Sie Ihren Oberkörper in der Dehnspannung **federnd** in den Raum auf, so bedienen Sie die faszialen Anteile des Muskels noch besser.

Wiederholen Sie diese Dehnung auf jeder Seite 2-3-mal und wenden Sie sie täglich an.

Wichtig! Das Wichtigste bei einer Verspannung ist, dass die entsprechend verspannten Muskeln „Luft" bekommen, also Sauerstoff tanken dürfen. Dazu gehen Sie spazieren, schwingen dabei Ihre Arme und drehen den Kopf öfter einmal zu einer Seite und auch mal zur anderen Seite - schauen Sie sich also bewusst um. Das dient im Übrigen nicht nur Ihrer Nackenmuskulatur, sondern auch Ihrem Gehirn und Ihrer mentalen Entspannung.

6.5.2 Die Atmung in Kombination mit der neuen Software für den Nacken

Verspannungen im Nackenbereich sind vielfältig erklärbar. Bisher haben wir die Übeltäter „falsche Kopfhaltung" und „falsche Ansteuerung der Muskulatur" (vor allem bei Armbewegungen) aufgespürt. Aber auch eine falsche Atemtechnik ist nicht zu unterschätzen.

Ein Atemtest

Stellen Sie sich aufrecht hin. Legen Sie eine Hand auf den Brustkorb und die andere Hand auf den Bauchraum. Atmen Sie jetzt wie gewohnt ein und aus und beobachten Sie:

- *Welche Hand ist mehr in Bewegung?*
- *Bewegt sich die Hand auf dem Brustkorb bei der Einatmung stark nach oben?*
- *Heben Sie die Schultern bei der Einatmung mit an?*
- *Wird der Abstand zwischen Ohren und Schultern bei der Einatmung geringer?*

Wenn sich bei Ihnen vorwiegend die Hand auf dem Brustkorb bewegt und Sie auch die anderen drei Fragen eher mit Ja beantworten, sind Sie gefährdet, Ihre Nackenverspannungen durch eine falsche Atemtechnik zu verstärken. Anstatt den Brustkorb zu erweitern, ziehen Sie ihn eher nach oben. Das bedeutet einen vermehrten Einsatz der Nackenmuskeln mit geringem Effekt für die Atemtiefe. Mit jedem Atemzug verspannen Sie mehr, abgesehen davon, dass Sie durch diese Atemtechnik auch viel an Konzentrationsfähigkeit verlieren. Üben Sie daher nun die funktionelle Atemtechnik.

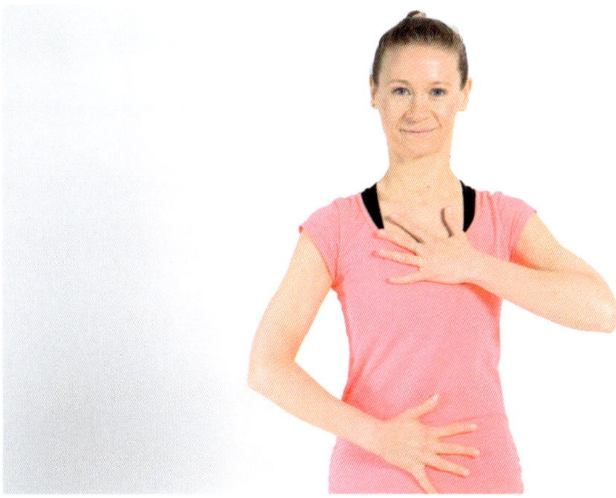

Abb. 112: Testen Sie, wohin Sie gewöhnlicherweise atmen.

Übung 1: Die Bauchatmung

Ausgangsstellung: Sie sitzen oder stehen aufrecht. Legen Sie wieder beide Hände wie zuvor beschrieben auf den Brust- und Bauchraum.

Atmung:

- Konzentrieren Sie sich jetzt darauf, bei der Einatmung den Bauchraum zu füllen und damit die untere Hand zu bewegen. Die obere Hand bleibt recht unbewegt. Versuchen Sie nun, sich zusätzlich an Ihre Schulterblattbewegung („Schulterblätter ziehen nach unten") zu erinnern, und senken Sie die Schulterblätter im Moment der Einatmung bewusst nach unten Richtung Becken, ohne ins Hohlkreuz auszuweichen. Wiederholen Sie diese bewusste Einatmung mit gekoppelter Schulterblattbewegung sehr langsam 5- bis 10-mal.

Tipp: Achten Sie nach und nach darauf, dass Sie auch die Ausatemphase verlängern: Tief und lange ausatmen.

Die Bauchatmung ist diejenige Atemtechnik, die unter gesundheitlichen Aspekten zu bevorzugen ist. Selbstverständlich dürfen sich Brust- und Bauchatmung aber auch gerne abwechseln und je nach Situation wird eher die eine oder die andere Technik anwendbar sein. Wenden wir uns nun der Brustatmung zu.

Übung 2: Die Brustatmung

Ausgangsstellung: Legen Sie jetzt – im aufrechten Sitz oder Stand – die Hände an Ihre Flanken, also von außen an den unteren Teil des Brustkorbs. Beobachten Sie Ihre Hände bei Ihrer Atembewegung.

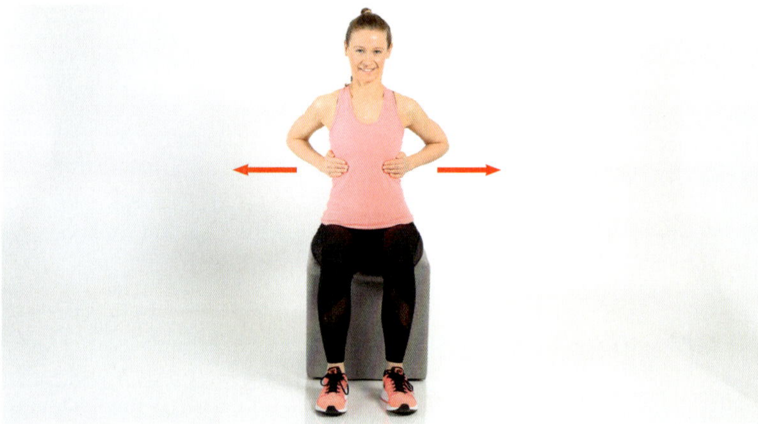

Abb. 113: Für den Nacken von Vorteil: Den Brustkorb erweitern und weniger anheben.

Atmung:

- Konzentrieren Sie sich bei der Einatmung darauf, Ihren Brustkorb zu erweitern und ihn nicht nach oben anzuheben. Dabei werden Ihre Hände nach außen „gedrängt" und nicht nach oben gezogen. Trotzdem kommt es zu einer natürlichen minimalen Mitbewegung des Schultergürtels. Koppeln Sie jetzt auch diese Bewegung mit der gelernten Schulterblattbewegung nach unten.

Tipp: Spüren Sie, wie Sie sich zusammen mit der belebenden Einatmung auch gleichzeitig aufrichten – groß werden – wieder da sind? Wie Ihnen beides – Atmung und Haltung – neue Energie bringt? Nutzen Sie diese bewusst gesteuerte Kopplung zwischen Atmung und Schultergürtelbewegung für Ihre müden Phasen oder auch, wenn Sie sich unter Druck fühlen. Zeigen Sie sich selbst und Ihrem Umfeld, dass Sie da sind und wahrzunehmen sind.

Bei beiden Atemtechniken ist auf jeden Fall die Kopplung zwischen Einatmung und Senken des Schultergürtels und der Schulterblätter wichtig. Üben Sie sich darin, werden Sie feststellen, dass Ihre Nackenmuskulatur weniger verspannt. Lassen Sie uns dieses harmonische Zusammenspiel von Atmung und Schultergürtelsteuerung jetzt mit der Bewegung der Arme nach vorne und oben verbinden:

Übung 3: Die Basisübung „ohne"

Die in Kapitel 5 neu programmierte Software „Arme heben – Schulterblätter senken", wird nun mit der Atmung gekoppelt: „Ausatmen – Arme heben – Schulterblätter senken". Beides soll für Sie selbstverständlich werden. Beginnen Sie aber zuerst „ohne" Armhub und mit der entsprechenden neu installierten Kopfhaltung:

Ausgangsstellung: Sie sitzen oder stehen aufrecht, entweder mit oder ohne Ballscheibe.

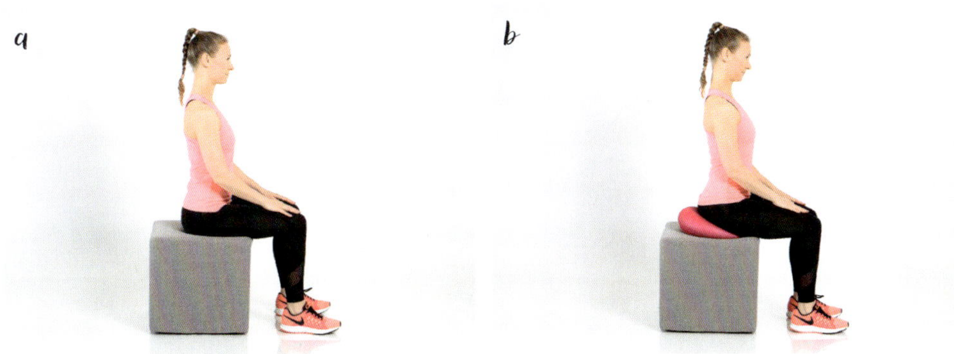

Abb. 114: Einatmen in der „Huhn-Giraffen-Position" und entspanntes Ausatmen

Atmung:

- Zusammen mit der Ausatmung recken Sie den Scheitel nach oben zur Decke („Huhn-Giraffen-Position") und ziehen gleichzeitig Ihre Schulterblätter nach unten in Richtung Becken (Abb. 114a).
- Mit der Einatmung senken Sie den Kopf und bewegen das Kinn zum Brustbein hin (Abb. 114b). Dabei dürfen Sie den Oberkörper ruhig etwas locker lassen, ohne aber einzusacken.
- Wiederholen Sie Ein- und Ausatmung jeweils 5-mal und gehen Sie dann zur Lockerung mit schwingenden Armen einige Minuten im Raum herum.

Übung 4: Die Basisübung „mit"

Nun probieren Sie sich an der schwierigeren Variante „mit" Armhub.

Ausgangsstellung: Sie sitzen aufrecht und wiederholen die nun kommende Übung 5- bis 10-mal.

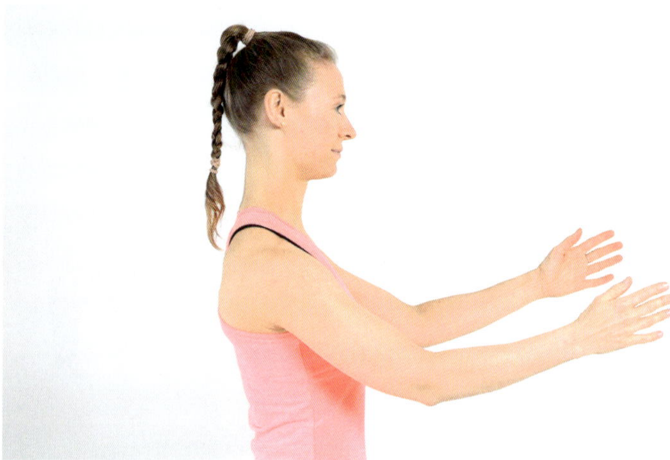

Abb. 115: Armhub zusammen mit dem Senken der Schulterblätter und der Ausatmung

Atmung und Bewegung:

- Heben Sie ganz langsam die Arme bis auf Schulterhöhe nach vorne und oben an. *Atmen Sie* dabei genauso langsam und bewusst tief *aus*.

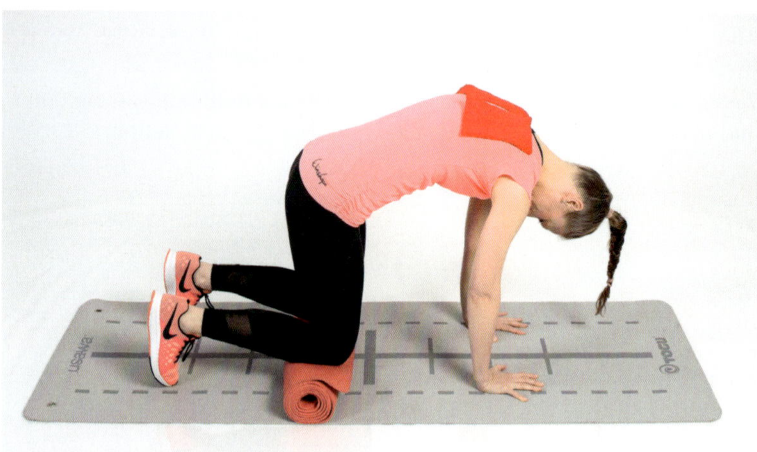

Abb. 116: Ausatmung 2: Wohltuendes Ein- und ausatmen für die Schulterblatt- und Nackenmuskulatur

- Gleichzeitig versuchen Sie wieder Ihre Schulterblätter abwärts Richtung Becken zu ziehen. Mit der *tiefen und langen Einatmung* senken Sie die Arme wieder.
- Üben Sie dieses gute Zusammenspiel zwischen Armbewegung und -haltung und Ihren Schulterblattmuskeln zum Wohle Ihres Nackens in den verschiedensten Situationen des Alltags: beim Zähne putzen, beim Kartoffel schälen oder beim Schreiben mit der Tastatur. Unterstützen Sie sich dabei mit der bewussten Atmung. Das festigt Ihr Programm in Form von neuen „Gehirnspuren" (Neurotags) und hilft Ihnen die natürliche Entlastung der Nackenmuskulatur zu automatisieren.

Nach diesen wieder eher mental anstrengenden Übungen gönnen Sie sich eine wunderbare Kurzentspannung im Liegen:

Übung 5: Eine wohltuende Kurzentspannung im Liegen

Mit dieser sanften Bewegung mobilisieren Sie Ihre Halswirbelsäule auf schonendste Art und Weise. Prüfen Sie vor der Übung im Liegen den Abstand Ihrer Halswirbelsäule zum Boden:

- *Würde durch diesen Hohlraum eine Murmel, ein Tischtennisball oder sogar ein Tennisball durchpassen?*
- *Liegt Ihr Kopf gegenüber der Stirn, gegenüber der Nase oder gegenüber dem Kinn auf dem Boden auf?*

Merken Sie sich Ihre Antworten auf meine Fragen und erst jetzt gehen Sie in die Ausgangsstellung der Übung.

Ausgangsstellung: Sie liegen mit angewinkelten Beinen auf dem Rücken und der Kopf liegt entweder auf einem weichen Redondo® Ball oder festeren Kissen. Gehen Sie diesmal nur in eine leichte und immer noch angenehme „Huhn-Giraffen-Position". Wenn Sie mögen, schließen Sie dabei Ihre Augen.

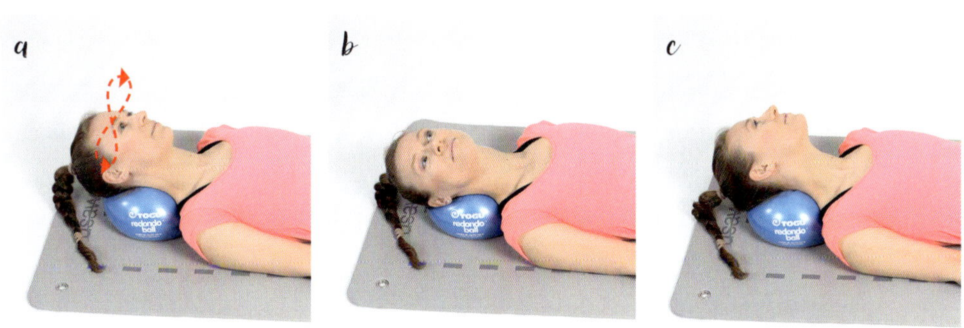

Abb. 117: Eine wohltuende Acht

Bewegung 1:

- Stellen Sie sich nun Ihre Nase als Pinsel vor. Zeichnen Sie mit diesem Pinsel ganz langsam eine Minute lang eine liegende Acht in den Raum. Beginnen Sie mit sanften und kleinen „Achtern" und lassen Sie diese immer lockerer und leichter werden. Genießen Sie diese Minirotationen und gönnen Sie sich danach eine kleine Pause.

Bewegung 2:

- Zeichnen Sie diese kleinen und feinen Achter nun in die andere Richtung, also beispielsweise von links nach rechts anstatt von rechts nach links.

Bewegung 3 (Abb. 117):

- Wenn Ihnen danach ist, zeichnen Sie die Achter nun langsamer, aber dafür viel größer und ausführlicher.
- Anschließend machen Sie eine wohltuende Pause ohne Ball oder Kissen und prüfen die von mir eingangs gestellten Fragen. So entdecken Sie möglicherweise, dass Ihre Kopfauflage eher Richtung Kinn gewandert ist und sich der Hohlraum verkleinert hat und nur noch eine Murmel hindurchpasst – alles Zeichen einer Entspannung in Ihrem Nackenbereich. Diese Übung können Sie jederzeit und so häufig wie Sie möchten – auch bei Schmerzen – anwenden und ist die Überleitung zu den nächsten sehr sanften Entspannungsübungen in Verbindung mit der Atmung. Diese dienen einer sehr sanften Lockerung der Muskulatur, ohne die Halswirbelsäule zu belasten.

6.5.3 Entspannung durch Atmung

In den folgenden Übungen ist der Atem nicht nur ein begleitender, sondern initiierender Faktor für lösende Muskelansteuerungen.

Übung 1: Den Atem leiten

Ausgangsstellung: Gehen Sie auf Händen und Knien in die Bankstellung (die Hände befinden sich unter den Schultern und die Knie unter den Hüften) und legen Sie zur Schonung der Knie ein zusammengerolltes Handtuch unter. Außerdem liegen zwei Reissäckchen auf Ihren Schulterblättern, um Ihre Atmung bewusst in diesen Körperbereich zu leiten.

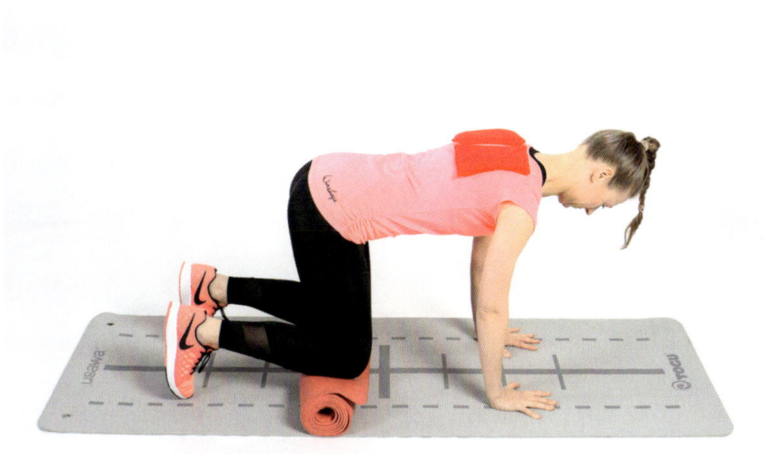

Abb. 118: Wohltuendes Ein- und ausatmen für die Schulterblatt- und Nackenmuskulatur

Atmung:

- Wiederholen Sie jetzt die folgenden Ein- und Ausatembewegungen sehr langsam und bewusst – insgesamt 5-mal ein- und 5-mal ausatmen bei jeder Variation.

Einatmung 1:

- Stellen Sie sich bei der Einatmung vor, wie Ihr Atem die beiden Reissäckchen auseinander (nach rechts und links) bewegt. Ihre Wirbelsäule bleibt gerade.

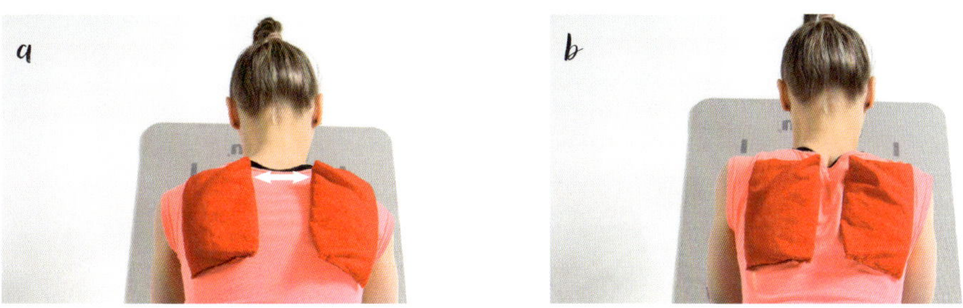

Abb. 119 a u b: Einatmung 1: Wohltuendes Ein- und ausatmen für die Schulterblatt- und Nackenmuskulatur

Ausatmung 1:

- Zusammen mit der Ausatmung versuchen Sie die Reissäckchen weit abwärts in Richtung Becken zu bewegen.

Jetzt wechseln Sie zur zweiten Atemvariation:

Einatmung 2:

- Zusammen mit der Einatmung werden die Reissäckchen abwärts in Richtung Becken bewegt.

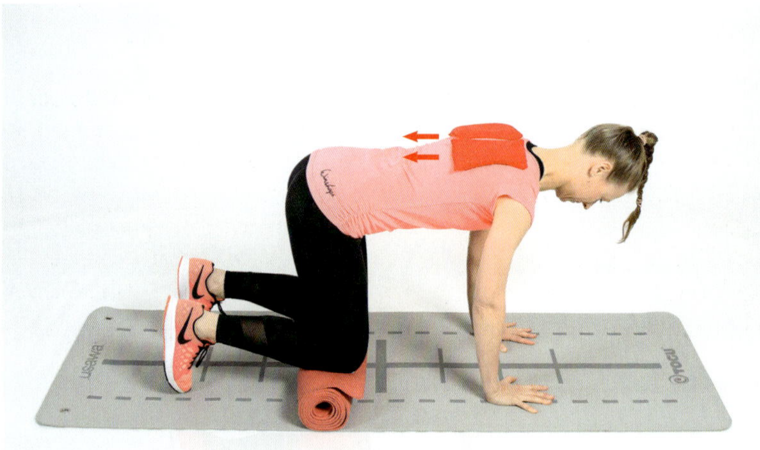

Abb. 120: Einatmung 2: Wohltuendes Ein- und Ausatmen für die Schulterblatt- und Nackenmuskulatur.

Ausatmung 2:

- Zusammen mit der Ausatmung runden Sie Ihre Wirbelsäule, bewegen den Kopf abwärts in Richtung Brustwirbelsäule und drücken die Reissäckchen weit nach oben zur Decke.

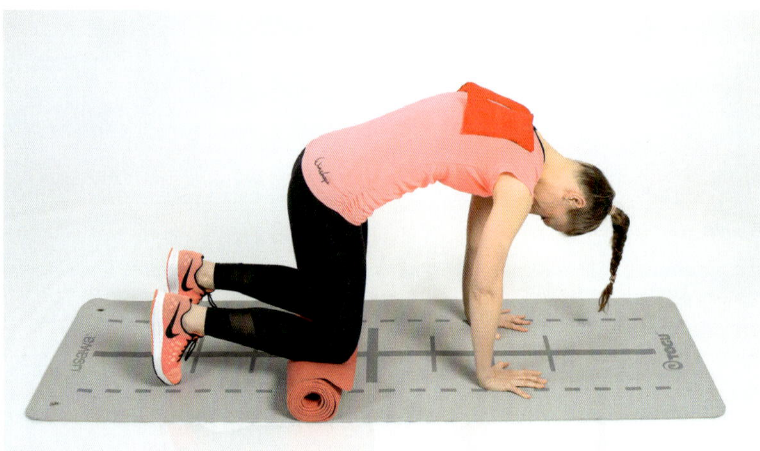

Abb. 121: Ausatmung 2: Wohltuendes Ein- und ausatmen für die Schulterblatt- und Nackenmuskulatur

Übung 2: Die Bandübung

Dies ist eine weitere Übung, die Ihnen Erleichterung und gleichzeitig wieder mehr Bewegungsfreiheit in der Kopfbewegung bringen kann. Dabei können Sie sehr gerne eine warme Wärmflasche im Bereich des Nackens und der Schultern einsetzen. Dies dient nicht nur einer verbesserten Durchblutung, sondern auch der Tonusregulierung der verspannten Muskulatur.

Ausgangsstellung: Legen Sie sich dazu in Bauchlage bequem auf eine Matte oder einen Teppich. Die Arme liegen neben dem Körper unten. Probieren Sie jetzt aus, ob der Kopf angenehmer auf die linke oder rechte Seite gedreht aufliegt und legen Sie ihn dann schließlich auf die angenehmere Seite. Wichtig ist aber auch, dass Sie wahrnehmen, wie unangenehm sich die Kopfposition auf der anderen Seite anfühlt, um nach Abschluss der Übung den Vergleich „vorher – nachher" anstellen zu können. Ideal wäre es, wenn Sie sich eine warme Wärmflasche auf jenes Schulterblatt legen könnten, zu dem Ihr Kopf zeigt. Bitte beachten Sie, dass alle Bewegungen, die Sie jetzt mit dem Kopf ausführen, ohne Krafteinsatz passieren und der Kopf dabei auch nicht abhebt!

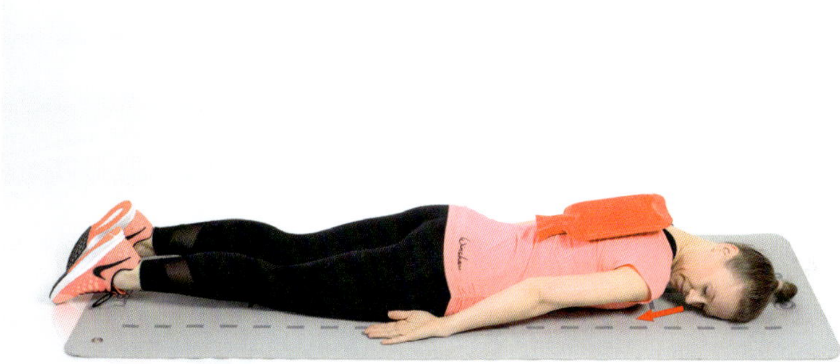

Abb. 122: Die Bandübung mit Wärmflasche

Bewegung und Atmung 1:

- Bitte beachten Sie, dass nun alle kommenden Bewegungen sehr langsam, fein und klein ausgeführt werden sollen. Stellen Sie sich ein unsichtbar gespanntes Band zwischen Ihrem *Kinn und ihrer linken bzw. rechten Schulter* vor.
- Versuchen Sie, dieses Band zu verkürzen, indem Sie Ihr Kinn der Schulter langsam annähern, aber nur so weit, wie es Ihnen nicht unangenehm wird. Heben Sie den Kopf dazu nicht ab, sondern schieben Sie ihn nur ein wenig.
- Atmen Sie zusammen mit der Bewegung hin zur Schulter aus und mit dem Zurückkommen in die Ausgangsposition wieder ein. Nehmen Sie dabei die Tätigkeit Ihres gleichseitigen Schulterblatts wahr. Wiederholen Sie diese Bewegung einige Male. Dann ruhen Sie in der Ausgangsstellung kurze Zeit aus.

Bewegung und Atmung 2 (Abb. 122):

- Stellen Sie sich nun vor, das Band sei zwischen **Nase und Schulter** gespannt. Verkürzen Sie das fiktive Band auch jetzt vorsichtig und langsam und atmen Sie dabei wieder aus.
- *Nehmen Sie in dieser Situation eine andere Tätigkeit Ihres Schulterblatts wahr?*

Bewegung und Atmung 3:

- Zum Schluss bedienen Sie sich der Vorstellung, dass das Band **Stirn und Schulter** miteinander verbindet. Versuchen Sie, auch diese Verbindung zu verkürzen und dabei auszuatmen.
- *Wird Ihnen die Tätigkeit Ihres Schulterblatts erst jetzt bewusst oder spüren Sie diese extremste Bewegung sogar noch weiter reichend als bis zu Ihrem Schulterblatt?*
- Legen Sie jetzt den Kopf auch einmal auf die andere, die unangenehmere Seite:
- *Haben sich dort Veränderungen ergeben? Können Sie jetzt etwas weniger unangenehm liegen? Spüren Sie Unterschiede in der Auflage Ihrer Schultern am Boden?*

Führen Sie die gleichen Bewegungen noch einmal mit der Kopfauflage auf der zu Anfang unangenehmeren Seite durch und prüfen Sie auch dann die Veränderungen. Bringt Ihnen diese Übung Erleichterung, können Sie sie unbeschadet so oft wie Sie möchten ausführen. Ihr Gehirn veranlasst diese Verbesserung, indem es den Befehl zur sogenannten Relaxation an den Muskeln gibt: Die Muskelspannung wird reduziert.

6.6 Meine persönliche Checkliste

Versuchen Sie so viele Punkte wie möglich von den unten aufgeführten Check-Points zu erfüllen:

- Für Becken- und Kopfbalance: Ich setze mich öfter auf mein Dynair Ballkissen®.
- Mein kleines Nackenprogramm (3-5 Übungen) führe ich jeden Tag aus.
- Um meine Drehbeweglichkeit zu verbessern, setze ich die Übungen „Die Eule" und „Der Drehwurm" ein.
- Ich denke bei meiner Kopfhaltung öfter an „Huhn" (Kopf gerade zurücknehmen) und „Giraffe" (Kopf nach oben herausschieben und Nacken lang machen).
- Ich festige während meiner Armbewegungen vor dem Körper immer öfter mein neues Programm: Arme oben und Schulterblätter abwärts.
- Ich vermeide es, meine Brustmuskeln zu trainieren.
- Ich denke immer öfter daran, meine Kopf- und Schulterposition häufiger zu verändern.
- Ich bemühe mich, Lasten wie z. B. Einkaufstüten oder die Handtasche auch öfter auf der anderen Schulterseite zu tragen.
- Ich wechsele jetzt immer spätestens nach 15 Minuten meine Blickrichtung.
- Ich beobachte mich jetzt häufiger beim Atmen und denke an die Bauchatmung und an die Einatmung mit gleichzeitigem Abwärtsziehen der Schulterblätter.

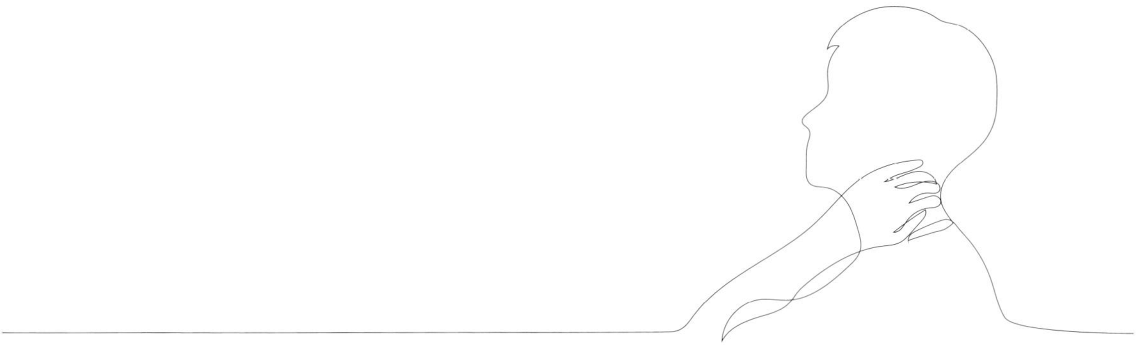

7

Fünfter Schritt: Modellieren Sie den Alltag neu. Die Automatisationsphase

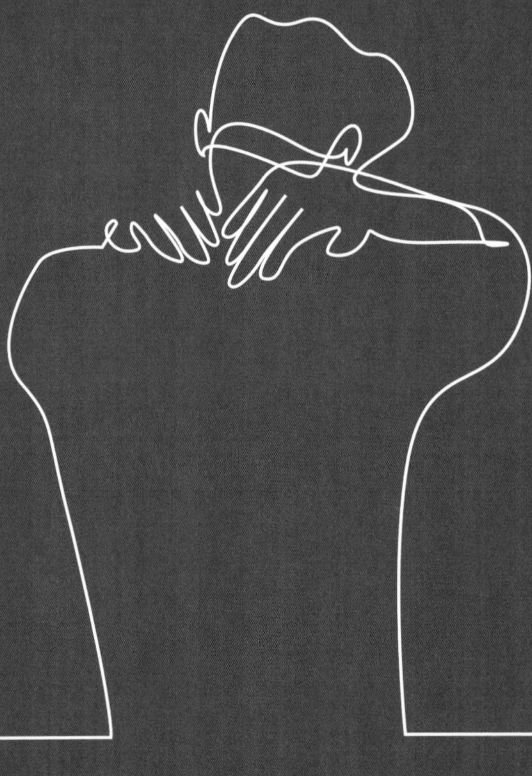

Durch unsere vielfältigen Körperwahrnehmungsübungen sind Sie jetzt für die richtigen Haltungs- und Bewegungsmuster sensibilisiert. Nun heißt es, diese neue Software in den normalen Alltag zu übertragen. Dabei kommt es auch darauf an, die „Tatorte" Büro, Haushalt, Garten und auch Schlaf nach bestimmten „Nackengesichtspunkten" zu durchleuchten, den Alltag sozusagen aus Sicht des Nackens zu betrachten. Entdecken Sie zusammen mit mir, wie Sie durch die richtige Einstellung und den richtigen Gebrauch der Arbeitsmittel Ihren Schulter-Nacken-Bereich entlasten können.

7.1 Sitzen – das Problem unserer Zeit

Die negativen Auswirkungen des übermäßigen Sitzens auf unsere körperliche und auch psychische Gesundheit, ist inzwischen wissenschaftlich bestätigt. Wenn Sie sich ehrlich fragen, wie viel Zeit Sie pro Tag im Sitzen verbringen, werden Sie erstaunt sein. Die durchschnittliche Zeit, die Menschen täglich im Sitzen verbringen, variiert natürlich je nach Lebensstil, Beruf, Freizeitaktivitäten und anderen Faktoren. Studien deuten jedoch darauf hin, dass viele Erwachsene den Großteil ihres Tages im Sitzen verbringen. Unter Berücksichtigung von Arbeitszeit, Pendeln, Mahlzeiten, Fernsehen, Computernutzung und anderen sitzenden Tätigkeiten verbringt der Erwachsene in Deutschland durchschnittlich etwa 7 bis 10 Stunden pro Tag sitzend. In einigen Fällen kann diese Zahl sogar höher sein, insbesondere bei Personen, die in Bürojobs arbeiten oder einen inaktiven Lebensstil haben.

Die Risiken des Dauersitzens sind bekannt: Rücken- und Nackenschmerzen, Muskelverspannungen, Gewichtszunahme, Herz-Kreislauf-Erkrankungen, Depressionen, Stoffwechselerkrankungen wie Diabetes und mehr. Um die negativen Auswirkungen des Sitzens zu minimieren, ist es wichtig, regelmäßige Pausen einzulegen, um aufzustehen, sich zu dehnen und sich zu bewegen. Ergonomische Arbeitsplatzgestaltung, wie z. B. die Verwendung eines höhenverstellbaren Schreibtischs oder eines ergonomischen Stuhls, kann ebenfalls dazu beitragen, die Belastung auf den Körper zu verringern, aber niemals so viel wie es eine bewegte Pause könnte. Darüber hinaus ist es wichtig, regelmäßige Bewegung in den Alltag zu integrieren, um die Muskeln zu stärken, die Durchblutung zu fördern und die allgemeine Gesundheit und das Wohlbefinden zu verbessern.

7.1.1 Sitzfallen aufspüren

Grundsätzlich stellt langes, statisches meist bewegungsarmes Sitzen eine erhebliche Belastung für unseren Rücken und Nacken dar. Dabei verschlechtern sich nicht nur der Bandscheibenstoffwechsel und die Durchblutung der Muskeln. Das Dauersitzen hat auch nachteilige Wirkung auf Kreislauf, Gehirn, Verdauung, Atmung, Durchblutung der Beine und sogar die Psyche. Bei nicht nur passiver, sondern auch noch schlaffer Sitzhaltung, die uns doch mittlerweile zur lieb gewonnenen Gewohnheit geworden ist, werden diese negativen Effekte weiter verstärkt.

Info-Kasten: Die ergonomische Einstellung des Bürostuhls und des Bildschirms

Eine gute ergonomische Einstellung des Bürostuhls und des Desktops kann dazu beitragen, Rücken- und Nackenprobleme nicht zu verschlimmern und den Komfort während des Arbeitstages zu verbessern. Achten Sie bei der Einstellung Ihres Bürostuhls auf die folgende Komponenten:

1. **Sitzhöhe:** Stellen Sie sicher, dass die Sitzhöhe so eingestellt ist, dass Ihre Füße flach auf dem Boden stehen und Ihre Knie ungefähr im rechten Winkel gebeugt sind. Dies fördert eine gesunde Durchblutung und reduziert die Belastung der Beine.

2. **Sitztiefe:** Die Sitztiefe sollte so eingestellt sein, dass etwa zwei Finger breit zwischen der Vorderkante des Stuhls und Ihren Kniekehlen Platz ist. Dies ermöglicht eine optimale Unterstützung für die Oberschenkel, ohne Druckpunkte zu erzeugen.

3. **Lendenwirbelstütze:** Die Lendenwirbelstütze des Stuhls sollte so positioniert sein, dass sie sich in Höhe der natürlichen Krümmung Ihrer Wirbelsäule befindet. Dies unterstützt den unteren Rücken.

4. **Armlehnen:** Die Armlehnen sollten so eingestellt sein, dass Ihre Unterarme entspannt aufliegen können, ohne dabei die Schultern anzuheben. Die Höhe der Armlehnen sollte so sein, dass sie sich in einer natürlichen Position befinden und die Ellbogen in einem etwa 90-Grad-Winkel gehalten werden können.

Um die Belastung auf den Nacken zu minimieren, sollten Sie die folgenden Punkte beachten:

1. Der Bildschirm sollte so ausgerichtet sein, dass Ihre Augen sich auf einer Linie mit einem Punkt befinden, der etwa 5-10 cm unterhalb des oberen Bildschirmrandes liegt. Wenn Ihre Augen ruhen, sollten sie auf die Adressleiste des Browsers gerichtet sein. So brauchen Sie Ihren Kopf nicht nach oben oder unten zu neigen und reduzieren dadurch die Belastung auf den Nacken. Verwenden Sie gegebenenfalls einen Monitorständer oder erhöhen Sie den Bildschirm mit Büchern oder anderen stabilen Objekten.

2. **Abstand zum Bildschirm:** Der Bildschirm sollte sich in einem Abstand von etwa einer Armlänge (ca. 45-70 cm) von Ihren Augen befinden. Dadurch wird eine angemessene Sehentlastung gewährleistet und die Belastung auf den Nacken reduziert.

3. **Blickwinkel:** Der Bildschirm sollte parallel zu Ihren Augen ausgerichtet sein, um keine einseitige Augen- und Kopfbelastung zu provozieren. Dadurch wird die Belastung auf den Nacken weiter verringert.

4. **Tastatur und Maus:** Die Tastatur und die Maus sollten sich auf Ellbogenhöhe in einer angenehmen Reichweite befinden, sodass Sie Ihre Arme bequem und entspannt halten können, ohne die Schultern anzuheben oder den Nacken zu belasten. Probieren Sie bitte verschiedene Varianten aus, denn nicht immer ist das, was wir gewohnt sind auch das Beste. Verwenden Sie gegebenenfalls eine ergonomische Tastatur und Maus, um die Handgelenke in einer neutralen Position zu halten.

5. **Pausen einlegen:** Trotz optimaler Einstellungen ist das Wichtigste, das Sie zur Vorsorge und zur Reduzierung Ihrer Nackenprobleme tun können, regelmäßig kurze Pausen einzulegen, um aufzustehen, sich zu strecken und sich zu bewegen, um eine zu lange statische Sitzhaltung zu vermeiden. Lockern Sie dabei Ihre Schulter- und Nackenmuskulatur und bewegen Sie diese, um neuen Sauerstoff zuzuführen und Schlackenstoffe abzutransportieren. Dies kann helfen, Verspannungen und Schmerzen im Nackenbereich zu vermeiden.

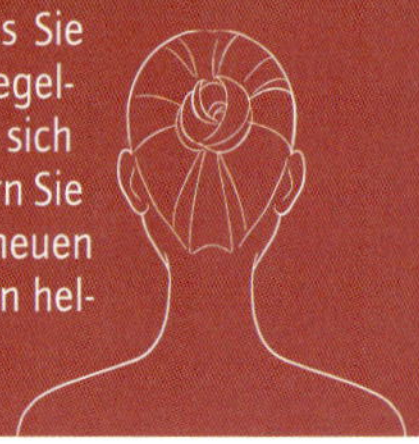

Überprüfen Sie einmal Ihre Sitzgewohnheiten hinsichtlich solcher „Sitzfallen":

- *Sitzen Sie überwiegend auf der Vorderkante des Stuhls?*
- *Machen Sie Ihren Rücken eher völlig rund und müssen Sie dann den Nacken überstrecken und den Kopf anheben, um auf gleicher Augenhöhe zu bleiben?*
- *Belasten Sie Ihren Schultergürtel zusätzlich, indem Sie die Schultern hochziehen oder nach vorne fallen lassen?*
- *Erreichen Ihre Füße den Boden, wenn Sie auf der gesamten Sitzfläche sitzen? Oder sind Schreibtisch und Bürostuhl nicht optimal eingestellt?*

Bei der passiven Sitzhaltung hängen Sie buchstäblich in den Seilen, d. h., Sie belasten vor allem die Bänder und Sehnen, anstatt mit den Muskeln zu arbeiten. Die Fehlhaltung des Kopfes mit gleichzeitiger Überstreckung der Halswirbelsäule führt zu einer statischen Zugbelastung der Muskulatur und damit zu Schmerzen an den Sehnenansätzen der Nackenmuskeln. Arbeitshaltungen der Arme vor dem Körper verstärken bei falscher Ausführung zusätzlich die Beschwerden. So steht z. B. die Brustmuskulatur unter Dauerspannung. Sie „verkürzt" und wird zwangsläufig unelastisch, wodurch auch die Atmung beeinträchtigt wird und Schmerzen im Schulterblattbereich auftreten können. Auf der anderen Seite werden diejenigen Muskeln nicht mehr optimal angesteuert, die für eine aktive Haltung und damit Entlastung wichtig sind, aber leider nicht benutzt werden (Schulterblattmuskeln).

Info-Kasten: Wussten Sie das schon?

- **Starre Zwangshaltungen und statische Muskelarbeit verbrauchen sehr viel Energie und führen zu einer raschen Ermüdung. Ein Energieverlust bis zu 40 Prozent ist bei ungünstigen Körperhaltungen zu verzeichnen.**
- **Spüren Sie bereits die Folgen des Bewegungsmangels beim Sitzen? Ermüden Sie bei Ihrer Tätigkeit schnell? Machen sich Leistungsschwankungen mit Konzentrationsmangel bemerkbar? Dann ist es dringend Zeit, eine Bewegungspause oder sogar einen kleinen Spaziergang einzuflechten.**

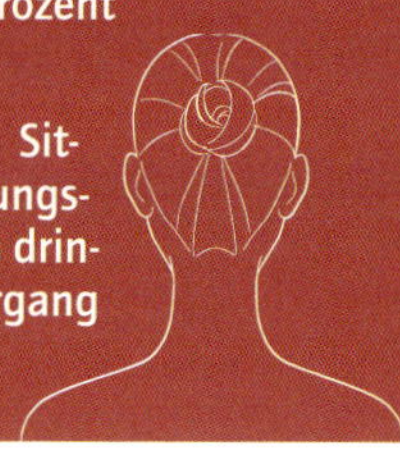

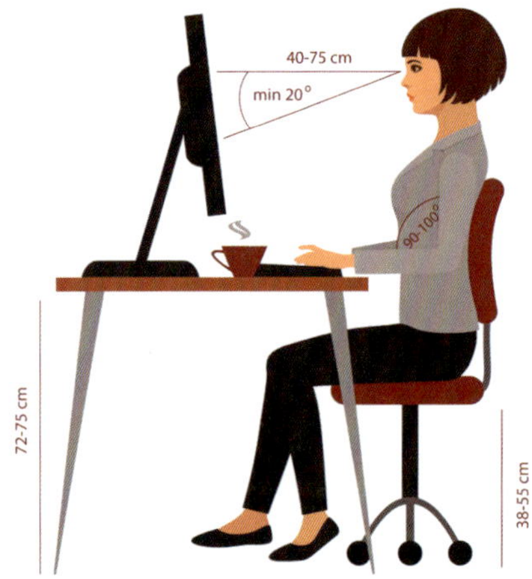

Abb. 123: Richtige Höhen der Arbeitsmittel fördern eine gesunde Nackenhaltung.

7.1.2 Die Anordnung der Arbeitsmittel

Neben Ihrem Sitzmarathon führt beim Bildschirmarbeitsplatz die Anordnung der Arbeitsmittel (Bildschirm, Tastatur, Maus, Konzepthalter) zu weiteren starren und statischen Zwangshaltungen. Vielleicht kommen Ihnen die folgenden Szenen aus einem normalen Büroalltag bekannt vor:

Szene 1: Ihr Bildschirm steht nicht in Blickrichtung vor Ihnen, sondern seitlich. Sie müssen Ihren Körper verwinden und den Kopf drehen.

Szene 2: Der Bildschirm steht zwar korrekt in Blickrichtung. Zwischen Ihrer Tastatur und dem Bildschirm ist aber nicht ausreichend Platz, um Dokumente im Blickfeld zu platzieren. Die Folge: Sie werden seitlich neben die Tastatur gelegt. So arbeiten Sie mit verdrehtem Kopf.

Szene 3: Die gleichförmigen Bewegungswiederholungen werden zu einer zusätzlichen Belastung. Bei unzähligen Telefonaten klemmen Sie den Hörer zwischen Ohr und Schulter ein. Zur seitlichen Verbiegung der Halswirbelsäule kommt eine Anspannung der Schultergürtelmuskulatur durch das Hochziehen der Schulter hinzu. Sollten Sie den Hörer tatsächlich einklemmen müssen, dann wechseln Sie die Seiten unbedingt ab. Oder verwenden Sie ein Headset.

Szene 4: Ständig sind die Schultern hochgezogen, da der Bildschirm und die Tastatur zu weit vorne platziert sind. Zwischen der Tischkante und der Tastatur ist kein Platz, um die Handballen abzulegen oder eine separate Handballenauflage einzusetzen. Tipp: Schieben Sie den Bildschirm und die Tastatur weiter nach hinten. Sollte die Tischtiefe nicht ausreichend sein, kann ein zusätzlich an der hinteren Tischkante montiertes Brett für eine größere Tiefe sorgen.

Szene 5: Ihr Bildschirm steht zu hoch, sodass die oberste lesbare Zelle nicht auf Augenhöhe liegt. Folglich werden Sie den Kopf leicht anheben und den Nacken überstrecken. Eine entspannte Kopfhaltung haben Sie nur, wenn Ihr Blick leicht nach unten geht.

Szene 6: Steht der Bildschirm mit Blick zum Fenster, schauen Sie permanent in eine helle Umgebung. Sitzen Sie mit dem Rücken zum Fenster, kommt es zum Lichteinfall auf den Bildschirm. Spiegelungen, die durch Lampen, Stellwände oder helle Flächen auf dem Bildschirm verursacht werden, sind für Ihre Augen sehr belastend. Zusätzlich führt der starre Blick auf den Bildschirm zu einer Verringerung des Lidschlags, sodass die Augen trocken werden und sich röten.

Tipp: Spiegelungen und Reflexionen können Sie gut mit einem Taschenspiegel, den Sie vor den Bildschirm halten, erkennen. Lassen Sie dann die Jalousie herunter oder drehen Sie den Bildschirm.

Szene 7: Sie verwenden eine nicht ergonomisch geformte Maus. Hand-Arm-Schulter-Beschwerden können dadurch entstehen.

Tipp: Eine ergonomische Maus ist in der Mitte gewölbt. Der vordere Bereich ist niedriger und breiter als der hintere. Um die Belastung im Arm- und Schultergürtelbereich so gering wie möglich zu halten, müssen Sie die Maus körpernah einsetzen. Der Unterarm liegt dabei flach auf dem Arbeitstisch auf. Versuchen Sie, beim Drücken der linken und rechten Maustaste unterschiedliche Finger einzusetzen. Das verlangt etwas Übung, verbessert aber Ihre Koordinationsfähigkeit. Und am allerbesten und sogar Gehirntraining pur wäre, die Maus einmal mit der rechten und ein paar Stunden später auch einmal mit der linken Hand zu betätigen.

Der Praxis-Tipp: Das Büro-Kurzprogramm

- Drehen und neigen Sie Ihren Kopf öfter bewusst in alle Richtungen.
- Denken Sie an die Übung „Huhn und Giraffe".
- Dehnen Sie die seitlichen Nackenmuskeln und Ihre Brustmuskulatur.
- Entlasten Sie öfter Ihre Fingermuskeln: Strecken und beugen Sie Ihre Finger mehrmals nacheinander.

7.1.3 Dynamik am Arbeitsplatz

Bringen Sie Bewegung in Ihren Büroalltag! Die sogenannte Sitz-Steh-Dynamik führt zu einem regelmäßigen Wechsel von sitzender, stehender und bewegter Tätigkeit. Daher reden wir heute auch nicht mehr von „Ergonomie", sondern von „Ergodynamik". Wie also kann ich meinen Arbeitsplatz dynamischer gestalten?

Nun geht es um die Idee, Ihre persönliche Arbeitstätigkeit mit mehr Bewegung zu verbinden: Überlegen Sie für sich, wie Sie Ihren Büroalltag bewegter gestalten können. Auch wenn sich zunächst das Argument „keine Zeit" wieder in den Vordergrund drängt – glauben Sie mir: Wenn die persönlichen Vorteile für Sie schnell spürbar werden und sich auch auf Ihr Wohlbefinden und Ihre Freizeit positiv auswirken, werden Sie gar nicht mehr anders wollen.

Mehr Dynamik am Arbeitsplatz könnte folgendermaßen realisiert werden:

- Tätigkeiten, wie das Sichten von Post, telefonieren und Kommunikation mit Kollegen können auch im Stehen erfolgen.
- Vermehrte Fortbewegung ermöglichen Sie sich, indem Drucker, Kopierer und Kaffeemaschine nicht in unmittelbarer Nähe zu Ihrem Arbeitsplatz stehen.
- Kommunizieren Sie mit den Kollegen wieder mehr vis à vis und nicht per Handy oder Mail.
- Nutzen Sie die Treppe und nicht den Aufzug.
- Unterschiedlich hohe Arbeitsflächen motivieren zum Wechsel zwischen Stehen und Sitzen.
- Nutzen Sie die Mittags- oder Vormittagspause für einen kurzen Spaziergang oder Gang nach draußen.
- Nicht der nächste Parkplatz ist der Beste, sondern der, der Ihnen noch einen kleinen „Walk" vom oder zum Arbeitsplatz beschert.
- Schaffen Sie sich auf Ihrem Schreibtisch, wenn möglich, verschiedene Zonen: eine für die Bildschirmarbeit, eine für weitere Arbeiten im Sitzen und zudem die Möglichkeit, an einem Pultaufsatz im Stehen zu arbeiten.
- Apropos „Stehpulte": Grundsätzlich sollten Stehpulte vielfach verstellbar sein, sodass sie auf die individuellen Körpermaße eingestellt werden können.
- Zudem führt eine neigbare Pultplatte zu einer spürbaren Entlastung Ihrer Halswirbelsäule.
- Im Stehen sollten Sie durch Fußstützen den „Bar-Effekt" bewusst nutzen. In vielen Alltagssituationen stellen Sie auch ganz unbewusst einen Fuß hoch, um Ihren Rücken zu entlasten.

Allerdings sollten Sie jetzt nicht den Fehler machen, nur noch zu stehen. Im Wechsel liegt die Würze!

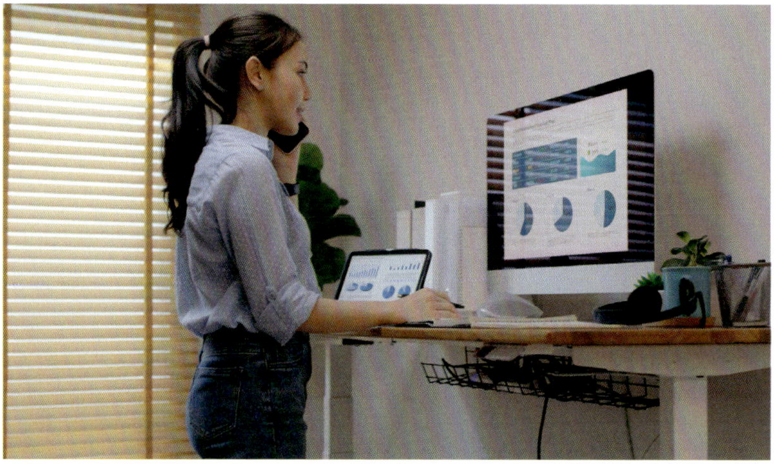

Abb. 124: Ein Stehpult kann lange Sitzphasen sinnvoll aufbrechen.

7.1.4 Mein individueller Büro-Check

Nehmen Sie sich kurz Zeit, um über die folgenden Fragen nachzudenken und den eigenen Büroalltag daraufhin zu checken:

- *Organisiere ich meine Arbeit im Büro so, dass ein Wechsel von Sitzen, Stehen und Bewegen regelmäßig erfolgt?*
- *Nutze ich unterschiedlich hohe Arbeitsflächen, weil ich deutlich die Entlastung meiner Schulter-Nacken-Region spüre?*
- *Übe ich einen aktiven Umgang mit den Arbeitsmitteln, d. h. stelle ich sie mir auf meine individuellen Körpermaße und Bedürfnisse ein?*
- *Werde ich kreativ, um mehr Bewegung in meinen Büroalltag zu integrieren?*
- *Welche Dinge könnte ich auch im Stehen erledigen?*
- *Setze ich zur Entschärfung meiner Nackenprobleme bewusst Lockerungs-, Dehn- und Entspannungsübungen ein?*

7.2 Arbeiten in Haus, Hof und Garten

Arbeiten im Haushalt, im Hof und im Garten stellen tatsächlich dann eine Belastung für den Nacken und den gesamten Körper dar, wenn sie längere Zeit in ungünstigen Positionen ausgeführt werden. Andererseits kann speziell Gartenarbeit eine positiv stimulierende Tätigkeit sein, um aus seiner Gedankenspirale auszubrechen und Stress abzubauen. Im Folgenden gebe ich Ihnen einige Tipps, um Nackenbelastungen beim Arbeiten in Haus, Hof und Garten zu reduzieren.

7.2.1 Arbeiten im Haushalt

Ihr Nacken schmerzt bereits. Sie haben aber heute Abend Gäste und müssen dafür noch Einkäufe erledigen und vor allem auch die schweren Einkaufskörbe schleppen. Dann beginnen Sie mit den Vorbereitungen in der Küche: Obst und Gemüse waschen und schneiden, den Rührteig kneten, die ganzen Zutatengläser aufschrauben und und und. Kennen Sie diese „Nackenkiller"?

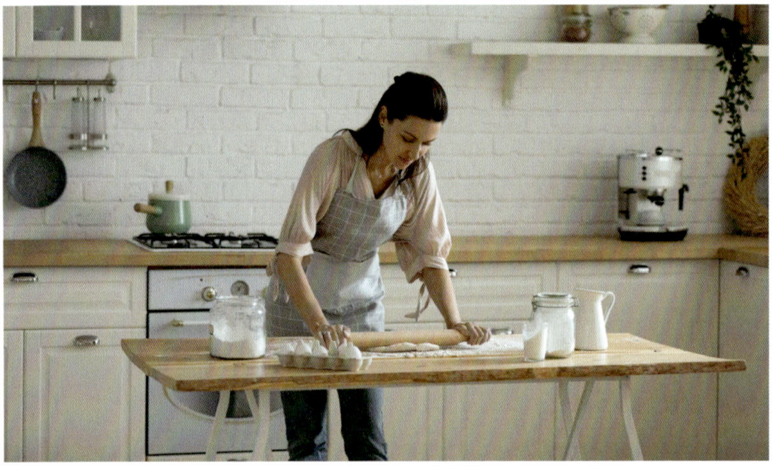

Abb. 125: Teig ausrollen oder kneten kann zur Nackenfalle werden, (Quelle: Adobe Stock)

Wenn mit Kraft gearbeitet werden muss, wie beim Kneten eines Teiges, werden zusätzlich die Schultern hochgezogen. Hängt das mit der Macht der Gewohnheit oder vielleicht mit einer zu hohen Arbeitsfläche zusammen? Wahrscheinlich beides. Dann erinnern Sie sich jetzt bitte wieder an die „neue Software":

1. **Die richtige Ansteuerung Ihrer Nackenmuskeln:** Bei Arbeiten mit den Armen vor dem Körper, ziehen Sie bitte immer wieder bewusst und aktiv die Schulterblätter abwärts in Richtung Becken. So entlasten Sie Ihren Nacken und die Schultern gleichzeitig.
2. **Die Kopfhaltung:** Vermeiden Sie es, Ihren Kopf allzu lange nach vorne zu neigen (wie beim Kartoffeln schälen) oder ihn zu weit nach hinten zu neigen (wie beim Wäsche aufhängen). Legen Sie bei den Tätigkeiten, die solche Kopfhaltungen erfordern, unbedingt häufig kurze Pausen ein, um die Nacken- und Schultermuskeln zu lockern, zu durchbluten und Verspannungen zu lösen.
3. *Ergonomische Hilfsmittel:* Verwenden Sie ergonomische Hilfsmittel, wie zum Beispiel einen langen Griff an Ihren Reinigungsgeräten, um die Belastung für Ihren Nacken zu verringern.

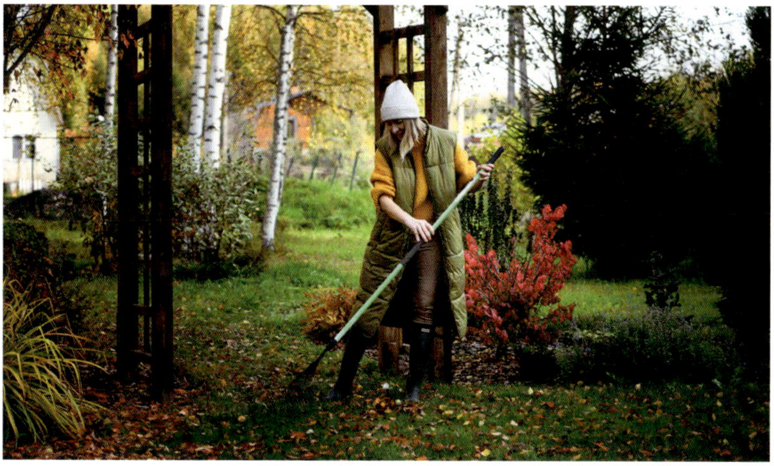

Abb. 126: Verlängerte Arbeitsmittel (Schulter abwärts bei angehobenem Arm) bei der Hausarbeit oder im Garten entlasten Schulter und Nacken.

7.2.2 Hof- und Gartenarbeit – Harte Belastungen für den Nacken

Wer kennt das nicht? Das Frühjahr lockt uns mit den ersten Sonnenstrahlen in Hof und Garten. Man verspürt wieder Lust auf die Gartenarbeit. Viele unterschiedliche Tätigkeiten warten: Kehren des Hofes, Baum- und Strauchschnitt, vertrocknete Blumenstände abschneiden, Blätter harken, Lockern der Erde, vertikutieren, Rasen mähen. Auch die Kübelpflanzen wollen nach dem Winter wieder auf die Terrasse oder den Balkon gestellt werden. Ungünstige Arbeitshaltungen lassen sich nicht immer vermeiden. Wichtig dabei ist, dass Sie erkennen, dass eine bessere Dosierung Ihres Arbeitseinsatzes und das Bewusstwerden des richtigen Muskeleinsatzes zu einer Reduzierung von Beschwerden beitragen kann. Der Einsatz ergonomischer Gartengeräte, hilft Ihnen zusätzlich, die „Nackenfallen" zu entschärfen. Sie unterstützen die Arbeit in ungünstigen Körper- und Gelenkstellungen. Der Krafteinsatz Ihrer Muskulatur wird nicht nur spürbar im Hand-Arm-Bereich, sondern auch in der Schulter-Nacken-Region reduziert. So können Sie weitere schmerzhafte Verspannungen vermeiden.

Info-Kasten: Die richtigen Arbeitsgeräte verwenden

- Ergonomische Griffe haben meistens eine Griffverstärkung, die ein entspanntes Greifen ermöglichen.
- Gebogene oder abwinkelbare Handgriffe sorgen für eine optimale Anpassung an Ihre natürliche Handhaltung. Ihr Handgelenk sollte immer die gerade Verlängerung des Unterarms bilden.
- Nutzen Sie immer die passenden Scheren für die jeweilige Schnittsituation, d. h. Stauden- oder Gehölzschnitt.
- Es gibt Gartenscheren, die sich entsprechend der Handgröße einstellen lassen.

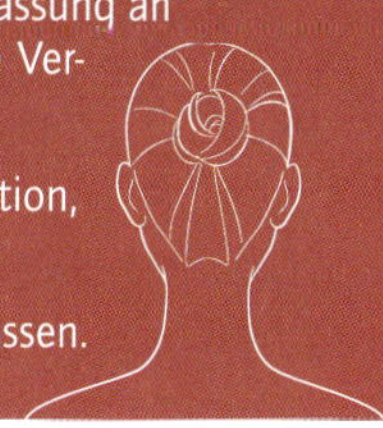

- Nutzen Sie Teleskopstiele für Arbeiten über Kopf- bzw. über die Schulterhöhe.
- Verwenden Sie z. B. Gartengeräte mit einem individuell einstellbaren Stiel. Sie lassen sich auf die Körpergröße des jeweiligen Nutzers einstellen.

Szene 1: In der Regel mutet man sich zu viel Arbeit auf einmal zu. Prompt reagiert der Körper mit Schulter-Nacken- und Armbeschwerden auf die ungewohnten Dauerbelastungen.

Tipp: Variieren Sie Ihre Tätigkeiten mit unterschiedlichen Anforderungen: 10 Minuten Hof kehren, 20 Minuten am Baum- und Strauchschnitt arbeiten und dann noch 20 Minuten das Beet harken. Danach für 10 Minuten eine Lockerungs-Pause einlegen.

Szene 2: Eine typische und sehr nackenbelastende Arbeit in der Über-Kopf-Haltung ist der Baum- und Heckenschnitt.

Tipp: Richten Sie sich Ihre Arbeitshöhe so komfortabel wie möglich durch den Einsatz von Stand-Leitern oder sogar höheren Ebenen ein. Nutzen Sie Teleskopstiele für Arbeiten über Kopf- bzw. über die Schulterhöhe.

Legen Sie bei solch nackenbelastenden Tätigkeiten alle 10 Minuten eine kurze Pause ein, in der Sie die Arme und Schultern lockern!

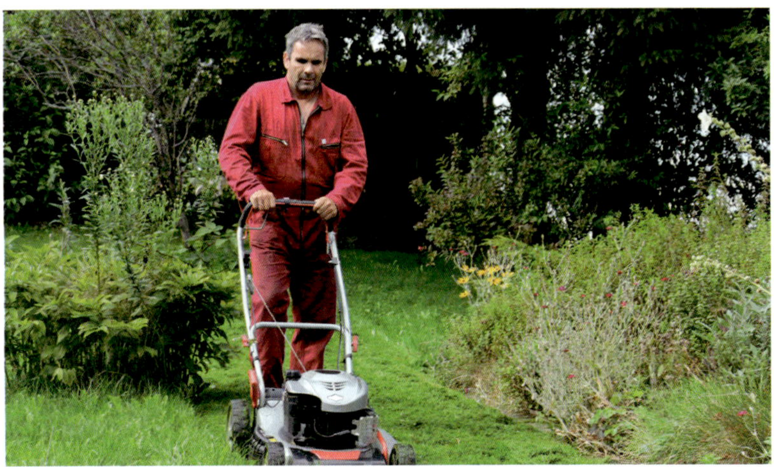

Abb. 127: Rasen mähen kann bei hochgezogenen Schultern zur Nackenfalle werden.

Szene 3: Alle Arbeiten mit nach vorne gestreckten Armen, wie zum Beispiel beim Rasen mähen, verführen uns zu hochgezogenen Schultern und einem angestrengten Nacken.

Tipp: Hier ist es jetzt besonders wichtig, dass Sie sich immer wieder zur Aufrichtung zwingen und die Schulterblätter abwärts in Richtung Becken ziehen. Speziell beim Rasen mähen achten Sie auf leicht gebeugte Ellbogen, denn gestreckte Arme verführen die Schultern dazu, auszuweichen und die falschen Nackenmuskeln zu belasten.

Szene 4: Sie haben Blumenerde für Ihr Gartenbeet gekauft und wollen sie nun verteilen oder Sie möchten die Gartenabfälle in großen Säcken transportieren und ins Auto einladen oder die schweren Gießkannen zum Bewässern von Sträuchern und Kübelpflanzen nutzen.

Tipp 1: Der wichtigste Tipp ist sicherlich, die großen Lasten auf kleine Lasten umzuverteilen. Dadurch müssen Sie zwar mehr gehen, aber gehen ist förderlich für Ihre Nackengesundheit.

Tipp 2: Nutzen Sie zum Transportieren schwerer Lasten entweder einen Rollwagen, eine Sack- oder eine Schubkarre und fahren Sie möglichst nahe an das Beet oder das Auto heran.

Tipp 3: Vermeiden Sie es, schwere Gegenstände mit überstrecktem Nacken oder in einer verdrehten Position zu heben oder zu tragen. Halten Sie Ihren Nacken gerade, vielleicht sogar in der „Huhn-Giraffen-Position" und ziehen Sie Ihre Schultern etwas zurück.

Tipp 4: Heben Sie schwere Gegenstände aus den Beinen heraus, nicht aus dem Rücken heraus.

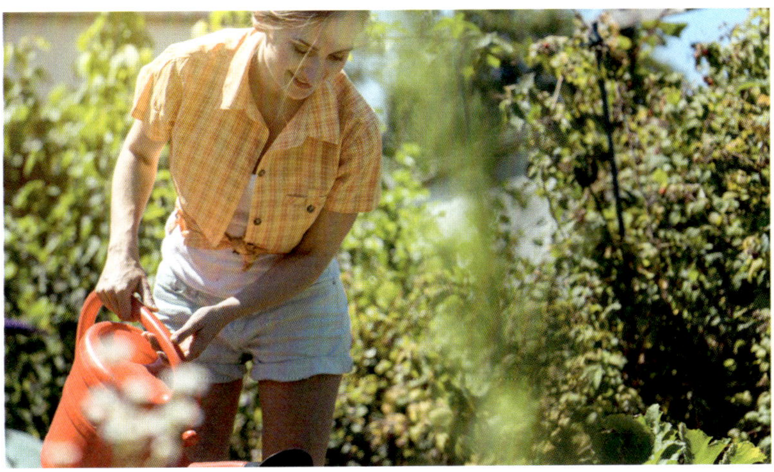

Abb. 128: Gießen kann zur Nackenfalle werden. Schultern und Nacken sind hier stark belastet.

7.2.3 Mein individueller Haus-, Hof- und Garten-Check

Nehmen Sie sich kurz Zeit, um über die folgenden Fragen nachzudenken und Ihre Gartenarbeit daraufhin zu checken:

- *Bei Über-Kopf-Arbeiten gehe ich möglichst nahe an die Arbeitsfläche heran. Wenn möglich verwende ich einen Teleskopstiel (z. B. beim Fensterputzen).*
- *Bei der Küchenarbeit denke ich regelmäßig an meine aktive Schulterblattbewegung abwärts in Richtung Becken.*
- *Ich verteile meine Arbeiten: Einmal indem ich die Tätigkeit verändere und zum anderen muss ich nicht alles auf einmal erledigen.*
- *Speziell bei der Gartenarbeit wechsle ich unterschiedliche Beanspruchungen zur Entlastung meines Nackens ab.*
- *Was ich nicht unbedingt tragen muss, transportiere ich mit der Sack- oder Schubkarre.*
- *Ich setze bewusst und gezielt zwischen den Tätigkeiten immer wieder Lockerungs- und Dehnungsübungen zur Entspannung meiner Nacken- und Schultermuskulatur ein.*

7.3 Sport treiben – aber richtig!

Die Erkenntnis, für die Gesundheit seinen Alltag bewegter zu gestalten, rückt mehr und mehr in unser Bewusstsein. Allerdings zeigen sich immer noch Probleme, mehr Bewegung regelmäßig in den Alltag einzubauen. Das „Keine-Zeit-Argument" ist das eine, aber viele folgen dem Motto „Wer nichts tut, kann auch nichts falsch machen." Stattdessen sollten Sie die vielfältigen positiven Wirkungen von Bewegung für Ihr körperliches und psychisches Wohlbefinden nutzen. Ich möchte Sie darin unterstützen, die für Sie geeignete Bewegungsform zu finden. Eine professionelle Anleitung hilft, falsche Bewegungsabläufe und damit falsche Belastungen zu vermeiden.

7.3.1 Walking

Ob mit oder ohne Stöcke – Gehen ist gesund! Sollten Sie Einsteiger in diese Sportarten sein, möchte ich Ihnen zunächst unbedingt das Walken ans Herz legen und das aus gutem Grund: Hier sind die Fehlerquellen wesentlich geringer. Das reine Walking entspricht fast der natürlichen Gehbewegung und ist deshalb einfach zu erlernen. Worauf Sie beim Walken speziell für Ihre Schulter-Nacken-Gesundheit achten sollten, stelle ich Ihnen hier vor:

1. **Der Auftritt:** Versuchen Sie bewusst leise zu gehen. Damit verkürzen Sie Ihre Schritte und vermeiden den Stauch-Effekt über ein gestrecktes Kniegelenk. Das tut nicht nur Ihren Knien gut, sondern auch Ihrem Nacken und Ihrer Wirbelsäule.

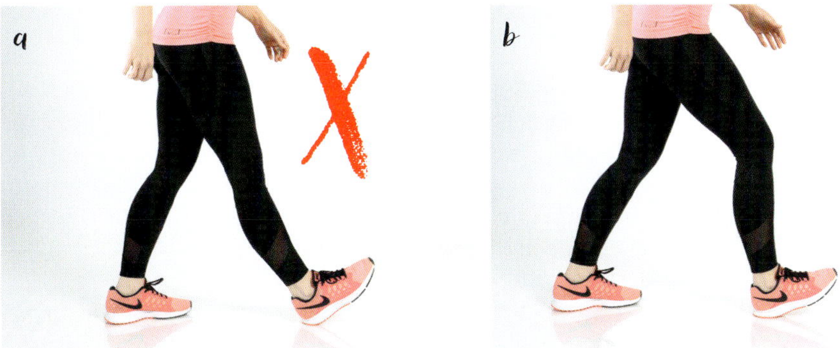

Abb. 129 a): So nicht! Das Knie darf vorne beim Aufkommen nicht gestreckt sein! b) So ist es richtig: Das Knie ist leicht gebeugt vorne.

2. **Der Armschwung:** Bei aufgerichtetem Oberkörper schwingen Sie die Arme bewusst und locker an der Seite mit. Sie haben eine solche Erfahrung bereits bei Ihrer Embodiment-Übung „Beflügelte Arme" im Kapitel 4.6.3 gemacht. Schulter und Nacken können befreit Luft holen und aus der Statik in die Dynamik kommen. Der Muskelstoffwechsel Ihrer Schultern und Ihres Nackens dankt es Ihnen.
3. **Der Blick:** Richten Sie Ihren Blick nach vorne in den Horizont aus. Damit gewährleisten Sie die geringste Beanspruchung für Ihren Nacken und Ihr Gehirn wird ebenso aktiv! Denn dadurch können Reize von außen auf Ihr Netzwerk einwirken und neue Verbindungen schaffen: Ihr Gehirn trainiert mit!

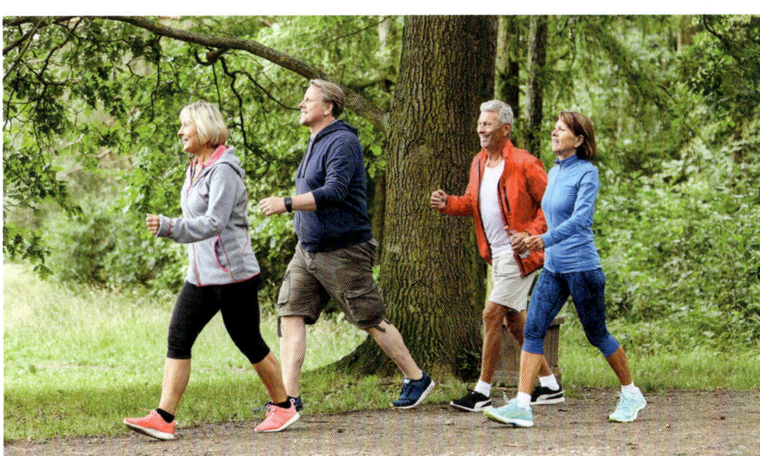

Abb. 130: Walking: Mit korrektem Auftritt, lockerem Armschwung und weitem Blick Richtung Horizont

7.3.2 Nordic Walking

Nordic Walking gilt häufig als die „Gesund-Sportart" bei Schulter- und Nackenproblemen. Als ehemalige Geschäftsführerin des DWI-Deutschen Walking Instituts e.V. kann ich Ihnen versichern: Dem ist nicht so! Gerade beim Nordic Walking tappen viele Sportlerinnen und Sportler in Nackenfallen mit Konsequenzen und wundern sich, dass die Verspannungen dadurch eher zu- als abnehmen. Wie sehen denn Ihre Erfahrungen mit Nordic Walking aus? Konnten Sie Verspannungen im Schulter-Nackenbereich erfolgreich lösen?

Gerade an Sportanfänger werden durch den Stockeinsatz hohe koordinative Anforderungen bei der Bewältigung des Zusammenwirkens von Arm-, Stock- und Beinbewegung gestellt. Eine verkrampfte Bewegungsausführung ist meist die Folge. Leider wird mehr „am Stock gegangen" als mit Stock geschwungen. Aber auch beim sportlichen Nordic Walking wird der Abdruck des Stocks am Boden häufig zur Quelle von Verspannungen. Die richtige Technik und Muskelansteuerung sind hier ausschlaggebend:

1. **Der Schritt:** Häufig wird behauptet, dass der Schritt beim Nordic Walking langgezogen sein sollte. Viele Studien zeigen mittlerweile, dass ein zu langer Schritt problematisch für Knie, Hüfte und Wirbelsäule ist und dass das Knie vorne beim Aufsetzen des Fußes auf den Boden unbedingt leicht gebeugt sein muss. Achten Sie also beim „Auftritt" auf die oben im Kapitel „Walking" beschriebenen Komponenten: „Leise und gebeugt".
2. **Der Stockeinsatz:** Der Stockeinsatz erfolgt nicht neben und schon gar nicht vor dem Körper, sondern in Höhe des hinteren Beins. Dadurch haben Sie die Möglichkeit, beim Einstechen in den Boden die richtigen Schulter- und Nackenmuskeln anzusteuern und gleichzeitig kommt der Oberkörper dadurch in eine gesunde Rotation. Vor allem durch den falschen Stockeinsatz vorne oder in Hüfthöhe und die falsche Ansteuerung der Muskulatur im Moment des Stockeinsatzes, kommt es zu einem schädlichen Effekt auf den Schulter- und Nackenbereich. So sollten Menschen mit Halswirbelsäulen- und Nackenproblemen mit Walking beginnen, um unter unbelasteten Bedingungen erst einmal Verspannungen im Schulter-Nacken-Bereich durch einen aktiven Armschwung zu reduzieren. Auch hier gilt: Mit Einsatz des Stockes am Boden, also mit dem Abdruck, sollten Sie darauf achten, dass Sie Ihre Schultern abwärts in Richtung Becken ziehen!

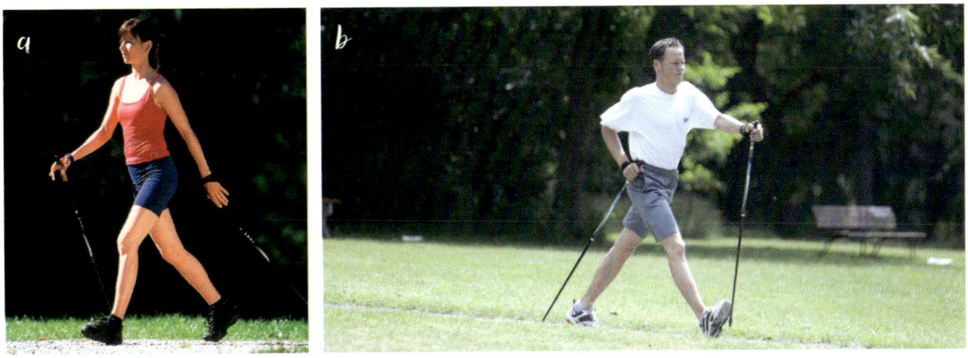

Abb. 131: a) Richtig: Der Stockeinsatz auf Höhe des hinteren Beins. b) Falsch: Der Stockeinsatz auf Höhe des vorderen Beins

3. **Der richtige Muskeleinsatz:** Ohne korrekte Anleitung werden die Stöcke durch einen verstärkten Einsatz der Schulter- und Nackenmuskulatur bewegt. Durch ein Anheben der Arme und damit einem Hochziehen der Schultern werden zusätzlich falsche Reize auf bereits verkürzte Muskeln gesetzt. Schmerzhafte Verspannungen werden so nicht geringer – im Gegenteil, sie verstärken sich. Wollen Sie Ihre Verspannungen im Schulter- und Nackenbereich loswerden, müssen Sie darauf achten, im Moment des Stockeinsatzes die Schulterblätter abwärts Richtung Becken zu ziehen und den Oberkörper aufzurichten. Daraus ergibt sich ein runder, harmonischer und schwungvoller Bewegungsablauf. Entscheidend hierfür ist die Gegenrotation von Becken und Schultern, die durch den richtigen Stockeinsatz und Schritt gewährleistet ist. Diese Gegenrotation reicht aus, um den Arm nur wenig nach vorne zu schwingen, den Stock hinter dem Körper einzustechen und jetzt einen langen Armschwung nach hinten umzusetzen.

Wenn Sie die oben genannten funktionellen Komponenten beachten, kann Nordic Walking tatsächlich dazu beitragen, dass Sie Ihren Verspannungen im Schulter- und Nackenbereich Adieu sagen können.

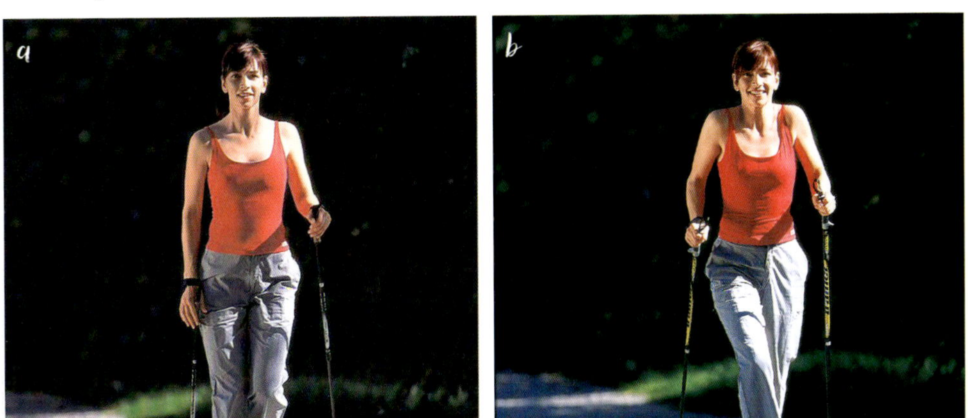

Abb. 132: Die richtige (a) und falsche (b) Ansteuerung der Schulterblatt- und Nackenmuskeln beim Nordic Walking.

7.3.3 Rad fahren

Rad fahren genießt eine immer größer werdende Popularität – aus gutem Grund! Aber ist Rad fahren auch bei Nackenverspannungen die richtige Lösung? Rennrad fahren auf keinen Fall! Aber auch andere Fahrradtypen müssen auf Nackenfallen hin genau betrachtet werden. Eingeschlafene Finger, schmerzende Handgelenke und einen steifen Nacken kennen leider viele Radfahrer nur zu gut. Ob Rad fahren zu einem „nackenfreundlichen" Vergnügen werden kann, hängt von verschiedenen Komponenten ab:

1. **Die richtige Sitzposition:** Die richtige Sitzposition wird nur erreicht, wenn Ihre Körpergröße und die Rahmengröße des Rades optimal aufeinander abgestimmt sind. Setzen Sie sich auf den Sattel und stellen Sie einen Fuß mit der Ferse auf das unten- stehende Pedal. Das Bein sollte nicht ganz durchgestreckt sein. Das Bein bildet die Verlängerung des Sattelrohrs.
2. **Die Sattelposition:** Der Sattel ist immer in einer waagerechten Position. Vermeiden Sie eine Vor- oder Rückneigung des Sattels. Sie würde Ihre Wirbelsäule ebenso wie Ihren Nacken unnötig belasten.
3. **Die Lenkerposition:** Wählen Sie die Position so, dass Sie mit geradem Oberkörper sitzen. Ihre Arme sollten in den Ellbogen leicht gebeugt sein. Die Handgelenke bilden die gerade Verlängerung Ihrer Unterarme. Ideal wäre es, wenn der Lenker eine Vielzahl von Griffvarianten zulassen würde, um auch hierdurch wieder unterschiedliche Muskelansteuerungen zu veranlassen.

a

b

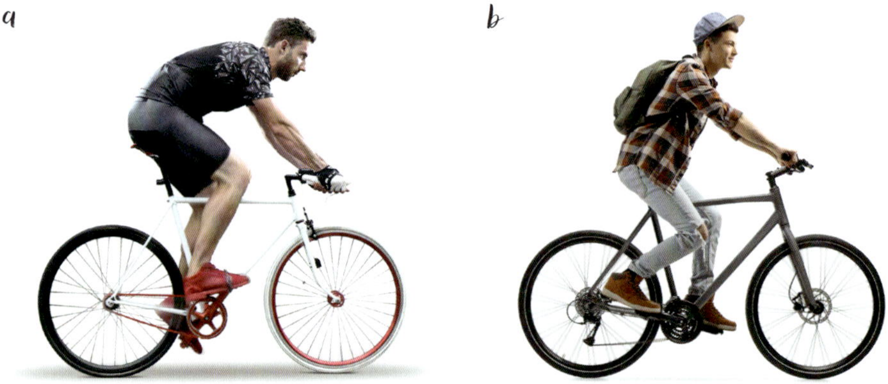

Abb. 133: a) Fahrradfahren Nacken belastend oder b) Nacken entlastend.

Der Praxis-Tipp: Ihr Lockerungs- und Dehnprogramm beim Rad fahren

Bei Schulter- und Nackenverspannungen sollten Sie längere Radtouren immer mit kleinen Pausen unterbrechen und kurze Lockerungs- und Dehnübungen durchführen:

- Kreisen Sie die Schultern rückwärts. Lassen Sie die Arme dabei locker hängen.
- Schwenken Sie beide Arme gleichzeitig um ihren Oberkörper herum, der Kopf schaut jeweils in die Gegenrichtung.
- Lassen Sie Ihren Rumpf schwungvoll fallen und richten Sie ihn wieder auf.

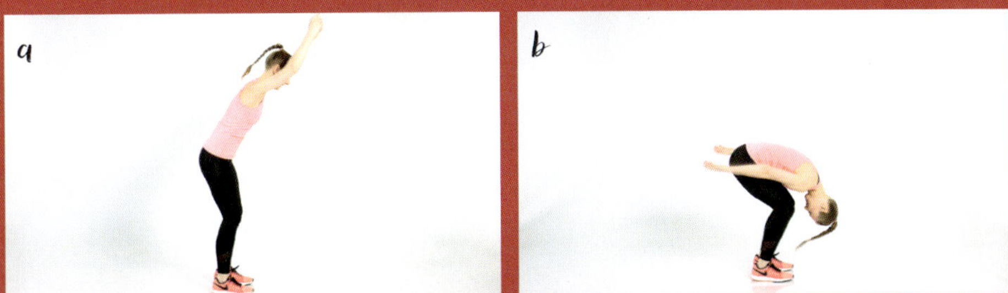

Abb. 134: Schwungvoll Pause machen.

- Dehnen Sie die Brustmuskulatur: Sie stehen seitlich am Fahrrad und legen eine Hand auf den Lenker und die andere Hand auf den Sattel, beide Arme sind gestreckt. Dann neigen Sie Ihren Oberkörper nach vorne und wippen ihn abwärts in Richtung Boden.
- Neigen Sie den Kopf zu einer Seite und suchen Sie die unangenehmste Position. Dann stellen Sie sich wieder den Sandsack auf der gegenüberliegenden Halsseite vor, den Sie fiktiv nach oben drücken. 10 Sekunden die Anspannung halten und dann lösen.

7.3.4 Schwimmen

Sie gehen gerne schwimmen, um durch den Auftrieb des Wassers Ihre Gelenke und Wirbelsäule zu entlasten. Ihr bevorzugter Schwimmstil ist das Brustschwimmen. Hinterher fühlt sich Ihr Nacken steif und unbeweglich an. Die vermehrte Anspannung kann auch Kopfschmerzen verursachen. Woran liegt das?

Ursache hierfür ist eine problematische Schwimmtechnik: Sie liegen nicht flach im Wasser und halten den Kopf durch eine überstreckte Halswirbelsäule über Wasser. Den Armzug führen Sie nicht ganz aus, sodass die Schultern immer vorgezogen bleiben und Sie vermehrt Ihre Brustmuskeln einsetzen. Der Kopf wird in den Nacken genommen, was die Durchblutung reduziert und Verspannungen zur Folge hat.

Für Sie wäre in diesem Fall dann Aquajogging, das Laufen im Wasser, besser geeignet. Aquajogging kann mit oder ohne Bodenkontakt erfolgen. Falls Sie ohne den Boden zu berühren, laufen wollen, bietet sich eine sogenannte Auftriebshilfe an, ein Aquajogging-Gürtel, der im Sportgeschäft erhältlich ist. Mit dem Gürtel oder auch anderen Auftriebshilfen, wie Hanteln oder Nudeln, joggen Sie beinahe stehend im Wasser, was Ihnen Ihre Nackenmuskulatur herzlich danken wird.

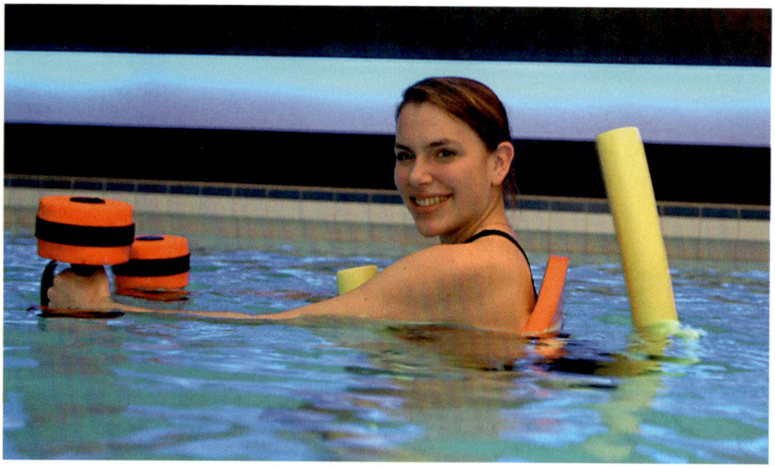

Abb. 135: Aquajogging – eine ideale „Nackensportart". (Quelle privat)

Andere nackenfreundliche Schwimmtechniken sind das Kraul- und Rückenschwimmen. Beide Schwimmstile entlasten den Nacken und können zur guten Durchblutung im Schulter-Nacken-Bereich beitragen.

7.4 Schlafen – Wie man sich bettet …

Wie sieht Ihre Schlafhaltung aus? Sie haben bereits mit Schulter-Nacken-Beschwerden zu tun und erhoffen sich von der Nachtruhe Entspannung und Erholung. Das Gegenteil ist jedoch der Fall: Morgens fühlt sich Ihr Nacken oft steif und verspannt an, Bewegungen sind schmerzhaft. Nachts werden Sie wach, da Sie einen erheblichen Druck auf Ihren Schultern sowie Ausstrahlungen in die Arme bis hin zum Einschlafen der Hände und Finger verspüren. Erholsamer Schlaf fördert Ihre Entspannung und lässt Sie aktiv und leistungsfähig sein. Gestörter Schlaf dagegen kann Ihnen am Tag Probleme bereiten. Sie fühlen sich dann den vielfältigen Anforderungen nicht gewachsen. Wie können Sie die erhoffte Entspannung erreichen? Ein Teil der Lösung: eine gute Schlafhaltung!

1. **Schulterkomfort im Bett:** In einer günstigen Schlafhaltung bleibt die natürliche Form der Wirbelsäule mit ihren Schwingungen erhalten. Ein flexibler Lattenrost mit einer entsprechenden Matratze und einem nackengerechten Kopfkissen trägt wesentlich zur Entlastung bei. Ungünstige Schlafhaltungen führen zu einer stärkeren Beugung, zur Überstreckung oder zum Abknicken der Halswirbelsäule. Dabei werden die

Arterien und die Nerven ungünstig belastet. Bereits bestehende Verspannungen Ihrer Schulter- und Nackenmuskeln werden verstärkt. Druckbelastungen auf einzelne Körperpartien wie die Schultern wirken sich negativ aus. Zur Druckentlastung tragen sogenannte Schulterkomfortzonen der Matratze bei. Sie ermöglichen ein Einsinken der Schulter. Matratzen sind oftmals einfach zu fest oder zu weich. Dadurch wird die Schlafqualität negativ beeinflusst. Der Körper ist gezwungen, sich auf Kosten der optimalen Liegehaltung einer zu gleichmäßigen Schlafauflage anzupassen. Auf die Schulter baut sich Druck auf, während der Lendenwirbelbereich oftmals durchhängt, da in dieser Körperzone wiederum kaum eine Stützfunktion erfolgt. Deshalb ist bei der Investition in den Schlaf darauf zu achten, dass die Matratze, egal ob Tonnentaschenfederkern, Kaltschaum oder Latex, die individuellen Körpermaße aufgreift. Den Härtegrad der Matratze sollten Sie durch Probeliegen über 14 Tage hinweg herausfinden. Gute Bettenhäuser leihen Ihnen die Matratze kostenlos aus.

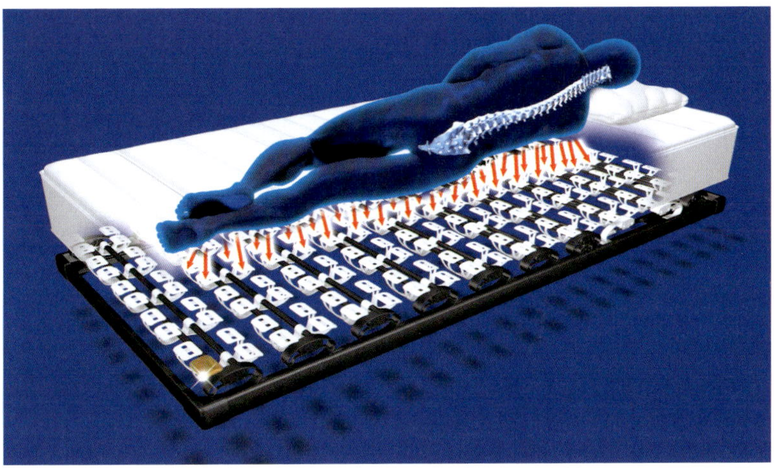

Abb. 136: Probieren Sie Ihre Matratze und Ihr Kissen aus.

2. **Das Kopf-/Nackenkissen:** Eigentlich ist der Ausdruck „Kopfkissen" falsch. Denn zur Entlastung des Nackens ist ein Kissen nötig, das die Nackenmulde ausfüllt und nicht den Kopf stützt. Es gibt nicht „das eine Nackenkissen". Gehen Sie auf die Suche nach Ihrem individuell unterstützenden Nackenkissen, indem Sie Ihre persönlichen Maße, wie den Schulter-Hals-Abstand oder die Ausprägung der Wirbelsäulenkrümmungen berücksichtigten. „Liegeexperten" gibt es in guten Bettenhäusern. Nutzen Sie deren Expertise und nutzen Sie Angebote, bei denen Sie das Kissen 14 Tage testen können. Für Ihren Körper bedeutet ein neues Kissen durch die „Umprogrammierung" Ihrer Schlafhaltung Schwerstarbeit. Zunächst können sich daher die Beschwerden verstärken. Nach 14 Tagen sollten Sie dann aber wohltuend auf Ihrem Kissen ruhen können.

Info-Kasten: Aspekte beim Kauf eines Kopf-/Nackenkissens

Bei Nackenbeschwerden ist die Wahl des richtigen Kopfkissens besonders wichtig, da es dazu beitragen kann, den Nacken während des Schlafs optimal zu stützen und die Beschwerden zu lindern. Hier sind einige Eigenschaften, die ein ideales Kopfkissen bei Nackenbeschwerden haben sollte:

1. **Unterstützung der natürlichen Halswirbelsäulenkurve:** Das Kopfkissen sollte den Nacken und den Kopf so stützen, dass die natürliche Krümmung der Halswirbelsäule erhalten bleibt. Eine leicht erhöhte Position unter dem Nacken und eine etwas niedrigere Position unter dem Kopf können dazu beitragen, die Wirbelsäule in einer neutralen Position zu halten.

2. **Anpassungsfähigkeit:** Ein gutes Kopfkissen sollte sich an die individuelle Form und Größe des Nackens anpassen können, um eine gleichmäßige Unterstützung zu bieten. Memory-Schaum-Kissen oder Kissen mit Füllmaterialien wie Daunen oder Schaumstoff können eine gute Wahl sein, da sie sich dem Nacken besser anpassen können.

3. **Festigkeit:** Die Festigkeit des Kissens sollte auf persönlichen Vorlieben und individuellen Bedürfnissen basieren. Ein zu festes Kissen kann den Nacken belasten, während ein zu weiches Kissen möglicherweise nicht genügend Unterstützung bietet. Ein mittelfestes Kissen ist oft eine gute Wahl für Menschen mit Nackenbeschwerden.

4. **Atmungsaktivität:** Es ist wichtig, ein atmungsaktives Kopfkissen zu wählen, das eine gute Luftzirkulation ermöglicht und dazu beiträgt, eine Überhitzung des Nackens zu vermeiden. Natürliche Materialien wie Baumwolle oder Bambus können dazu beitragen, Feuchtigkeit abzuleiten und ein angenehmes Schlafklima zu schaffen.

5. **Hypoallergen:** Menschen mit Allergien oder empfindlicher Haut sollten ein hypoallergenes Kopfkissen wählen, um allergische Reaktionen oder Hautirritationen zu vermeiden. Es gibt viele Kopfkissen auf dem Markt, die speziell für Allergiker entwickelt wurden und frei von allergieauslösenden Materialien sind.

6. **Die Schlafposition:** Vermeiden Sie die sehr ungünstige Bauchlage. Die Halswirbelsäule wird dabei seitlich gedreht und es werden Muskeln einseitig überbeansprucht. Zudem stehen Nerven und Blutgefäße unter Dauerdruck. Die Bauchlage ist trotz der Nackenbeschwerden Ihre Lieblingsschlafposition: Wie können Sie umlernen? Legen Sie sich dazu in die günstigere Seitenlage. Durch ein dickes Kissen, das Sie sich vor den Bauch klemmen, werden Sie daran gehindert, sich in die Bauchlage zu drehen. Außerdem klemmen Sie sich ein dickes Kissen zwischen die Knie. Diese „Unterstützung" müssen Sie sicherlich einige Wochen anwenden, bevor Sie auch ohne extra Kissen seitlich schlafen.

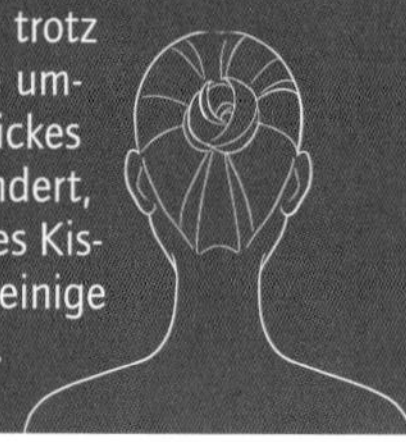

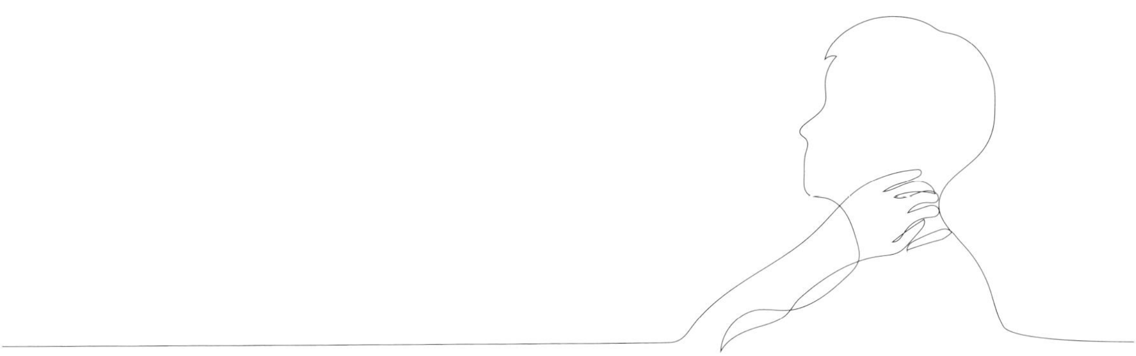

8

Das Beste zum Schluss – Belohnen Sie sich!

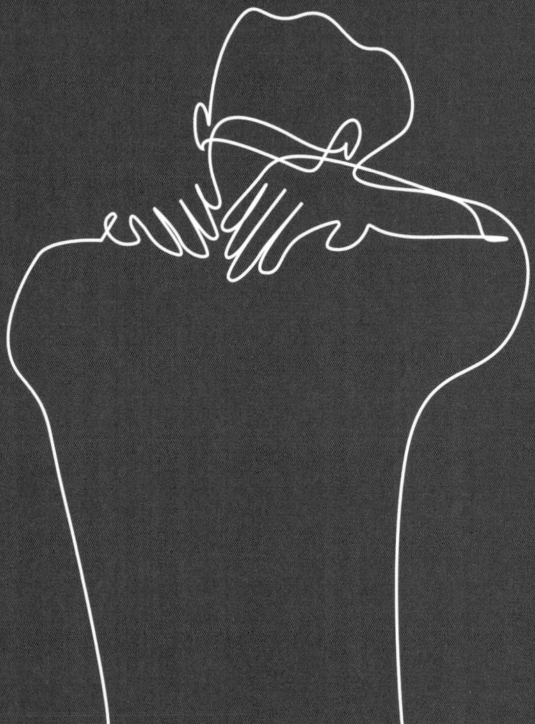

Wie oft und selbstverständlich belohnen wir unsere Kinder für gute Noten, unseren Hund für das Apportieren oder auch unseren Nachbarn für Gefälligkeiten? Nur bei uns selbst scheint es überflüssig oder kindisch zu sein. Dabei weiß die Psychologie schon lange, dass die Fähigkeit zur Selbstbelohnung ganz wesentlich ist, um Verhaltensänderungen umsetzen zu können. Belohnen Sie sich für ein erreichtes Etappenziel, denn darauf können Sie mit Recht stolz sein. Ob Sie sich eine Fußmassage gönnen oder ein schickes T-Shirt, das ist unerheblich, solange Sie nicht in alte Verhaltensmuster zurückfallen und die Belohnung im Schleifenlassen des Trainingsprogramms sehen.

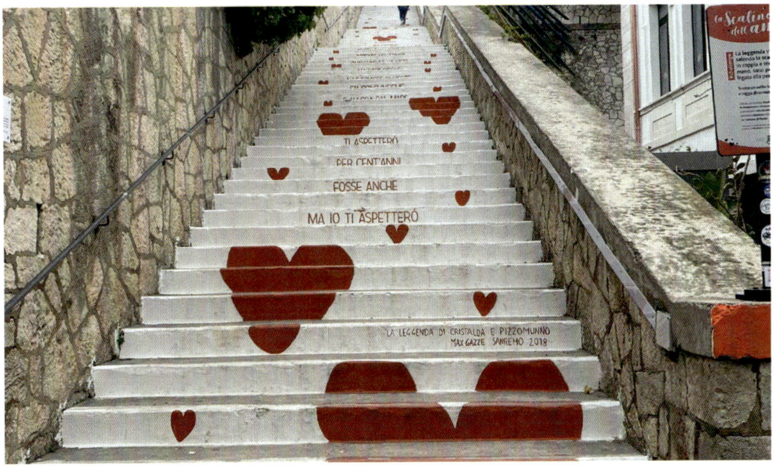
TI ASPETTERÒ
PER CENT'ANNI
FOSSE ANCHE
MA IO TI ASPETTERÒ
LA LEGGENDA DI CRISTALDA E PIZZOMUNNO
MAX GAZZE SANREMO 2018

Abb. 137: Belohnen Sie sich! Sie haben es verdient.

8.1 Der Notfallkoffer bei negativen Gedanken

Treten negative Gedanken auf, dann sind Sie wahrscheinlich überlastet. Negative Gedanken können ein Stresssignal sein. Diese Gedanken drücken sich häufig in den Wörtern „immer", „alle", „nie" und „keiner" aus: „Immer muss ich alles ...", „keiner ist bereit ...", „alle meinen immer ...", „nie kümmert sich ...", „das schaffe ich nie ...", „das hält ja keiner aus ...". Diese Gedankenmuster hemmen Sie und killen Ihre Energievorräte. Schalten Sie sie ab. Wenn Sie diese Energiekiller nicht mehr zulassen, können sich neue Gedanken und neue Entschlüsse gegen den inneren Schweinehund durchsetzen und das passiert innerhalb von Millisekunden. Statt wie bisher die zigste Ausrede gegen die Bewegung an der frischen Luft parat zu haben, fallen Ihnen zuerst mindestens genauso viele Argumente *für* die Bewegung an der frischen Luft ein. Trotz des miesen Wetters!

Wenn sich also wieder mal die negativen Gedanken Ihrer bemächtigen wollen, dann tun Sie ganz bewusst etwas, wodurch Sie sich wohler wohler fühlen, vielleicht eine Embodiment-Übung, die Sie sich erobert haben. Packen Sie also schon vorher Ihren „Notfallkoffer" mit positiven Gedanken oder wohltuenden Aktivitäten, um schnell auf solche Energiekiller reagieren zu können:

1. **Positive Gedanken beflügeln:** Unterstützen Sie sich positiv und sprechen Sie mit sich selbst: „Daran habe ich jetzt tatsächlich gedacht ...", „das klappt schon ...", „ich mache schon vieles automatisch ...", „jetzt kann ich sogar schon meiner Kollegin Tipps geben ...", ,"das läuft schon viel besser ...", „ich bin richtig stolz auf mich ..." – Eigenlob stimmt! Die positiven Gedanken können Sie durch Ihr individuelles Embodiment sofort abrufen. Nutzen Sie das!
2. **Lächeln als Embodiment-Übung:** Erinnern Sie sich häufig an das Gefühl, das Sie haben, wenn Sie lächeln. Lächeln ist eine körperliche Aktivität, die mit unserem Gefühlszentrum positiv vernetzt ist. Gerade, wenn Sie sich in einem Tief befinden, ist „Kampflächeln" angesagt: Ziehen Sie Ihre Mundwinkel zu einem breiten Lächeln, halten Sie die Spannung einige Sekunden und schauen Sie danach in einen Spiegel. Sie werden feststellen, dass Ihnen der Blick auf Ihr Gegenüber ein natürliches Lächeln entlocken wird und es Ihnen gleich viel besser geht. Nebenbei entspannen Sie so auch Ihre Nackenmuskeln ein wenig.
3. **Jeder Tag zählt:** Ziehen Sie jeden Tag Resümee, was Ihnen gut gelungen ist. Fehler zu finden und zu analysieren, ist keine Kunst. Viel Erfolg versprechender ist es, zu analysieren, was Ihnen gelungen ist und wie Sie es geschafft haben (sich z. B. abends noch einmal aufzuraffen und einen kleinen Spaziergang um den Block zu machen).
4. **Verwandeln Sie Rückschläge in Chancen:** Es wird immer wieder Momente und Situationen geben, in denen man (ver)zweifelt, der Kopf und die Nackenmuskeln wieder massiv verhärtet sind und man den Eindruck hat, dass alles nichts nützt. Hier gilt es, sich innerlich umzustimmen: „Was ist das Gute am Schlechten?" In dem Moment, in dem Sie diesen Denkvorgang einschalten, kann ihr Gehirn keine negativen Gefühle registrieren und Sie können trainieren, Ihre Stärken einzusetzen und damit einen Nutzen aus der Situation zu ziehen – vielleicht bei einem Spaziergang.

Je häufiger Sie diese Techniken anwenden, umso schneller kann das Gehirn Sie umstimmen, umso schneller werden Sie die Krise auch überwinden und sich von ihr nicht überwältigen lassen. Denken Sie daran: Ihre Nackenprobleme sind über lange, lange Zeit gewachsen, ohne dass Sie sie wahrgenommen haben. Sie jetzt über Nacht loswerden zu können, wäre zu einfach. Sie hätten dann auch nicht die Chance, in Ihrem eigenen Körper auf Entdeckungsreise zu gehen und vielleicht viele neue Zusammenhänge zu erkennen.

8.2 Der Notfallkoffer bei Nackenschmerzen

Wenn Sie die Schmerzen mal wieder überfallen, dann versuchen Sie Ihrem Nacken erst einmal Luft zu verschaffen:

1. Gönnen Sie sich Bewegung bei einem Spaziergang – Ablenkung hilft, weniger Schmerzreize ins Gehirn zu leiten.
2. Machen Sie bei Ihrem Spaziergang die in der „Trainingsphase" beschriebene Übung „der Drehwurm" – eine schonende Muskelrelaxation, die schon helfen kann – oder eine Nackendehnung.

3. Legen Sie danach erst einmal eine Ruhephase von 15 bis 30 Minuten ein und „wippen Sie sich frei" (Kap. 6). Diese Zeit gehört nur Ihnen. Danach fühlen sich entspannter und können weitere Aufgaben mit mehr Gelassenheit angehen.
4. Sie können während der Ruhephase auch eine Entspannungstechnik anwenden.
5. Erst wenn Sie mit diesen Sofort-Maßnahmen experimentiert haben, sollten Sie über eine medikamentöse Therapie nachdenken.

Der Praxis-Tipp zum Schluss: Bauen Sie kleine Tagesziele in Ihren Alltag ein.

- Planen Sie 1 bis 3 Übungen aus dem Dehn-, Mobilisations- und/oder Muskelprogramm (siehe Kap. 6) morgens oder sogar in Ihrem Büro- oder Haushaltsalltag ein.
- Nehmen Sie sich jeden Tag mindestens 10 Minuten, in denen Sie an die frische Luft gehen und den „Kopf frei bekommen".
- Gehen Sie mindestens einmal am Tag in Ihre „Huhn-Giraffen-Position" und ziehen Sie die Schulterblätter dabei abwärts.
- Bei Anruf Sport! Nutzen Sie alle Ihre Telefonate dafür, aufzustehen, den Kopf in Balance zu bringen und einige Schritte zu gehen.
- Gerade wenn der Tag mal wieder besonders hektisch war, genießen Sie abends bewusst die ein oder andere Entspannungs- bzw. Qigong-Übung. Sie werden sehen, wie schnell müde Geister wieder munter werden.

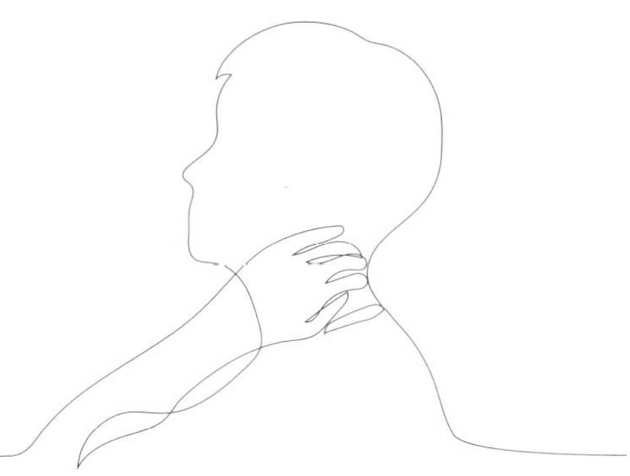

Anhang

Bildnachweis:

Coverfoto: © AdobeStock

Coverlayout: Isabella Frangenberg

Bildmaterial Innenteil:

TOGU GmbH: Alle Übungsbilder und S. 107

Adobe Stock: S. 10, 11, 13, 14, 15, 16, 17, 19, 21, 22, 23, 25, 26, 28, 29, 30, 31, 34, 37, 38, 43, 46, 47, 53, 54, 56, 57, 63 oben, 93 oben, 97, 98, 100, 101, 103 links u. rechts, 104, 106, 119, 120, 121, 173, 174, 177, 178, 181, 182, 183, 184, 185, 187 190, 195, 196, 199

Aus Mommert-Jauch, P. & Schäfer, M. (2006). *Der Nacken – gesund und schmerzfrei.* München: BLV. S. 189 oben links und unten beide

Autorin/Quelle privat: S. 25, 44, 59, 74, 92, 93 unten, 94, 112, 192, 193, 197

Aus Bös, K. & Mommert-Jauch, P. (2013, 4. Auflage) *Nordic Walking Manual.* Aachen: Meyer & Meyer. S. 189 oben rechts

S. 60: Grafik Meyer & Meyer Verlag, © AdobeStock

S. 63 unten: Modifiziert nach dem ZRM-Züricher Ressourcenmodell

Innenlayout & Satz: Isabella Frangenberg

Lektorat Skript; Korrektorat Satzfahne: Sonja Rose, info@rose-skript.de